賢く歩いて、人、企業、地域が変わる

クアオルト・リテラシー

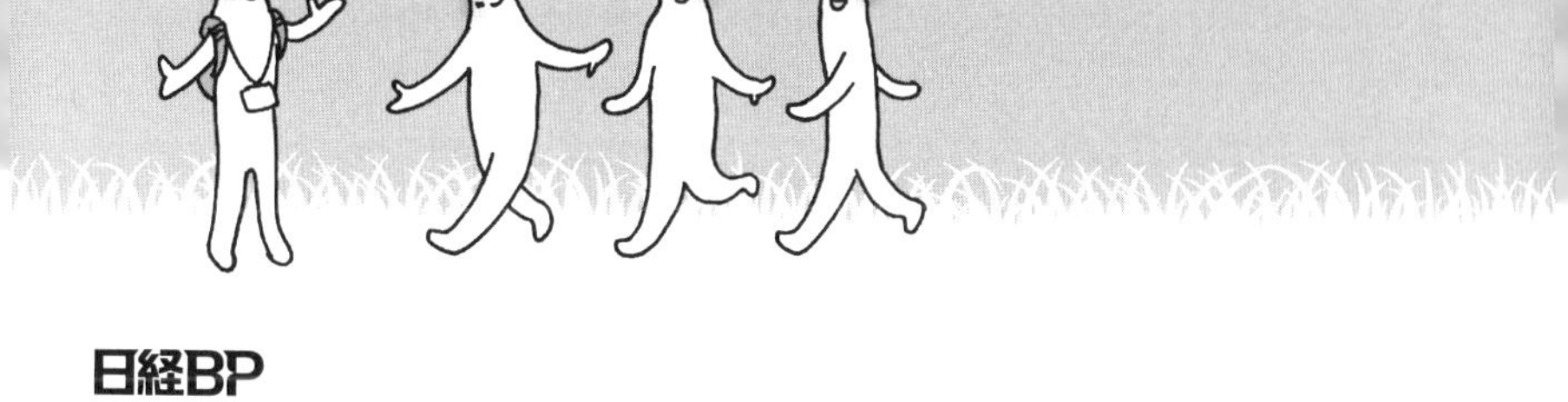

日経BP

はじめに

「クアオルト」とは、ドイツ語で「療養地・健康保養地」を意味します。ドイツの気候を活用するクアオルトでは、「気候性地形療法」と呼ばれる、自然を利用した運動療法が行われています。医科学的エビデンスに裏付けられたこの療法は、心筋梗塞や狭心症のリハビリ、高血圧、骨粗しょう症の治療・予防に用いられ、医師の処方により公的な医療保険が適用されます。日本では気候性地形療法で実施されているウオーキングを基本にしたドイツ式ウオーキングを、「クアオルト健康ウオーキング」と呼び、健康づくりの手法として広がりつつあります。

現在、日本では多くの自治体が、本場ドイツのクアオルトをお手本にした健康保養地「日本型クアオルト」を目指し、邁進しています。日本でのクアオルトの始まりは１９７１年に遡ります。場所は大分県湯布院町（現・由布市）の由布院温泉。原点となったのは、「由布院温泉発展策」という一冊の講演録でした。この講演録は、明治神宮の杜や日比谷公園などを設計した「日本の公園の父」といわれる本多静六氏が、１９２４（大正13）年に由布院温泉で行った講演をまとめたもの。そのなかで本多氏は人間の命や体の大切さを訴え、「ドイツの温泉地に学び、自然を多く取り入れた滞在型保養温泉地を目指せ」と提唱しました（溝口薫平氏、季刊誌『温泉』２０１６年春号より）。これに大いに感化され、ドイツをはじめとする欧州視察（71年）を決行した人物がいました。由布院温泉の御三家と言われた、「由布院玉の湯」会長の溝口薫平氏と「亀の井別荘」相談役の中谷健太郎氏、「山のホテル夢想園」の志手康二氏です。後にこの視察が町の将来を決定づけ、温泉と医療を組み合わせた「クアオルト構想」につながっていったのです。

　それからおよそ半世紀。「クアオルト構想」は、山形県上山市《かみのやま》に引き継がれ、全国に広がり始めます。ドイツのクアオルトの考え方を基本に、地域資源や温泉を活用しながら、日本の風土に合った滞在型の健康保養地づくりを推進する自治体で組織する「日本クアオルト協議会」が誕生したのは、２０１５年のこと。21年3月現在、大分県由布市、山形県上山市、石川県珠洲《すず》市、新潟県妙高《みょうこう》市、秋田県三種町《みたねちょう》、島根県大田《おおだ》市、兵庫県多可町《たかちょう》、三重県志摩市、岐阜県岐阜市の7市2

町の自治体が加盟。先進地域に学びながら、質の高い滞在型の健康保養地を目指しています。15年3月には、それに呼応するかのように日本におけるクアオルトの第一人者である小関信行氏が、地域住民の健康増進に関わる学術的な支援と、日本型クアオルトを目指す自治体の研究支援を掲げ、「日本クアオルト研究機構」を設立しました。公益財団法人 健康・体力づくり事業財団 理事長 下光輝一氏をはじめ、早稲田大学スポーツ科学学術院教授の坂本静男氏、「由布院玉の湯」会長の溝口薫平氏、「亀の井別荘」相談役の中谷健太郎氏など、研究者や実践者を中心に、多士済々な25人のご賛同を得ています。

　本書の筆者である私（日本クアオルト研究所 代表取締役　大城孝幸）が「クアオルト健康ウオーキング」に出合ったのは13年11月1日のこと。当時の私は過度のストレスと生活習慣の乱れから、心臓手術を2度も受けていました。「健康」は失って初めて気づく概念であり、人生は有限で不完全だと思い知らされました。

　そんな折、友人から朗報が舞い込みます。ドイツのクアオルトの存在です。そこでは心筋梗塞や狭心症のリハビリを目的としたウオーキングが行われていること。そして、山形県の上山市では、それを基本に日本になじませたクアオルト健康ウオーキングを提唱して総合政策に位置付け、健康寿命延伸のための健康づくりの仕組みとして、地域住民に提供しているというのです。心臓疾患を抱えた私にとって、一条の光。程なくして、上山へと向かうこととなったのです。きっかけをくれたのは、友人の古田菜穂子氏（現・日本クアオルト研究所 観光・インバウンド統括ディレクター）。山形県と岐阜県で、観光国際戦略アドバイザーとして活躍していた彼女の導きにより、私はクアオルト健康ウオーキングを体験することができました。このとき出会ったのが、日本でクアオルトを学問に昇華させようと奮闘されていた小関信行氏。それは、まさに青天の霹靂《へきれき》。公共政策の視点で、このウオーキングを入り口に社会的課題の解決を目指し、研究・実践されていた同氏に、運命を感じました。そして、私の人生を大きく変えることとなったのです。

　クアオルト健康ウオーキングが紡いだ上山市での一期一会から始まり、研究部門に日本におけるクアオルト研究の大家、小関信行氏をアドバイザーに迎え、経営面では岡山大学地域総合研究センターアドバイザーの伊藤直人氏を会長に、クリエイティブ面は元博報堂シニア・クリエイティブ・ディレクター萩原高氏を顧問にと、様々な専門家が参画し、16年4月「日本クアオルト研究所」を創業。その後、気候性地形療法の開発者、ミュンヒェン大学医学部のアンゲラ・シュー教授が日本クアオルト研究所のアドバイザーに就任され、研究所メンバーと同志が渡独。本場ドイツのクアオルト事業を視察し、シュー教授から「気候性地形療法」を直接学び、ドイツ気候療法士の資格を取得しました。

思えば、心臓手術をする以前は運動習慣がなかった私が、寿命をのばしてこられたのは、クアオルト健康ウオーキングのおかげです。「がんばらなくてもいい、しかも心身に良い効果」「一人ひとりの体力に合わせた無理のない手法と品質を備えた賢い歩き方」を自ら体現し、健康寿命をのばす一助となることを確信しました。この思いを裏付けるかのように、16年9月、体力医学分野における日本最大の学術団体「一般社団法人日本体力医学会」が、「気候性地形療法を基本にした『クアオルト健康ウオーキング』の過去・現在・未来」をテーマに、シンポジウムを開催しました。「上山市クアオルト健康ウオーキングの心理的効果に関する研究」「皮膚温の2℃低下に着目した生理・生化学的な検討―実験室および現地調査の報告―」といった、興味深い研究成果が報告され、一般社団法人日本体力医学会の学会誌『体力科学』66巻1号（２０１７）に掲載されました。

クアオルト健康ウオーキングは、いま全国に広がりつつあります。先進地・山形県上山市をはじめ、中枢中核都市の岐阜県岐阜市、愛知県岡崎市、ＳＤＧｓ未来都市の三重県志摩市、「敬老の日」発祥の地といわれている兵庫県多可町、埼玉県所沢市など、クアオルト健康ウオーキングを導入し、健康寿命延伸、交流人口拡大に取り組む自治体は、20カ所（21年３月）にまで拡大しています。

なぜ自治体が健康寿命延伸、交流人口拡大の観点で、クアオルト健康ウオーキングを選び始めたのか――。その答えは、クアオルト健康ウオーキングの「品質」と、それを推進する「仕組み」にあります。

ではドイツで公的な医療保険の適用が受けられるウオーキングとは、一体どんな品質なのか。地方創生を可能にする仕組みとはどのようなものなのでしょう。

本書は、クアオルト健康ウオーキングを通して、「人が変わる、企業も変える、地域も変える」という切り口で、日本型クアオルトと、それを取り巻く環境の最前線を取材し、まとめたものです。編集に当たって大切にしたのは弱者の視点。年齢を重ねれば、多かれ少なかれ、誰もが何かしらの疾病や悩みを抱えています。

その解決の糸口を、「健康でありたいと願う個人の方々に向けて」「健康経営の導入を検討している法人や健保のご担当者様に向けて」「自治体で政策企画や健康増進に関わるご担当者様に向けて」という3つの視点で、各分野の専門家の方々のお話を拝聴しながら、これまでの私の現場経験を市民目線で綴《つづ》りました。

昨今、時代は「健康寿命延伸」「認知症対策」「健康経営」という流れにあります。この潮流は、今後も扇状地のように広がりを見せ、先細りすることはないでしょう。もはや「健康」は個人だけの問題ではありません。国の基本方針である「健康日本21」の、国と社会が一体となり健康づくりに取り組むという方針を踏襲しながら、国と個人に企業が加わった三位一体での推進に舵《かじ》を切っています。

加えて世界では、地球上の「誰一人取り残さない」ことを国連でコミットし、持続可能な開発目標（ＳＤＧｓ）を掲げています。ＳＤＧｓには17の目標があり、その一つが「すべての人に健康と福祉を」という目標です。日本クアオルト研究所は、この目標に対し、クアオルト健康ウオーキングの普及を通して、不健康な食事や運動不足などの原因による非感染性疾患（ＮＣＤｓ）の予防に向け、多くの国民が生活習慣改善を伴う行動変容の実現ができることを目指しています。また、同ウオーキングは観光業など地域の活性化ツールとしても用いられており、例えば三重県志摩市では「住み続けられるまちづくりを」などを目標にこのウオーキングを活用しています。

　ストレスへの対処法も含め、メンタルヘルスを追求したいと願う私にとって、「クアオルト健康ウオーキング」「日本型クアオルト」の啓発・普及はまさに天職。日本クアオルト研究所のメンバーと共に、自治体や健康経営を目指す法人の皆様を誠心誠意支援し、少しでも「健康寿命の延伸」に寄与する社会の「健康づくり」を提案することで、人生を楽しむ生き方のお手伝いができればと考えています。

　20年、未曾有の感染症、新型コロナウイルスが日本を襲いました。この切迫した状況のなかで、一庶民の私ができることは何だろう。パンデミックから脱出するための知識を身につけ、健康を失わないように自衛する術を世の中から読み解いていく。そんな新たな気づきを、ドイツ式のクアオルト健康ウオーキングを通じて、一緒に探していければ幸いです。

日本クアオルト研究所　代表取締役　大城孝幸

クアオルト健康ウオーキングの
ポジショニングマップ

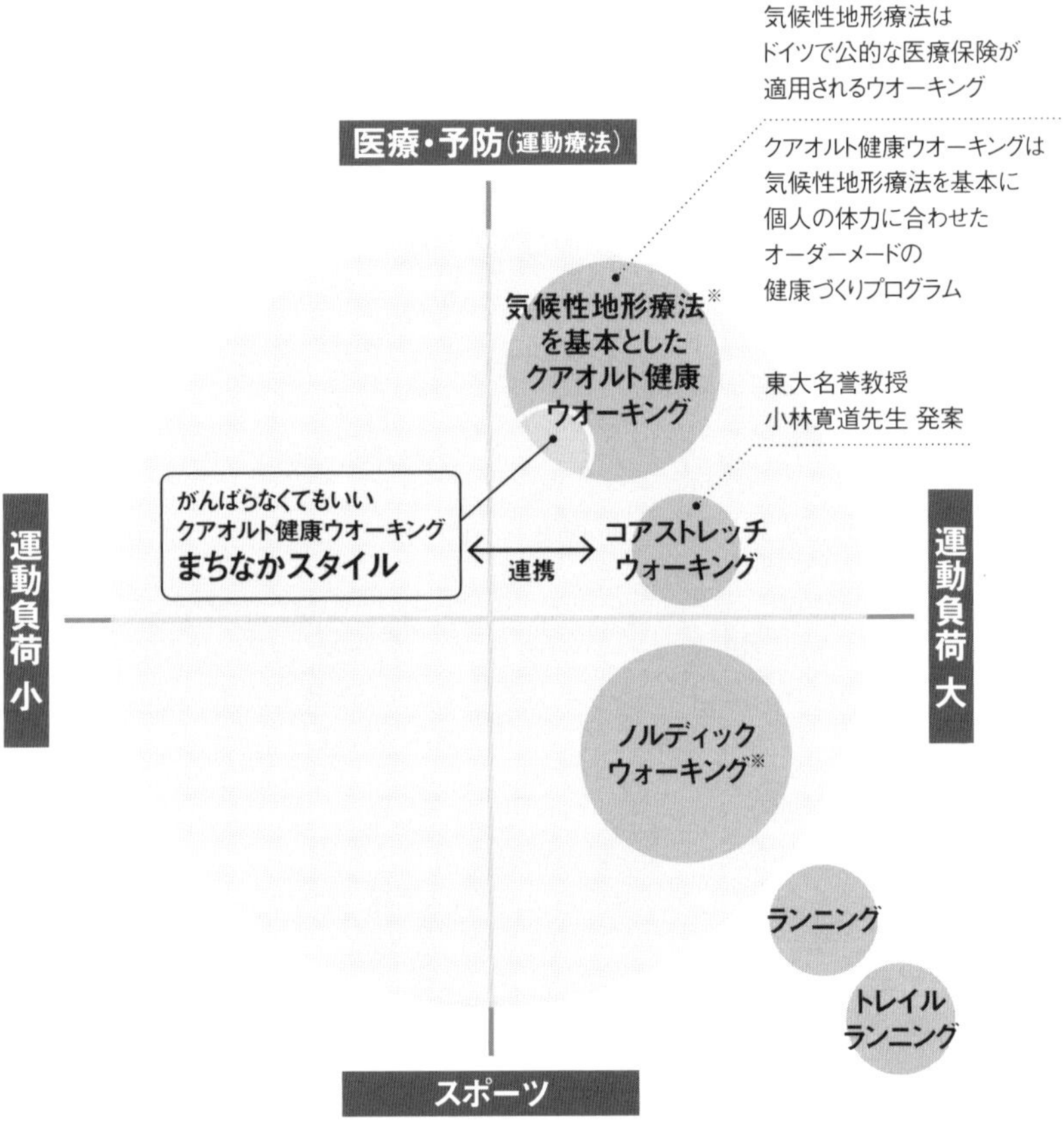

※気候性地形療法は、ドイツの気候の要素を活用したクアオルト（療養地）で実施され、運動負荷を測定した自然の野山を歩いて治療する運動療法。ドイツでは、心筋梗塞や狭心症のリハビリ、高血圧などの治療で、公的医療保険の適用を受けるウオーキングです。

※ノルディックウォーキングは、ポールで運動負荷を増すスタイルを指します。

歩くときのポイント

心拍数 160 —《マイナス》 年齢

がんばらない

上りのとき 心拍数の目安は
160マイナス 年齢

▼

主観的感覚で ややきつい

- **運動に慣れていない人**
  …「160－年齢」
- **運動を常にしている人**
  …「180－年齢」

※血圧降下剤を服用している人は、心拍数の目安を160－年齢の10％～20％減らす

※心拍に近似する脈拍で計測

ボルグスケール
（主観的運動強度）

運動強度	ボルグスケール
弱	6
	7 非常に楽である
	8
	9 かなり楽である
	10
	11 楽である
	12
	13 ややきつい
	14
	15 きつい
	16
	17 かなりきつい
	18
	19 非常にきつい
強	20

体表面 平均 2℃低く

冷たくさらさら

体表面を
平均2℃低く

▼

主観的感覚で やや冷える

アシュレ※標準有効温度
主観的な温冷感覚の目安にする。

※アシュレ（ASHRAE）…アメリカ暖房冷凍空調学会

寒い	-3
冷える	-2
やや冷える	**-1**
どちらでもない	0
やや暖かい	1
暖かい	2
暑い	3

服装の注意

薄物の重ね着、タマネギの皮をむくように、薄着になります。

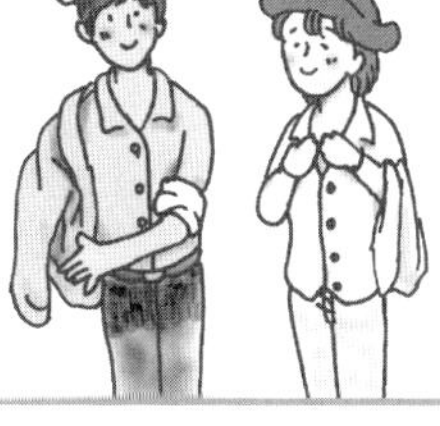

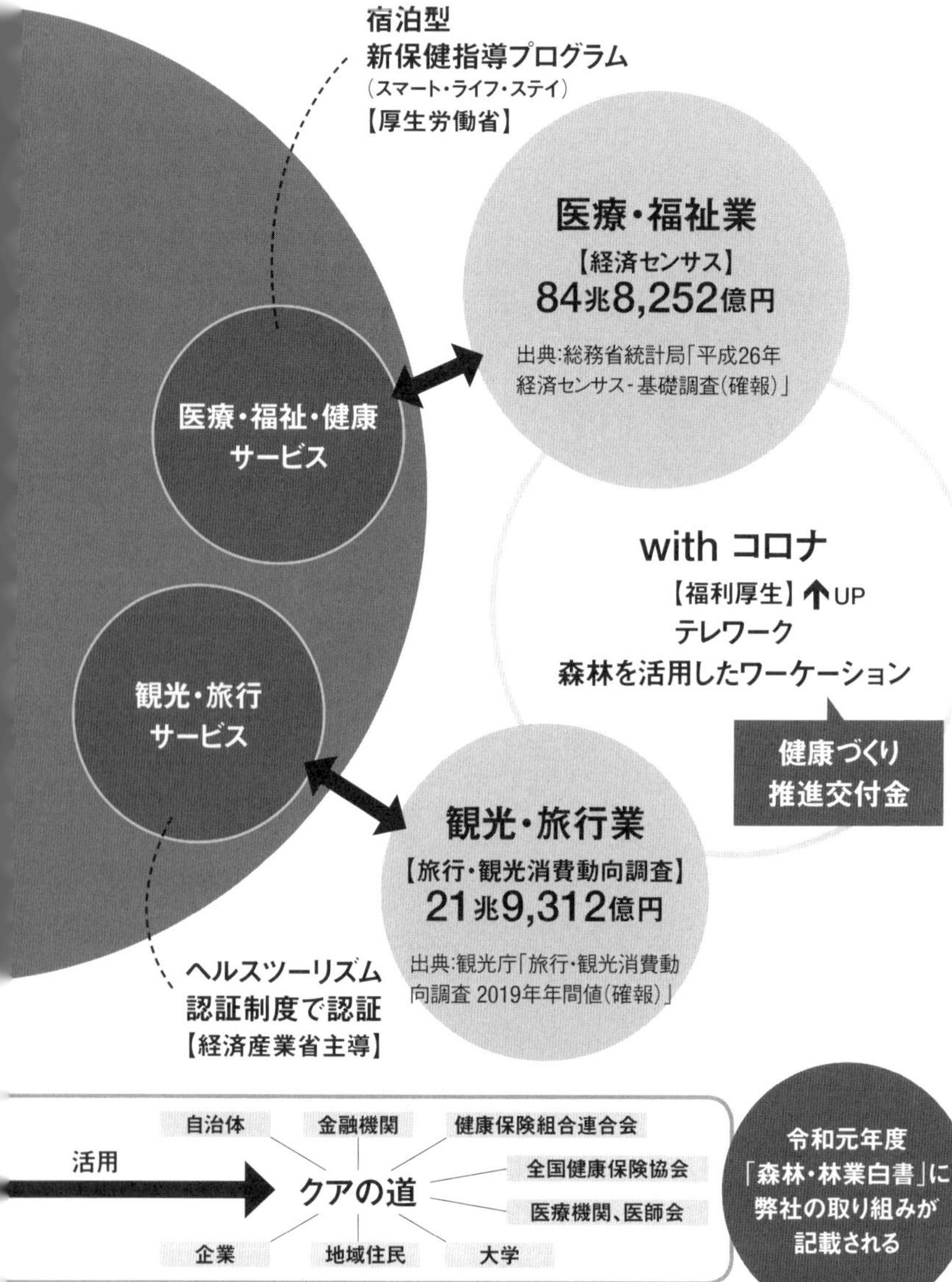

※クアの道…クアオルト健康ウオーキングの専門コース

クアオルト健康ウオーキングを活用した地域マネジメント

全国で20自治体が実施
（2021年3月現在）
三重県志摩市【SDGs未来都市】
岐阜県岐阜市【中枢中核都市】
愛知県岡崎市【中枢中核都市】

クアオルト健康ウオーキング
●住民の健康寿命の延伸
●交流人口の拡大
免疫力を維持する
行動変容を促す

SDGsの促進

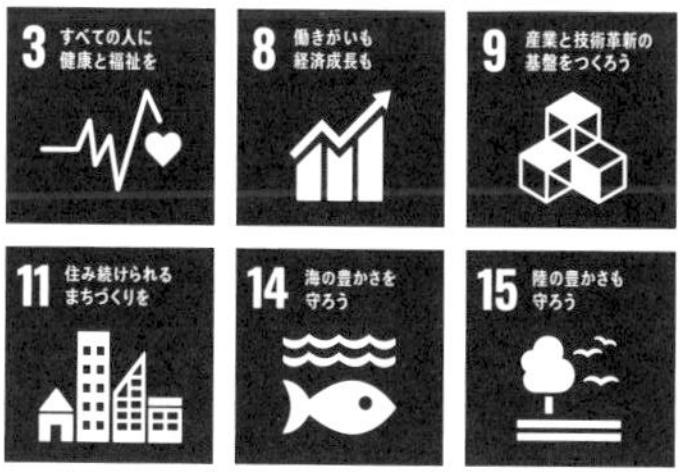

健康経営の宣言増加

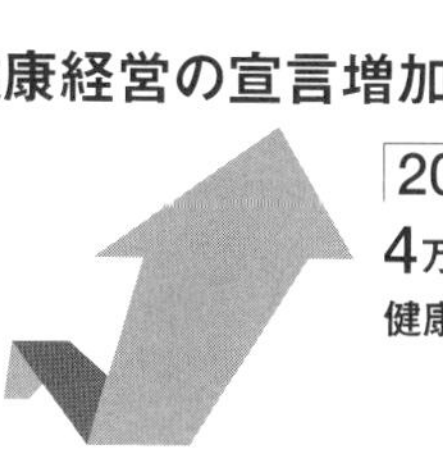

2016年
2953社

2020年
4万4959社
健康宣言

スマートシティ
自動運転

都市公園
道の駅
企業の森・森林公園

森林環境譲与税の活用
令和2年度から200億円▶400億円

「クアオルト・リテラシー」

CONTENTS

第3章 クアオルト×自治体

特別編集

第4章 クアオルト×健康経営

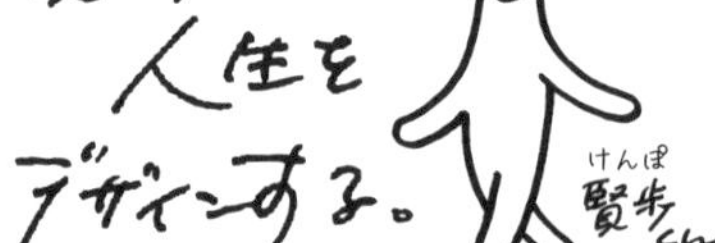
賢く歩いて
人生を
デザインする。
賢歩《けんぽ》くん

第1章

クアオルトとは何か？

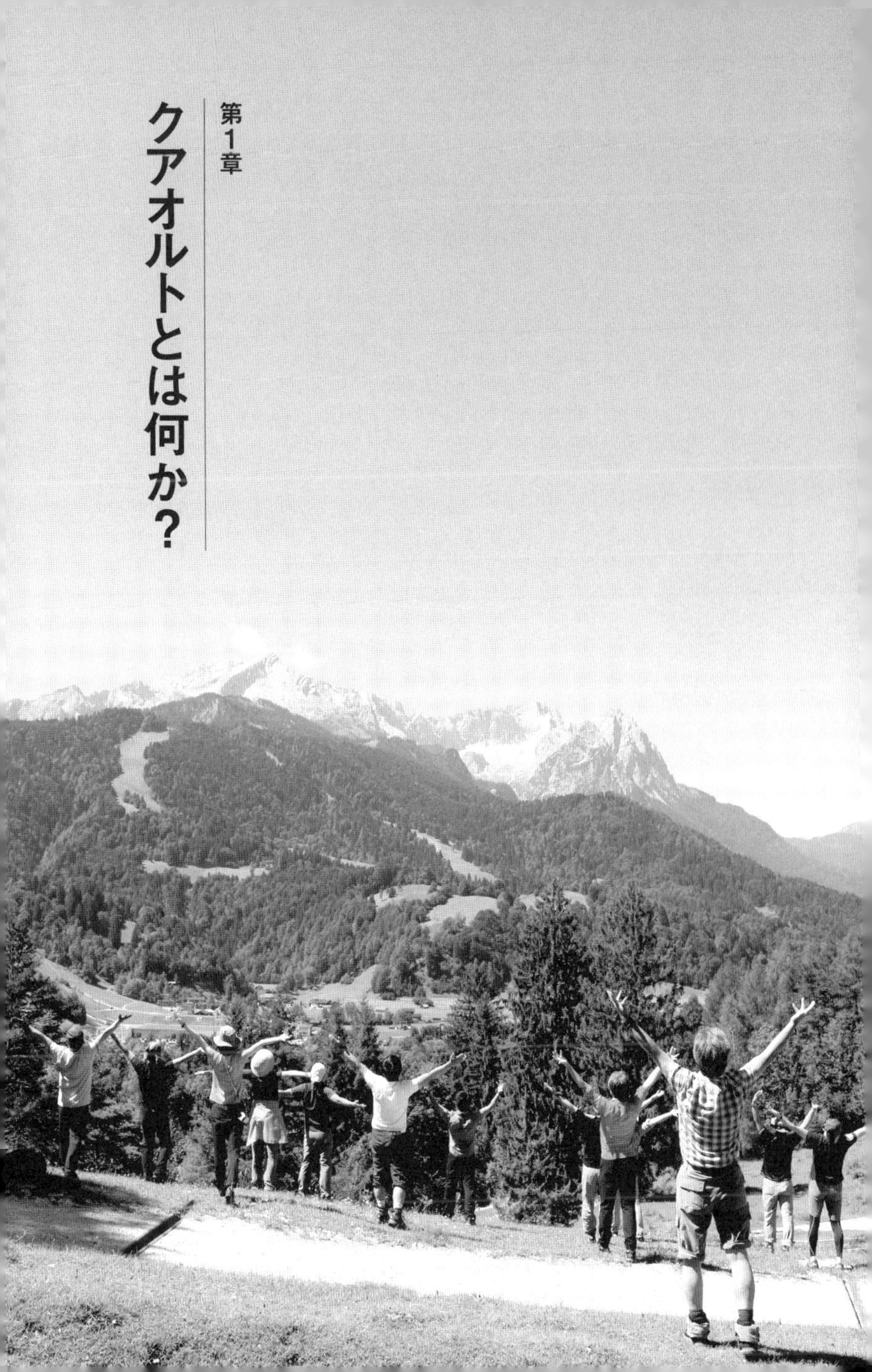

クアオルトとは、国が認定し、4つの自然の治療要素で医療保険が適用される特別な地域

クアオルト®という言葉をご存じでしょうか。「クアオルト（Ｋｕｒｏｒｔ）」とは、ドイツ語のクア（Ｋｕｒ）®「治療・療養、保養のための滞在」に、オルト（Ｏｒｔ）「場所・地域」という単語がプラスされた「療養地」のことを意味します。

ドイツで「クアオルト」と名乗れるのは、厳しい品質基準をクリアした国が認定する特別な地域（基本的に自治体）のみ。２００７年のデータによると３７４カ所のクアオルトがあり、「土に由来する温泉や泥・蒸気」「海」「気候」「クナイプ式※」という４つの治療要素を活用し、治療や予防が取り組まれています。18年のデータでは、ドイツのクアオルト宿泊数は年間約１億２７１７万泊、滞在客数は約２８１９万人、平均宿泊数は４・51泊（ドイツ治療湯治場連盟調べ）となっています。クアオルトは治療を目的に滞在する場所ですが、近年は、滞在者の約９割が健康づくりを目的として自費で訪れているといわれています。

クアオルトは４つの治療要素で公的医療保険が適用される地域ですから、自然

クナイプ式

セバスチャン・クナイプ神父が結核の経験から体系化した、自然治癒力と自然環境を用いる療法。水療法・運動療法・食餌療法・植物療法・秩序療法の５つの柱から構成されている。

環境の品質や環境保全はもちろん、自然療法の専門医、治療のプログラム、必要な施設など、認定のための「クアオルトの概念規定」があります。これを基にクアオルト法を制定。この法律に基づき特別な委員会が設置され、クアオルトを認定します。クアオルトに認定されるには、①治療要素（学術的経験から認められた自然薬剤もしくは自然療養手段がある）②生気象（生体に及ぼす気象・気候の影響）と空気の質③一般要求条件と特別要求条件④環境保護⑤医学的に鑑定された適応症・禁忌事項を備えていなければなりません。条件を満たすかどうかの判断は、国や州の機関の評価、クアオルトを専門とする教授がいる大学などが担います。クアオルトを専門とする教授はドイツでごくわずか。その一人がクアオルト健康ウオーキングの基本である気候性地形療法®（28〜31ページ参照）の開発者、ミュンヒェン大学のアンゲラ・シュー教授※です。このように「クアオルトの概念規定」を基本にした高い品質が保証されています。

日本型クアオルトとは、まさに地域マネジメント

前述の通り、クアオルトは公的医療保険が適用される地域ですから、専門医や医療機関の他、様々な施設が必要になります。滞在する人々や地域に居住する人々

アンゲラ・シュー教授

独ミュンヒェン ルートヴィヒ・マクシミリアン大学教授。人間生物学博士、医学気象学博士。同大学で公衆健康と介護・リハビリ医療研究機関の学科長、クアオルト認定委員会役員などを歴任。3冊の専門書と250以上の学術刊行物を執筆したクアオルトの大家。

が散策して楽しむクアパーク（保養公園）や、滞在中に様々な人が交流するためのクアハウス（保養交流施設）は、その代表といえましょう。クアハウスは、コンサートホールやレストラン、図書館などを備えた、人々の楽しみを文化的な面から支え、交流を促進する施設です。また、テルメ（温泉施設）や、温泉が飲める場合はトリンクハレ（飲泉所）なども完備しています。

　ドイツのクアオルトは、地域資源というハードと施設や整備というソフトについて、共に質の高いものが求められます。それだけに、建設経費や運営経費も膨大になります。この仕組みそのままを日本に取り入れるのは難しいのも事実です。とはいえ、クアオルト的視点で既存の施設や地域資源を見つめ直したとき、当たり前にある自然が宝の山に見えてきます。地域の自然を生かし、クアオルト健康ウオーキングの導入を核に、住民の健康寿命の延伸を後押しするとともに、マイクロツーリズム（三密を避けて近場で気軽に行ける旅の形）や交流人口の拡大を図るのです。そのためには社会環境の整備が肝要であり、自治体の総合計画との連動を視野に入れた「大きな仕組み」の構築こそ、日本型クアオルトの目指すものなのです。健康経営、メンタルヘルス、ヘルスツーリズム※など、日本型クアオルトを活用した地域を挙げての健康づくりが、個人や自治体、企業の課題を解決します。

ヘルスツーリズム

旅行という非日常的な楽しみのなかで、旅行中のトラブルを回避したり、健康回復や健康増進を図るものを指す。旅をきっかけとして、旅行後も健康的な行動を持続することにより、豊かな日常生活を過ごせるようなことをいう。

クアオルトの区分

州が認定する地域→国が認定した事

医療保険が適用される

	クアオルト（療養地） 374カ所：2007年、州が認定			
	土に由来	海に由来	気候に由来	クナイプ式
治癒、緩和、予防に効果のある4つの自然の治療要素を活用	温泉、泥、蒸気など	海水、海風、海泥など	清浄な空気、太陽光、野山など	水・運動・食餌・植物・秩序の5つの療法
代表的な治療法	温泉療法	海洋療法 気候療法 気候性地形療法	気候療法 気候性地形療法	水治療法
クアオルトの称号 ※1つのクアオルトで複数の称号あり	計209ヵ所 （温泉153、泥炭・蒸気等56）	91ヵ所	68ヵ所	68ヵ所

クアオルト（療養地）における施設の構成

例：炭酸泉で有名なクアオルト「バート・クロツィンゲン」

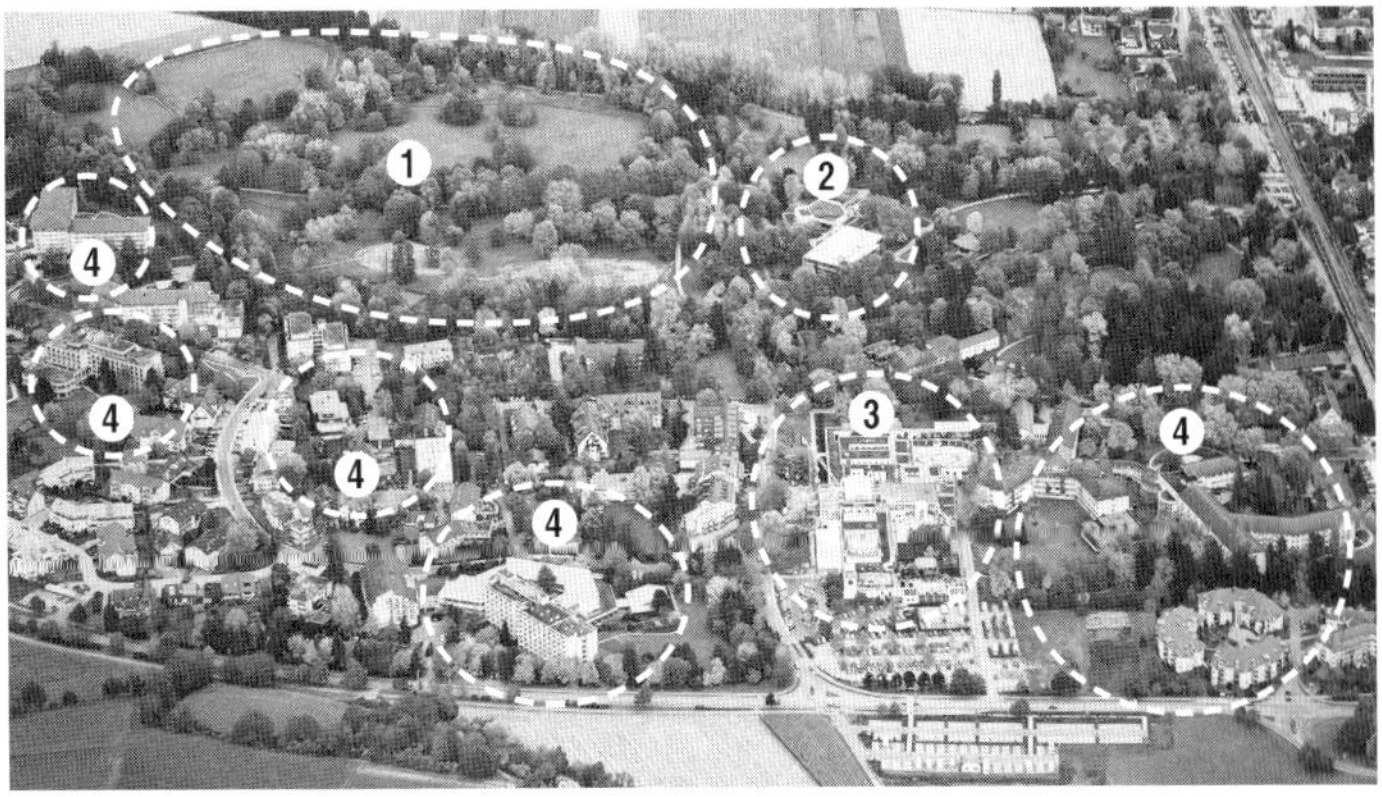

❶クアパーク（保養公園） ❷クアハウス（保養交流施設）
❸温泉施設・多目的療法館 ❹病院、クリニック、研究所
その他は宿泊施設と住宅

▶Opinion

〝生みの親〟小関信行氏が語る

日本型クアオルトの誕生と普及への道筋

山形県上山《かみのやま》市でクアオルト健康ウオーキングを核としたまちづくりを実践。ドイツでクアオルトを学び、日本独自の仕組みづくりを指導したのが、日本クアオルト研究機構 事務局長の小関信行氏。日本型クアオルトの普及のために、毎日歩くという意識づくりや行動変容を促すことの大切さを小関氏は説きます。

上山市よりも先に日本でクアオルトを取り入れていたのが大分県の由布院でした。大正時代に、明治神宮や日比谷公園を手がけた林学者の本多静六氏が由布院で講演を行い、温泉資源を生かしたドイツ型の保養地づくりを目指すように提言しています。そして、昭和40年代、本多氏の発言に触発された地元の老舗旅館の関係者が、ドイツのクアオルトを視察。森の中の古いまち並みにテルメ（温泉施設）やクリニック、宿泊施設、クアハウス（保養施設）が整備されているクアオルトを目の当たりにして、１００年かけて樹木を植えながら保養地を目指すまちづくりの大切さを実感、その後の由布院の観光地づくりに生かされました。

この由布院のまちづくりを上山市に取り入れたいと考えたのが小関氏でした。１９９９年当時、小関氏は、市の総合計画を担当、温泉を核にしたまちづくりができないかと考え、翌年には湯布院町（現・由布市）と交流を始め、視察に訪れています。「盆地にある温泉観光地というのは上山市と同様でしたが、まちを見ているうちに、ドイツのクアオルトの影響を受け、景観・環境を意識しながら、まち全体が保養地としてつくられているのが分かりました」と小関氏は振り返ります。実は同市はドイツのドナウエッシンゲン市と海外友好都市の盟約を結んでいて、その交流を通して小関氏もクアオルトのことは知っていました。「ただ、当時はクアオルトの仕組みや導入の仕方などを教えてくれる人は、日本では見つかりませんでした」と小関氏。一時、上山市のクアオルト導入はここで頓挫します。

05年、小関氏は上山市役所を退職し、東北芸術工科大学に入学、クアオルトの研究を始めます。ドイツにも滞在し、行政やテルメの関係者に取材しながら、クアオルトに関する法律、医療保険制度、施設づくり、自治体が認定を受けるための手続きなどを調べ上げていきます。そして日本への導入には、医療や保険制度の他、大規模施設の建設費など、ハードルが高いことが分かってきました。

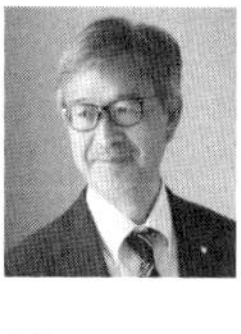

小関信行（こせき・のぶゆき）●日本クアオルト研究機構 事務局長。1980年上山市役所に奉職。まちづくりなど地域計画などの企画を担当。2005年市役所を中途退職後、東北芸術工科大学大学院でドイツのクアオルト研究で博士号を取得。クアオルト関連の研修・視察、気候性地形療法の指導などを行う。

転機となったのが、07年のミュンヒェン大学アンゲラ・シュー教授が主宰する研修への参加でした。そこでシュー教授は、自然のなかを歩いて治療する気候性地形療法を教えていました。「ドイツのような温泉療法では、施設の建設費や運営費などが高額になります。既存の温泉に野山を活用する気候性地形療法を組み合わせれば自治体も導入しやすく、これなら使えるなと思いました」。そこで小関氏はシュー教授に師事し、何度も指導を受け、現地視察に同行しながら日本型クアオルトの構想を詰めていきます。

そして、08年、内閣府から「地方の元気再生事業」の募集があり、小関氏は、初当選したばかりの横戸長兵衛市長に、日本型クアオルトを核に観光と健康をテーマにしたまちづくりを提案。その補助金を財源にグランドデザインを行い、いよいよ上山市にクアオルトが導入されます。

シュー教授から指名を受けた小関氏がコースのルート、傾斜の測定や路面状況、気象条件、植生、救急対応といったリスク管理などの事前調査を行い、それを基に教授が気候性地形療法の専門コースとして基準を満たしているかを判断する鑑定をスタート。ガイド育成、医療機関や観光事業との連携など、小関氏が温めてきた日本型クアオルトの構想が次々と採用されていきます。

「歩く価値」を訴求し、行動変容を促す

「ドイツ人は雨や雪でも散歩します。呼吸と同じで毎日やるものという考え。日本人はできれば歩きたくない。歩くことは楽しいことだというその価値が分からないと、生活習慣の改善が進まず、また課金や継続参加も望めません」(小関氏)

長年クアオルトに関わり、小関氏が運動習慣の他に価値を見いだしたのがメンタルヘルスへの効用です。「東日本大震災の被災者にクアオルト健康ウオーキングを体験してもらいました。最初は暗い表情だった人たちが、声を上げて笑いながら山から下りてきたとき、その効用を確認できました」と小関氏。上山市では、メンタルヘルスのエビデンスを示す調査研究の他、企業とコラボし、ブルーマンデー対策として日曜に歩くイベントを開催するなど、「歩く価値」を広める企画を次々と打ち出しました。「若い人に健康のためと言っても歩いてもらえませんが、筋トレになる、歩くと気分がスッキリして仕事にもプラスになると分かれば、歩く価値が生まれます。ミドルならメタボ対策、シニアなら認知症や生活習慣病の予防、そして楽しく歩く仲間ができます」と小関氏。それぞれの歩く価値を訴求しながら行動変容を促し、日本型クアオルトの普及を目指しています。

アンゲラ・シュー教授が見いだした気候性地形療法とは

ここからは「気候性地形療法」についてお話しします。ドイツの医療制度は統合医療。患者の症状に合わせて、様々な治療方法を選択できるのが大きな特徴です。このためドイツでは、自然を活用して治療を行う自然療法も多数実行されており、クアオルトで定着している自然療法として、気候性地形療法という運動療法があります。

気候性地形療法は、もともと心臓のリハビリに使われていた「地形療法」に、ミュンヒェン大学のアンゲラ・シュー教授が「冷気と風」の気候要素を加えて開発、完成させたもの。ドイツのクアオルトにおいては、心筋梗塞や狭心症のリハビリテーション、高血圧、骨粗しょう症などの治療に利用されています。この療法を基本としたのがクアオルト健康ウオーキングであることは前述の通りですが、気候性地形療法について少し詳しく見ていきましょう。

まず「気候性」の意味合いです。健康増進のために気候や天候といった自然要素を治療で使うことを、ドイツでは「気候療法」といいます。患者に適した気候帯に滞在することで治療効果を高めるのが、基本的な発想です。ただし、疾病や体調によっては、自然の刺激が強過ぎる場合がありますから、医師の処方により注意して対処する必要が出てきます。海浜から高山まで多種多様な気候の区分と要素がありますが、森林の中では特別な気候になっています。森林を形成している樹木や葉の種類、樹木の高さ、密生の度合いなどによって、森林の状況は四季で様々に変わってきます。太陽光のエネルギー交換は樹冠で行われるので、森林の中では光が遮られ、小さな気候帯が形成されているといわれています。そしてこの森林の中では、空気の純度が大変高く、光合成の活動と合わせて湿度は大きく変化しますが、静寂であるという特徴があります。

一方、「地形療法」とは、ドイツのマックス・ヨゼフ・エアテル教授が考案した運動療法で、循環器系疾患や心臓病患者のトレーニングのために、「勾配のある土地または砂地を、治療の目的に処方した用量で歩くこと」。地形療法と気候療法の利点を組み合わせて生まれたのが気候性地形療法です。気候性地形療法はその品質がドイツで医学の評価を得て、１９９０年代後半に公的医療保険が適用されるようになりました。

クアオルト健康ウオーキングで大切にしている気候要素と運動強度

クアオルト健康ウオーキングが大切にしている４つの気候要素をご紹介しましょう。１つ目は「太陽光」。太陽光の紫外線Ｂ波は、ビタミンＤ３の合成を促し、骨の強化や免疫力の活性が期待できます。２つ目は「可視光線※」。可視光線は、体内の24時間リズムを調整し、深い睡眠を導くといわれています。３つ目は「清浄な空気」。清浄な空気は、呼吸器系に働きかけ、アレルギーの改善効果が期待できます。４つ目は「冷気と風」。「冷気と風」に気を配るのは持久力の強化、免疫システムの改善、血液循環機能と体温調節機能アップを図るため。安全な運動強度を維持しながら、この「冷気と風」を使うことが大きなポイントです。同ウオーキングでは、運動中「やや冷える（運動時の体表面温度が、運動前に比較して平均で２℃低くなる状態）」と感じる服装で行うと、持久力が高まるというエビデンスを活用しています。汗を上手に気化させて体表面温度を下げ運動効果を高める、合理的かつ科学的なウオーキングを実行しています。

参加者の体力に合わせたリスクの低いウオーキング

可視光線

紫外線や赤外線などの目に見えない光とは異なり、人間が肉眼で感じることのできる光。

同ウオーキングで求められる運動量や負荷についても、ご紹介しておきましょう。クアオルト健康ウオーキングは、様々な運動負荷を想定した傾斜のある定められたコースにおいて、3〜4週間、週に3〜4回の頻度で、最低20〜40分の間、継続的に適切な運動強度で歩くことを推奨しています。目標とする運動強度は心拍数（脈拍数）で算出します。運動に慣れていない人は「１６０－年齢」、運動を常にしている人は「１８０－年齢」を心拍数の目安に、運動強度としては55〜60%を目指します（ただし、血圧降下剤を服用している人は、心拍を抑制する作用がある場合もあるため、さらに10〜20%減らした心拍数を目標とします）。運動強度を心拍数でコントロールすることで、参加者それぞれの体力に合わせた運動設計が可能となり、運動リスクに配慮した安全なウオーキングとなっています。

「はじめに」でも触れましたが、筆者は中年期に2度の心臓手術を行いました。ドイツのクアオルトでは「心臓の湯」と呼ばれる、血管拡張作用のある炭酸泉の温泉を利用していると知り、手術前に自宅近くの人工炭酸泉の温泉に通いもしました。当時、運動習慣がなかった筆者が行動変容を起こすきっかけとなったのが、山形県上山《かみのやま》市で行われていたクアオルト健康ウオーキングとの出合いです。次ページからは、その上山市の取り組みをご紹介します。

▶Case

上山市が「日本型クアオルトの聖地」と呼ばれる理由

山形県の上山市《かみのやま》は、蔵王連峰の玄関口、開湯５６０年の歴史あるかみのやま温泉が湧く、豊かな里山を有する土地柄として知られています。２００８年からクアオルト健康ウオーキングが市の事業としてスタートしました。

日本で初めてミュンヒェン大学鑑定による気候性地形療法コースが設置されたのがこの上山市で、市内にはクアオルト健康ウオーキング専門コースが5カ所8コース（20年現在）もあります。年末年始以外、連日開催する「毎日ウオーキング」は、市から委託を受けた「ＮＰＯ法人蔵王テラポイト協会」が運営し、日替わりで様々なコースで行われ、常時20人前後の参加者を集めています（19年から市民の参加料は無料）。その他、旅行者と市民が一緒に歩く「早朝ウオーキング」や観光客向けの「空色・暮色ウオーキング」なども行われ、年間1万人を超える人々がクアオルト健康ウオーキングを楽しんでいます。

そんななか、上山市は「日本型クアオルトの聖地」とも呼ばれ、クアオルト健康ウオーキングの導入やブラッシュアップを目指す自治体が、続々と視察に訪れています。なぜ上山市は日本型クアオルトの聖地と呼ばれることになったのでしょうか。それは、上山市のクアオルトへの取り組みが、「上山型温泉クアオルト事業」として、横戸市長の肝煎りでスタートさせ、市政の重要な施策に位置付け、切磋琢磨しながら高い品質を担保してきたこと、そして何より官民一体となった〝心と体がうるおう〟まちづくりとして取り組みを重ねてきたためです。

「病院がサロン化している。このままではだめだ。いち早く治療から予防への転換を図るべきだと思いました」と市長は当時を振り返ります。その頃の上山市は1人当たりの医療費や高齢化率が県内でも高水準にあり、大きな問題になっていました。様々な要因の一つには、退職を機に国民健康保険に加入した人が、既に加入前から何らかの病気を抱えていたことの多さにあると推察され、働き世代から生活習慣病やロコモティブシンドロームの予防に取り組む必要があるなど、市民の健康寿命延伸が行政の重要な課題だったのです。また、山間部に位置し、面積の約70％が山林という立地のため、市の経済を発展させる基幹産業の育成にも頭を悩ませていました。

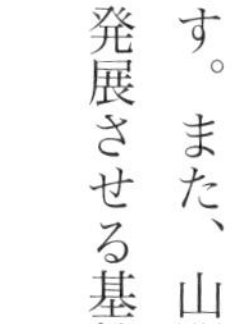

横戸長兵衛（よこと・ちょうべえ）●上山市長。1947年、山形県上山市生まれ。91年上山市議会議員に初当選。2007年上山市長に就任、20年現在、4期目。自身も早朝5時台からの健康ウオーキングを実践。かみのやま温泉共同浴場で汗を流してからの出勤が日課。健康体形を維持する。

そこに、元市職員の小関信行氏（現・日本クアオルト研究機構 事務局長）からもたらされたのが、ドイツのクアオルトによるまちづくりの提案でした。横戸市長は「里山を歩いて健康づくりを行う保養地なら、上山にも適性がある」と考え、市政の柱として取り組むことを決断。クアオルト健康ウオーキングを中心として、市民の健康増進を図り、健康に興味のある観光客や企業を引き付け交流人口を拡大していく――これらを目的に前例のない取り組みへの挑戦が始まりました。

「しかし、クアオルトといっても誰も知りません。ゼロからのスタートなので、できることから始めました。まずは誰でも気軽に始められるのはウオーキング、歩くためにはコースが必要、栄養のバランスも考えた弁当も欲しい、コンディションの管理や歩く楽しさをプラスするならガイドも必要というように、取り組みを始め、やるべきことや賛同する仲間がどんどん増えていき、方向性が定まっていきました」と横戸市長。

クアオルト推進室が司令塔を担う

上山市では、11年にクアオルト推進室を設置しました。21年現在、4人体制で、健康運動指導士の資格を持つ職員や、19年までは保健師も配属していたのが特徴

上山市の医療費への影響 健康支援技術研究所 調査分析

■調査概要

毎日ウオーキングに年間5回以上参加している人(参加している群)の国民健康保険医療費の変化に着目/参加していない群として、参加している人の3倍の人数を設定/その際、年齢・性別・参加前の医療費・現病歴をそろえて比較

■結果考察

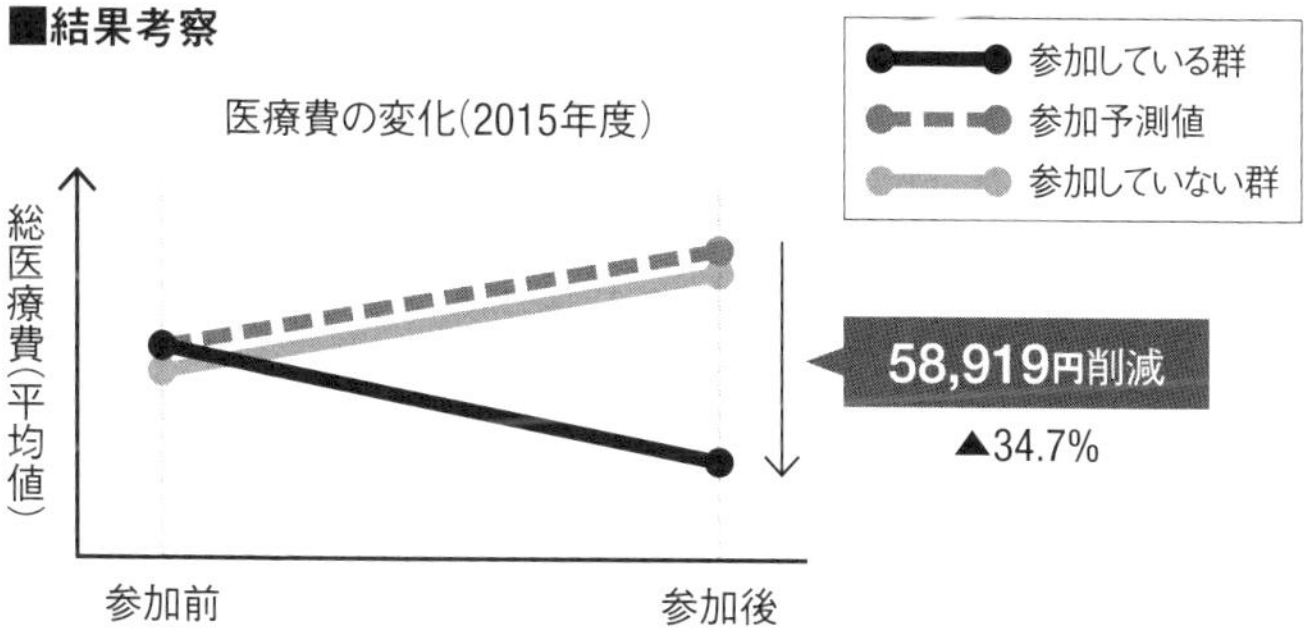

■介護予防効果、糖尿病対策

●2012〜2018年度ウオーキング参加者931人のうち、要介護認定者は7人と極めて低い。

●参加者のHbA1c(この数値が高いと血糖値も高い)が改善、参加回数が多いほど改善率が高い。

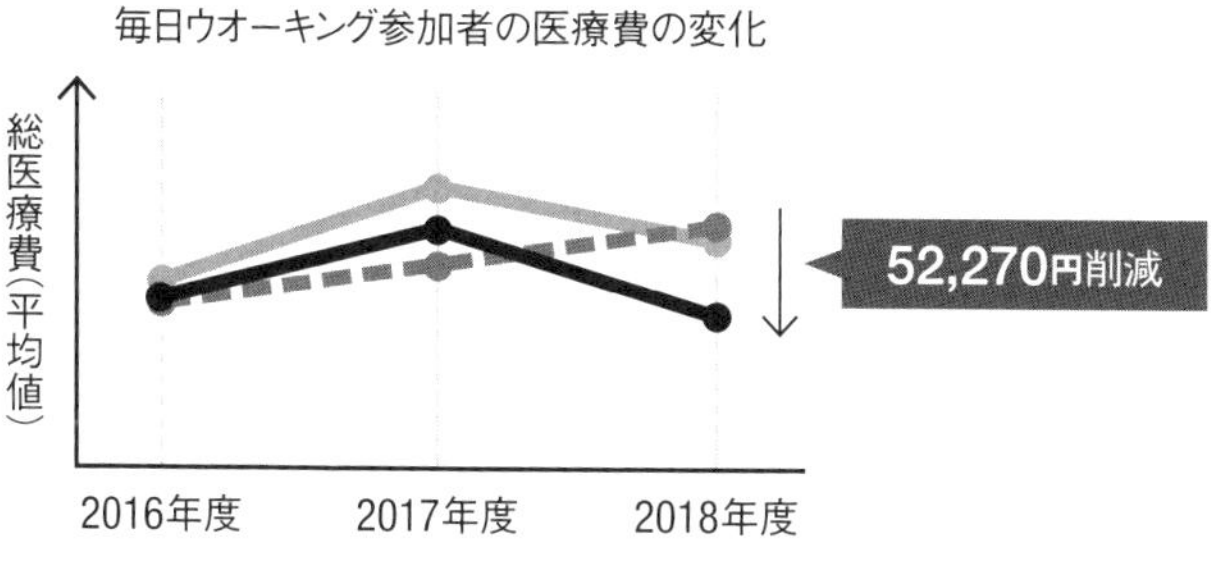

です。健康寿命の延伸と交流人口拡大を目標に、クアオルトに関連する施策の自治体内外の取りまとめを行っています。気候性地形療法コースの整備、専門ガイド（クアオルト・テラポイト®。１６１ページ参照）の養成、ウオーキングプログラムの普及・拡大、医学的効果の検証、ヘルスツーリズムの推進、プロモーション活動の展開、産学官民医による上山市温泉クアオルト協議会の推進、クアオルト関連商品・サービスの育成など、業務は多岐にわたります。

室長の佐々木慶氏は、「事業化前の仕組みづくりや方向性を見定めながら、ある程度、軌道に乗ったところで民間に移行できるよう進めています。クアオルトの普及を図る上で大きかったのが、11年の『毎日ウオーキング』の実施です。コースや専門ガイド、参加者の募集など、市民が楽しく継続して取り組める環境を整備していきましたが、毎日参加してもらえるか不安でした」と話します。

毎日ウオーキングは、市報やホームページに掲載される日程表に出ている集合場所に行けば、「いつでも、誰でも、１人でも」事前申し込みなしで参加できるのが売りです。20年現在、参加者は年間約４３００人を数え、市民が６割、市民以外が４割という構成。市民の積極的な参加をベースに、いつ訪れてもクアオルト健康ウオーキングを体験できるという環境が、上山市の魅力になっています。

厚生労働省のスマート・ライフ・ステイのケーススタディーに

毎日ウオーキングの一環で保健師が同行する「わかばウオーキング」、葉山温泉地区の旅館が主催する「早朝ウオーキング」、地域発案の「クアの道®」を活用し、地域住民が主体となったものなど、ウオーキングの種類は豊富です。また、以前と比べて朝夕まちなかを歩く市民は確実に増えており、ウオーキングが市民にとって身近なものになりつつあります。もう一つ、力を入れているのが、企業の従業員向けのウオーキングです。市内外の企業とのコラボレーションでウオーキングイベントを開催する他、厚生労働省が進める宿泊型新保健指導（スマート・ライフ・ステイ）※プログラムの受け入れも推進しています（39ページ参照）。

上山市は15年に厚生労働省の試行事業に応募したところ、クアオルト健康ウオーキングや宿泊施設、保健指導など、地域に十分な受け皿があることが評価され、東北で唯一選ばれました。同市が中心となり、上山市医師会などの地域内連携の基盤を強化。保健指導を公益財団法人やまがた健康推進機構が、事業の全体分析や評価を山形県立保健医療大学が、観光プログラムを一般社団法人上山市観光物産協会とかみのやま温泉旅館組合が担当。全国の企業や健康保険組合を対象

宿泊型新保健指導（スマート・ライフ・ステイ）

生活習慣病の効果的な予防を目的に、ホテル、旅館などの宿泊施設や地元の観光資源を活用して、保健師、管理栄養士、健康運動指導士などが連携して提供する“体験型”の保健指導プログラム。

として実施されました。これが高く評価され、翌年から本格実施を行っています。

例えば、トヨタグループのジェイテクトは、初年度から毎年20人前後が参加し、健康保険加入者を対象に保健指導プログラムに位置付けて実施しています。担当の人事部人事室・健康推進グループは、「上山にはクアオルトの最大の魅力である、豊かな自然や良質な温泉、快適な気候と運動に適した地形がそろっており、それらを生かした多彩な健康プログラムが組まれています。自然療法ならではの〝楽しみ〟や〝癒やし〟を感じながら、非日常のなかで、自身の健康について見つめ直すのに最適な場になっています」と評価しています。

超少子高齢社会を迎え、企業は雇用期間の延長や社会保障費の増加、働き方の多様化といった様々な課題を抱えています。〝健康で生き生きと働く〟ということ、社員の健康を保ちつつ生産性を向上させていくことは、企業存続の重要なポイントになっています。また、社員が不健康な状態で働くこと（プレゼンティーズム）による労働損失コストは、医療費や欠勤・休職による損失コスト（アブセンティーズム）を大きく上回るとの統計もあり、社員の健康管理は重要な経営課題の一つでもあります。

そのなかで、ジェイテクトでは、まずは幹部職・基幹職（オピニオンリーダー）

クアオルトを活用した、上山市の宿泊型新保健指導のモデルプラン

	1日目	2日目	3日目
午前	①**オリエンテーション** ②**健康チェック等** 健康チェック、 体重測定、腹囲測定 自己紹介・アイスブレイク ③**アクティビティ** 武家屋敷通りの散策	①**健康チェック等** セルフモニタリング ②**運動** 朝日を浴びて 早朝ウオーキング ③**健康チェック等** 血液検査 ④**食事** 朝食 ⑤**運動** 気候性地形療法を活用したクアオルト健康ウオーキング ・がんばらないで楽しく運動効果を高める ・ウオーキング前後に唾液検査でストレスチェック	①**健康チェック等** セルフモニタリング ②**運動** 朝日を浴びて 早朝ウオーキング ③**健康チェック等** 血液検査 ④**食事** 朝食 ⑤**個別面談** ⑥**アクティビティ** オーロラ、ワインブドウ収穫体験 ワインラベル製作体験
午後	①**食事講座・食事体験** 寺子屋講座(武家屋敷) ・600kcalバランス弁当 ・体と心が喜ぶ食生活 ②**運動実習** 旅館の中で運動実習 ③**グループワーク目標設定** 行動計画の立案 ④**温泉入浴** フリータイム	①**昼食** 600kcalクアオルト膳 ②**アクティビティ** フリータイムで自由選択 ・高原でのリラクセーション ・木工教室 ・温泉観光	①**食事** こんにゃく懐石料理 ②**グループワーク目標設定** 行動計画の立案 ③**修了式**
夜	①**夕食** 600kcalクアオルト膳 ・料理長解説 ・管理栄養士アドバイス ②**運動** リラクセーション、ヨガ ③**運動チェック等** セルフモニタリング	①**夕食** 旬産旬消、山形の食を満喫、食事指導 ②**アクティビティ** 花笠踊り交流会 ③**運動チェック等** セルフモニタリング	

厚生労働省「標準的な健診・保健指導プログラム［平成30年度版］」より抜粋：宿泊型新保険指導のモデルプラン〈2泊3日の例〉（上山市のプログラムが掲載）

の方を中心に上山市の健康プログラム（スマート・ライフ・ステイ）に参加を促し、そこから会社全体に〝健康で生き生きと働く〟という意識を広めていこうとしています。「会社は制度やシステムの改革といったハード面の整備だけでなく、個人への健康教育や健康管理スキルの強化といったソフト面での支援も必要になります。〝仕事をする場〟である会社で、自分の健康について考える機会は少なく、今後は一人ひとりの健康意識を高めていくことが課題だと感じています」と人事部人事室　健康推進グループの担当者は話します。

　上山市が16年から18年までの参加者２３２人を６カ月間追跡調査したところ、平均で体重が３・５kg減少し、腹囲は４・３cm減少、注目すべきは行動変容率は97・２％という結果が出ていることです。「短期間ですが、非日常の環境での学びや気づきが参加者の心に響き、行動変容をもたらしたのではないかと思います」と、保健師としてこれまで本事業をゼロから組み立ててきた髙橋ちぐみ氏は、プログラムの効果をデータで説明します。

　上山市では、ジェイテクトをはじめこれまで5年間で３６０人の参加者を受け入れています。「指導が行き渡るよう、１つのツアーで受け入れるのは12人までに絞っています。現在、保健指導ができる新たな事業者を確保するなど受け入れ

体制も充実してきており、少しずつツアー数を増やしていきます」（髙橋氏）

がんばらないで歩くことが健康につながる、「エビデンス」の追求

「スマート・ライフ・ステイ」プログラムの採択を受けるなど、上山市のクアオルト事業のポテンシャルを上げるために欠かせなかったのが、医科学的効果の検証、エビデンスの追求でした。髙橋氏は「ドイツではクアオルトの運動効果を示すエビデンスがありましたが、果たして上山市のコースでも同じようなデータが取れるのか。事業開始当初から学術機関と連携して1年間かけて検証し、そのデータが後の上山のクアオルト推進のバックボーンになっています」と振り返ります。

上山市では、その後も気候性地形療法を用いたクアオルト健康ウオーキングが、身体的に、精神的に健康にプラスになるかどうか、大学の教授や研究機関と協力しながら、調査研究を続けています。

クアオルトでは、がんばらなくても体への負荷をかける方法として、体表面温度を2℃下げて、やや冷えると感じるように、袖をまくったり、腕に水を掛けたりしますが、早稲田大学スポーツ科学学術院講師の小西真幸氏（現・常葉大学講師）、教授の坂本静男氏両氏の17年の研究では、皮膚温を2℃低下させて同じ運

動を行ったときに、心拍数が低下することを実証しています（「皮膚温の2℃低下に着目した生理・生化学的な検討―実験室および現地調査の報告―」から）。

上山市では、毎日ウオーキングに年5回以上参加している人の国民健康保険の医療費の増減を、外部の研究機関に依頼して調査（35ページ参照）。同様の属性を持ち、参加していない人に比べ、15年度で年約5万９０００円、16年度からの継続参加者では、18年度で年約5万２０００円の削減効果があったことを公表しています。市を挙げて「クアオルトのまち」を標榜するなかで、健康への意識も高まり、高水準だった国民健康保険関連の医療費の増加が抑えられています。

楽しみを生み出すガイドや体験の充実が普及の鍵

市民が楽しみながら主体的に参加できる機会を積極的に設け、市民の毎日ウオーキングの参加費を無料にするなどして、地道な取り組みを積み重ねた結果、市民のクアオルト認知度は80％までに高まってきています。他の自治体からの視察も毎年20件以上を数えます。全国的な注目度も高まり、19年には、内閣府および農林水産省が主催する「ディスカバー農山漁村（むら）の宝」で全国９３１団体の申請のなかから、上山型温泉クアオルト事業が準グランプリを獲得しました。

しかし、横戸市長はさらに上を目指します。「将来の夢は、クアオルト健康ウオーキングを活用した疾病予防に公的医療保険が適用になること。歩いて、温泉に入って、おいしいものを食べられる。さらに面白さ、楽しさを実感できる付加価値も必要。どれだけ価値づくりをできるか、全国各地に同じ想いを持った仲間をつくっていけるかが勝負だと思っています」と話します。

公民連携で取り組む、楽しめる多様な健康ツアーの提供など、クアオルト健康ウオーキングを核に健康価値や観光価値をさらに高めながら、上山のまちづくりを着実に進めています。そして、クアオルトの普及の鍵となるのが専門ガイドの育成です。自然に詳しい人、健康に詳しい人など、個性豊かなガイドが上山にはいます。ガイドとの交流、ガイドのパーソナリティーやスキルが、クアオルト健康ウオーキングの付加価値になり、他のウオーキングとの差別化にもなります。

「歩く楽しみの延長線上に健康があり、人生の幸せがある。それがないと、クアオルト事業は長続きしないし、広がりも持てないと思っています」と横戸市長。歩く楽しさ、ここに住む幸せを実感し、この取り組みに誇りを持ち自ら関わってくれる市民や地域の応援団が増えています。それが、上山市のクアオルト事業の成功の大きな力になっています。

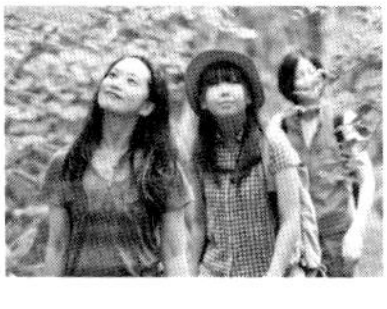

上山市民や旅行者が参加する毎日ウオーキング。上山には日本で唯一、ミュンヒェン大学が認定したクアオルト健康ウオーキングのコースがある（5カ所8コース）。

クアオルト健康ウオーキングの真骨頂
人が変わる、企業も変える、地域も変える

クアオルト事業の大きな役割は、クアオルト健康ウオーキングの体験を通じて、住民や来訪者が生活習慣を見直し行動変容を起こすことにあります。山形県上山《かみのやま》市のクアオルト健康ウオーキングを盛り込んだ宿泊型新保健指導事業や福利厚生旅行など（32～43ページ参照）は、企業の健康経営支援を通じてヘルスツーリズムを普及拡大させるビジネスモデルをさらに発展させ、地域活性化につなげることを目指しています。このまちづくりの主役は、あくまでも市民。官と民の強力な連携が、日本型クアオルト発展のために大切なのです。

新型コロナウイルス感染症の拡大で行動変容という言葉が浸透しました。クアオルト健康ウオーキングによって行動変容を起こし、人生が一変した人がいます。「賢く歩いて、自分の想いのままに、人生をデザインする」。健康になって自分の自由な時間を生み出し、人生を豊かにしていく。「人が変われば、企業も変える。そして地域も変える」。そんな素敵な人生を手に入れた二人をご紹介します。

NPO法人蔵王テラポイト協会　理事長　木村秀泰氏に聞く

クアオルト健康ウオーキングが上山市に根付いた理由とは？

蔵王テラポイト協会は、２０１０年５月に発足した、ミュンヒェン大学認定コース、上山市のクアの道を案内する専門ガイド組織です。同協会で理事長を務める木村秀泰氏は、クアオルト・テラポイトを取得して以来、１年のうち３６０日もの間、予約なしで参加できる「毎日ウオーキング」をはじめ、クアオルト健康ウオーキングを支える中心的な存在です。

「『毎日続ける』という発想が、今日の広がりにつながりました」

クアオルト事業がスタートした1年目は、参加者が誰も来ない日もありました。それが2年目になったら2～3人になり、13年たって今の広がりになったんですね。どんなことがあっても毎日続ける、という発想が良かったと思います。私たちは安全・安心を最優先して、それに継続してもらう楽しさをプラスします。蔵王の懐に抱かれたまちで、森で過ごすことの癒やしや開放感を一度体験してもらう。そこで魅力を感じてもらえれば、リピーターになってもらえます。

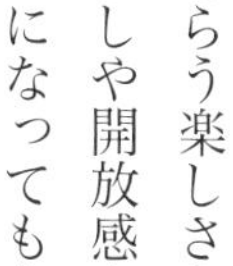

木村秀泰（きむら・ひでやす）●廃業した温泉旅館をリノベーションし、源泉かけ流しの温泉にカフェを併設する「名人のゆ」をオープン。ウオーキング後の休憩や、食事、温泉など、「運動×栄養×休養」を体験できる「場」を提供。この「場」を利用して地元の囲碁クラブや将棋クラブが活動するなど、コミュニティー活動も支援している。

▶Interview

まちを元気にするのに大切なものは何ですか？

上山市温泉クアオルト協議会　会長　冨士重人氏に聞く

上山市温泉クアオルト協議会は、観光物産協会、商工会、医師会、金融機関、旅館組合、ウオーキングガイド組織、学術機関、行政などで組織。自然や温泉、食などの地域資源を生かすことで、地域住民の健康寿命延伸と交流人口拡大を目指し、ヘルスツーリズムや健康経営を意識した質の高い健康保養地づくりに取り組んでいます。

「地域の皆さんの元気が、まちの元気につながります」

私は59歳のときに胃潰瘍を患い、吐血しました。これが大きな転機になりました。ちょうどクアオルト事業がスタートした時期で、自宅裏の葉山コースを毎朝歩くようになり、生活習慣が変わりました。今では風邪を引くこともなく、毎朝、観光客や地元有志を案内し、太陽の光を浴びながら、大いに笑い、心も体も元気に過ごしています。クアオルト事業は、生活の一助になると身をもって実感し、地域の皆さんの元気が、まちの元気づくりにつながるものと考えています。

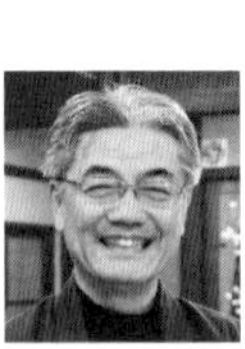

冨士重人（ふじ・しげと）●35歳のときに先代が急逝し、「彩花亭時代屋」の二代目社長に就任。案内役を務める毎朝の日課「早朝ウオーキング」では、絶妙なユーモアとインテリジェンスを交え宿泊客や地元有志を楽しませ、全国各地にリピーターが続出している。

クアオルト健康ウオーキングの広がり

2008年

- 上山市温泉保養地まちづくり協議会(現・上山市温泉クアオルト協議会)設立
- 気候性地形療法コース(西山・葉山・蔵王高原坊平)がミュンヒェン大学から認定される

2010年

- 気候性地形療法ウオーキングガイド組織「蔵王テラポイト協会」発足

2014年

- 山形県上山市で早稲田大学スポーツ科学学術院による「気候性地形療法の効果」に関する医科学的調査を実施(実験室内)
- 山形県上山市が上山型温泉クアオルト事業で第3回「健康寿命をのばそう!アワード」厚生労働省健康局長 自治体部門 優良賞受賞

2015年

- 日本クアオルト協議会 設立(総会、第1回大会開催)
- 日本クアオルト研究機構 設立(第1回総会開催)
- 山形県上山市が厚生労働省「宿泊型新保健指導試行事業」の実施団体に採択される
- 山形県上山市が第1回ジャパン・ツーリズム・アワード(国内・訪日領域 地域マネジメント部門)部門賞受賞

2016年

- 日本クアオルト研究所 創業(2017年設立)
- 秋田県三種町「琴丘クアの古道コース」「森岳温泉石倉山コース」がクアの道に認定
- 太陽生命「太陽の元気プロジェクト」にクアオルト健康ウオーキングが採用される
- 第71回日本体力医学会大会(岩手県盛岡市)シンポジウム「気候性地形療法を基本にした『クアオルト健康ウオーキング』の過去・現在・未来」を発表(早稲田大学スポーツ科学学術院 坂本静男・日本クアオルト研究機構 小関信行)
- 岐阜県白川村主催「トヨタ白川郷自然學校コース」でクアオルト健康ウオーキング体験イベントを開催
- 太陽生命保険と山形県上山市が「上山型温泉クアオルト(健康保養地)活用包括的連携に関する協定書」を締結
- 太陽生命クアオルト健康ウオーキングアワード2016(主催:日本クアオルト研究所)募集開始

2017年

- 太陽生命クアオルト健康ウオーキングアワード2016(主催:日本クアオルト研究所)授賞式「岐阜県飛騨市」「岡山県新見市」「兵庫県多可町」が優秀賞を受賞
- 山形県上山市と損保ジャパン日本興亜ひまわり生命保険(現・SOMPOひまわり生命保険)が「上山型温泉クアオルト(健康保養地)活用包括的連携に関する協定書」を締結
- 太陽生命クアオルト健康ウオーキングアワード2017(主催:日本クアオルト研究所)募集開始

2017年

■日本クアオルト研究所ドイツ研修。ミュンヒェン大学アンゲラ・シュー教授の講義・実技を受講ドイツ気候療法士の資格を取得しシュー教授とアドバイザリー契約を締結

2018年

■太陽生命クアオルト健康ウオーキングアワード２０１７（主催：日本クアオルト研究所）授賞式
「宮崎県延岡市」「静岡県小山町」が優秀賞を受賞

■山形県上山市と東京海上日動火災保険が「上山型温泉クアオルト（健康保養地）活用包括的連携に関する協定書」を締結

■厚生労働省が認証する、「標準的な健診・保健指導プログラム【平成30年度版】」宿泊型新保健指導プログラムの事例として上山型温泉クアオルト事業が選ばれる

■林野庁主催『みどりとふれあうフェスティバル』に出展（日比谷公園／東京都）

■太陽生命クアオルト健康ウオーキングアワード２０１８（主催：日本クアオルト研究所）募集開始

■ヘルスツーリズム認証委員会より、上山市観光物産協会提供の「クアオルト健康ウオーキング」（空色・暮色ウオーキング）プログラムが、ヘルスツーリズム認証（第1期）を受ける

■林野庁主催「日本・中国・韓国による森林空間における保養活動推進フォーラム」で日本型クアオルトを発表

■太陽生命クアオルト健康ウオーキングアワード２０１８（主催：日本クアオルト研究所）授賞式「岐阜県岐阜市」「三重県志摩市」「埼玉県横瀬町」が優秀賞を受賞

■埼玉県所沢市「上山口堀口天満天神社周辺里山保全地域コース」「荒幡富士特別緑地保全地区コース」がクアの道に認定

2019年

■太陽生命クアオルト健康ウオーキングアワード２０１９（主催：日本クアオルト研究所）募集開始

■太陽生命クアオルト健康ウオーキングアワード２０１９（主催：日本クアオルト研究所）授賞式
「愛知県岡崎市」「岐阜県関市」「滋賀県高島市」

■上山市温泉クアオルト協議会（山形県上山市）が内閣官房・農林水産省主催「第6回ディスカバー農山漁村（むら）の宝」準グランプリ（コミュニティ部門）受賞

2020年

■令和元年度「森林・林業白書」にクアオルト健康ウオーキングが掲載

■岐阜県飛騨市「アルプス展望神秘の森コース」がクアの道に認定

■太陽生命クアオルト健康ウオーキングアワード２０２０（主催：日本クアオルト研究所）募集開始

■観光庁主催「誘客多角化等のための魅力的な滞在コンテンツ造成」で「『クアオルト（健康保養地）・リテラシー』で紡ぐ滞在コンテンツ、世界品質を目指す広域連携事業」が採択事業として選ばれる

第2章
「クアオルト健康ウォーキング」のエビデンス

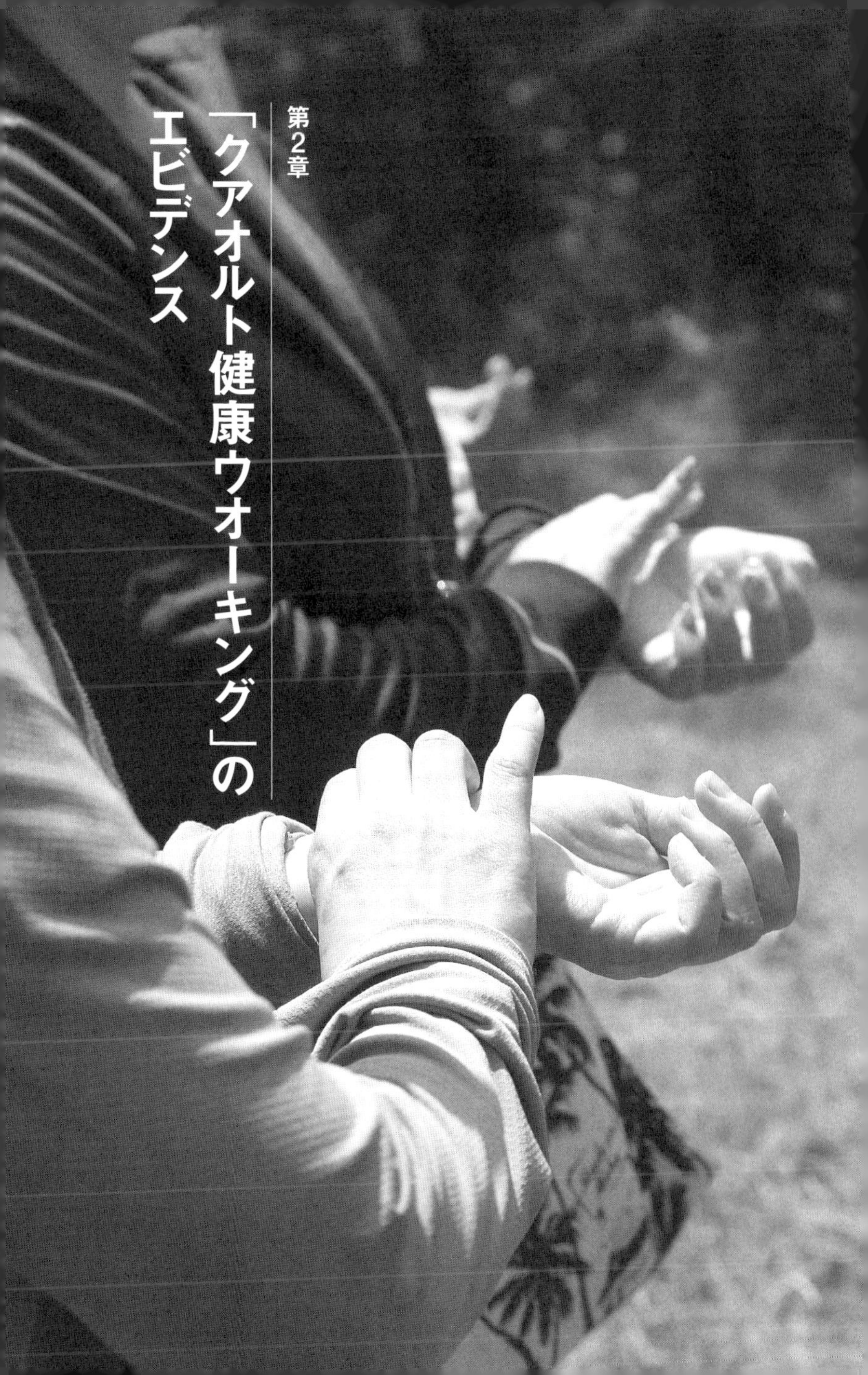

Q

クアオルト健康ウオーキングは他の歩き方とどこが違うのですか？

A

クアオルト健康ウオーキングと他の歩き方との大きな違いは、運動リスクの軽減と運動効果の増強を同時に行う点にあります。同ウオーキングは、「個人の体力に合わせた、無理をしない、がんばらない運動」。心拍数で運動強度の調整をすることで、運動リスクを軽減できるのが特徴です。

ウオーキングの途中で心拍を計測するのに加え、手首式血圧計や放射温度計を用いて皮膚温度や血圧を計測し記録表に記入＝数値で見える化。ウオーキングの効果を視覚的に確認することで行動変容を促進します。また、気候の要素（冷気と風）を活用し、運動中の汗を蒸発させ少し冷たい感覚で歩くことで、倍近い運動効果が期待できるというエビデンスに基づいたドイツの手法を実践しています。

また、このウオーキングは森林や山など自然のなかに整備された専門コースを歩くため、自然環境の変化に伴い体温や発汗の調節が行われます。結果として、血管の収縮と拡張や、血圧、脈拍を調整する自律神経系のトレーニングになっています。さらに、クアオルト健康ウオーキングは、専門ガイドと共にグループで歩くため、そこで交わされる様々な会話が、メンタルヘルスの改善につながるという検証もされています（２３４ページ参照）。

心拍数の目安 160−年齢	がんばらない → 主観的感覚でややきつい

体表面 2°C ↓	冷たくさらさら → 主観的感覚でやや冷える

Q

クアオルト健康ウオーキングを実践することでどんな効果が期待できるのですか?

A

有酸素運動であるウオーキングは、生活習慣病、認知症、ロコモティブシンドロームやフレイルの予防・改善、メンタルヘルスの改善、免疫力の維持に寄与するといわれています。クアオルト健康ウオーキングは、運動強度を上げることでウオーキングの効果を高め、健康づくりにつながる「気候性地形療法」を基本にした運動指導です。主観的にややきついと感じる運動強度55～60％を目標に気候の要素（冷気と風）を活用し、体表面をやや冷たくして歩くのがポイント。同じコースを体表面をやや冷たくせずに歩いた場合と比べて、倍近い運動効果（持久力）が期待できます。同ウオーキングでは、上り坂や土の道、砂地といった様々な運動負荷を想定した野山などに専門コースを整備。下りの道では、全体重を大腿で支えることで、レジスタンス運動＝筋トレを同時にしていることになります。さらに、舗装路の運動負荷を1とすると土の道は1・2になり、同じ距離を歩いても土の道の方が高い運動効果を期待できます。後者の反発力は0・8程度で、膝や腰への負担が少ないのがメリットです。凹凸がある土の路面は足全体を刺激するとともに、自然に体全体で均衡を取るため、脳の活性化につながるといわれています。

Q

クアオルト健康ウオーキングに関するエビデンス（医科学的根拠）はあるのですか？

A

アンゲラ・シュー教授の研究成果である気候性地形療法は、ドイツで医学の評価を得て、入院・通院での予防措置やリハビリの措置として、1990年代後半、公的医療保険の適用になりました。

当社もこの運動手法の品質を守ることに注力しています。その一つが、クアオルト健康ウオーキングの効果の医科学的な検証。体力医学領域で最大の学術団体、日本体力医学会の学会誌『体力科学』掲載の論文では、皮膚温を2℃下げることで心拍数が10拍ほど減少し、主観的な運動強度が低く感じられるようになるとしています。有酸素運動による体脂肪率の低下、下肢筋力の向上による持久力アップ、心理面での爽快感、リラックス感が向上して不安感が低減するといったウオーキング後の気分改善効果などが掲載されました（241ページ参照）。岐阜市クアオルト推進協議会 会長、岐阜大学医学部名誉教授、岐阜市民病院心不全センター長の湊口信也氏は、日本心臓リハビリテーション学会で「日本型クアオルトと心臓リハビリテーションの連携」を発表。湊口氏は「クアオルト健康ウオーキングが血圧に及ぼす影響に関する研究」を行い、英文での論文発表を予定しています。他にも同ウオーキングを活用する秋田県三種町《みたねちょう》、石川県珠《す》洲《ず》市、兵庫県多可町《たかちょう》などが産官学連携でエビデンス調査に取り組んでいます。

クアオルト健康ウオーキングという歩き方

クアオルト健康ウオーキングをサポートする自治体のエビデンス検証

ドイツのクアオルト（療養地・健康保養地）をお手本に、高品質な健康保養地を目指す日本型クアオルト（82ページ参照）。日本型クアオルトは山や海、温泉といった日本の恵まれた自然資源と、歴史や文化といった地域資源を活用し、クアオルト健康ウオーキングによる運動指導を主に、住民の健康づくりなどを推進しています。多くの自治体は効果の科学的解明に意欲的で、日本型クアオルトを推進する自治体で組織する「日本クアオルト協議会」のホームページでは、加盟自治体※が取り組んできた調査内容「プログラムと効果（エビデンス）」を一覧できます。例えば石川県珠洲《すず》市の調査では、同市の砂浜および林間に設けた「クアの道　鉢ヶ崎コース」で、ウオーキングトレーニングを6週間行い、トレーニング前後で体組成・体力（脚筋力、平衡性、心肺、持久性）の変化を検討しました。

その結果、有酸素性運動によって体脂肪率が減少したことに加え、歩行の推進力に関係する下肢筋力の増強、バランス機能の向上、血圧の正常値に向かった収束、有酸素性作業能力の向上などが見られたと発表されました。

　このように、前出の山形県上山《かみのやま》市を筆頭に、運動効果やメンタルヘルスに対する影響などの調査結果は興味を引くものばかり。岐阜県岐阜市のように現在も継続的にエビデンス調査に取り組んでいる自治体もあります。

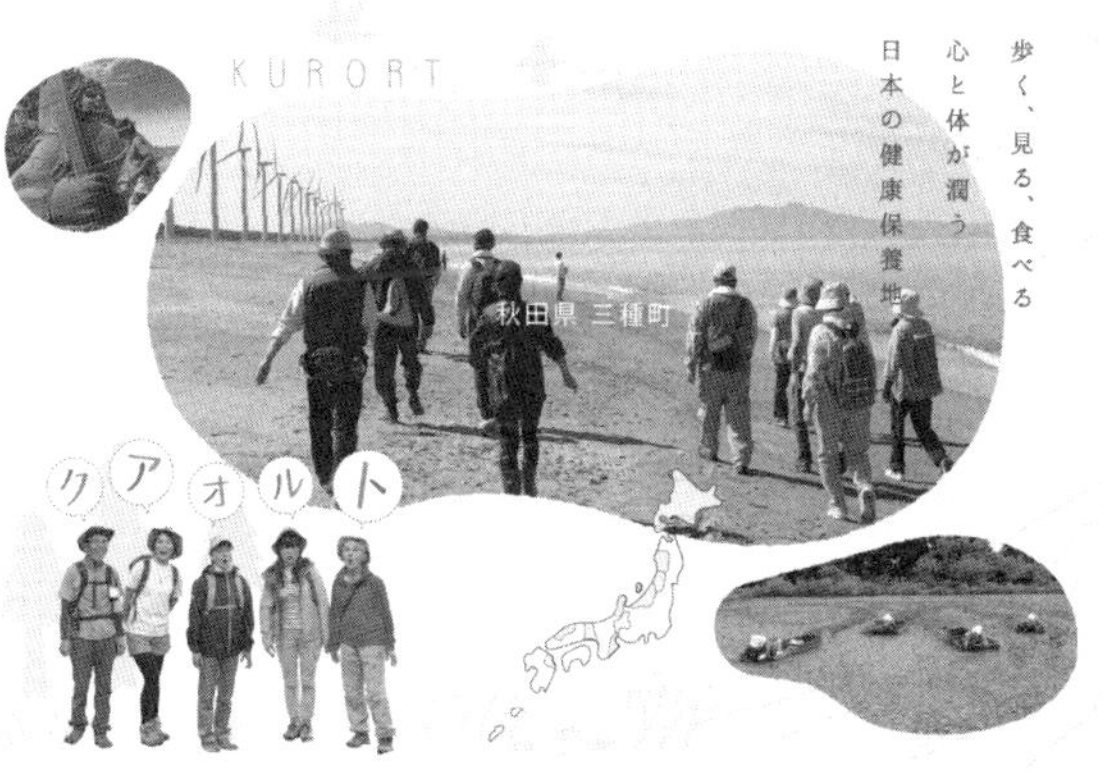

日本クアオルト協議会ホームページ　https://japankurort.jp/

日本クアオルト協議会のホームページでは、加盟自治体が取り組んできた健康効果調査「プログラムと効果(エビデンス)」を一覧できる。

加盟自治体(日本クアオルト協議会)

秋田県三種町、山形県上山市、新潟県妙高市、石川県珠洲市、岐阜県岐阜市、三重県志摩市、兵庫県多可町、島根県大田市、大分県由布市の9自治体で構成される。
(2021年3月現在)

歩き方の根底にあるのは健康の方程式「運動×栄養×休養」

クアオルト健康ウオーキングの根底には、同ウオーキングは健康づくりの手法であり、健康でいるためには「運動」のみならず「栄養」「休養」が重要だという考え方があります。

健康に大事な要素は、個人の体力に合わせた適切な運動、バランスの取れた栄養、そして十分な休養、つまり睡眠です。この３要素のどれもがハイレベルで過不足がないことが、生活の質を上げることに直結します。

当社ではこれらを健康の方程式「運動×栄養×休養（睡眠）」として、クアオルト健康ウオーキングの重要なファクターに掲げています。健康における「運動」「栄養」「休養」のバランスについては、日本クアオルト研究機構の会長で早稲田大学スポーツ科学学術院で教授を務める坂本静男氏（72〜75ページ参照）や、東京家政大学の准教授である岡島義氏（２３６〜２３７ページ参照）の両氏も言及されています。単に運動だけしていても健康になれないということを、頭の片隅に入れておくのが、健康賢者への王道だといえそうです。

運動習慣がない人に最適！　がんばらないウオーキング

では、運動習慣がない人が7割（厚生労働省平成30年国民健康・栄養調査）にも及ぶ現代、運動習慣がない人たちに、運動の素晴らしさや楽しさを伝えるには、どうしたらいいのでしょうか。まずは運動習慣がない人でも継続しやすい運動についてご説明します。

「運動（スポーツ）」というと、上手下手があったり、勝ち負けを競う、あるいは運動に苦手意識を持っている方もいます。スポーツ庁が、スポーツという言葉の語源について言及しています。その語源はラテン語の「ｄｅｐｏｒｔａｒｅ」（デポルターレ）で、「気晴らしや遊び、楽しみ、休養」といった意味合いがあるとか。当社がクアオルト健康ウオーキングを運動習慣がない人に気軽に取り入れてもらえるようにと考えたのが、「がんばらない、でも心身にはいい効果」という切り口です。運動強度55～60％（主観的にややきついと感じる運動）を目指す同ウオーキングは、激しい運動でも競うものでもありません。普段から仕事や家事に頑張り過ぎてストレスを抱えている人に向けた、「せめて歩くときだけはがんばらなくていいです」というアプローチは、ウオーキング参加者の共感を呼びました。

クアオルト健康ウオーキングの効用
～賢く歩いて、より効果を増す～

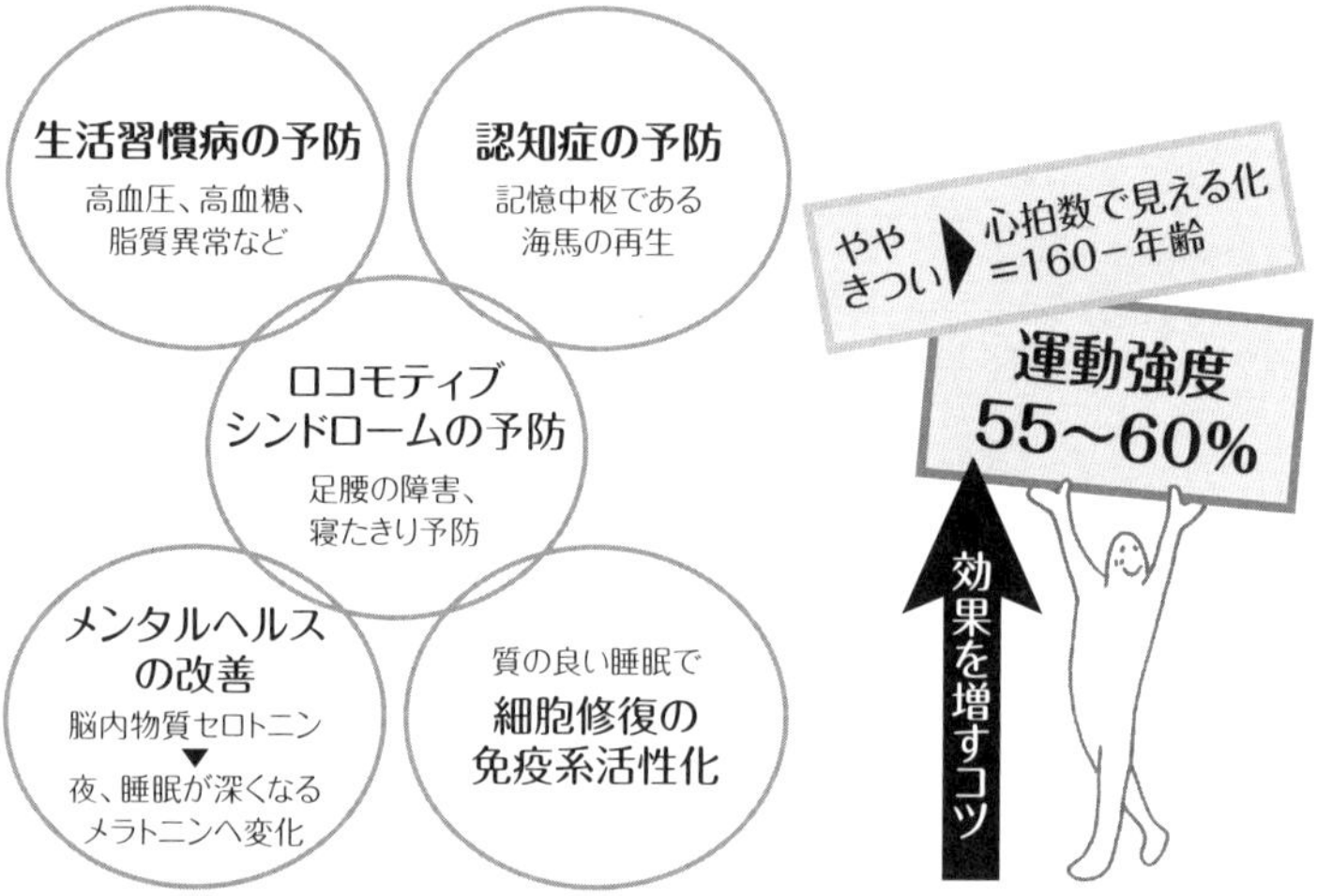

体力の構成※

- 体力
  - 身体的要素
    - 行動体力
      - 形態
        - 体格ー体型
        - 姿勢
      - 機能
        - 敏捷性　持久性　柔軟性
        - 筋力　平衡性
        - パワー　協応性
    - 防衛体力
      - 形態……器官組織の構造
      - 機能
        - 温度調節
        - 免疫
        - 適応
        - （身体的ストレスに対する抵抗力）
  - 精神的要素
    - 行動体力
      - 意志　判断
      - 意欲
    - 防衛体力……精神的ストレスに対する抵抗力

※ 猪飼道夫等編 体力と身体適正『体育科学事典』第一法規出版 1970

健康に欠かせない「体力」を考察してみる

健康でいるためには体力が必要不可欠です。では体力とはそもそもどんなものなのでしょう。このページでは体力について一歩踏み込んでお話ししましょう。「体力」は、身体的要素と精神的要素に分類され（右ページ参照）、さらに、運動をするための体力「行動体力」と健康に生活するための体力「防衛体力」の2つに分けられます。行動体力のなかで、特に全身持久力には呼吸や血液の循環などによって酸素を運ぶ能力が関わっていて、健康のために重要な能力といえます。

一方、防衛体力は健康を維持するために、病気にならないようにするもの。病気やストレスに対する免疫力や、新型コロナウイルスなど感染症をはじめとする病気に対する抵抗力、環境に適応する能力をいいます。

そして今注目されているのが、健康への意欲、気力、精神的ストレスへの抵抗力をつけることです。文部科学省では、子どもが体を動かすことは、身体能力を向上させるだけでなく、知力や精神力の向上の基礎にもなるとしています。スポーツ庁でも運動や身体活動は、健康の保持だけでなく、メンタルヘルス対策としてストレス解消、免疫力向上で感染を回避することにも有効としています。

クアオルト健康ウオーキングで賢く歩く 運動強度55～60%の実力！

日本クアオルト研究所では、クアオルト健康ウオーキングを「賢く歩くウオーキング」と呼んでいます。ここからは、なぜそう呼ぶのか、その所以を解き明かします。

体力のなかでも健康寿命に大きく関わっているのが全身持久力です。全身持久力が高い人ほど心臓病などの心血管系疾患の罹患率や死亡率が低いといわれています。ウオーキングは心肺機能を高めて全身に血流を行き届かせる有酸素運動。体への負担が少なく、無理がなく苦しくないので、個人も自治体も企業も、すぐに始められるのがメリットです。様々なウオーキングがありますが、病気の有無や個人差、経験、年齢、体調などによって、向き不向きがあります。どんなウオーキングをすればいいのか、その目安となるのが運動時のきつさに相当する「運動強度」です。運動強度の一般的な推測方法としては、主観的運動強度（ボルグスケール。11ページ参照）や心拍数から求める方法などがあります。ボルグスケールは運動を行う人がどの程度の疲労度、「きつさ」を感じているかを測定する指標で、運動による自覚症状を6〜20段階の数値で表示しています。クアオルト健康ウオーキングは、「ややきつい」に相当する「運動強度55〜60％」（同ウオーキングにおける算出方法は次ページ参照）を目指して歩くウオーキングです。運動強度は心拍数で調整が可能です。運動強度は低いと運動効果が上がらず、高すぎると安全ではありません。

また、脳内の血流は運動強度60％で最大になり、それ以上の強度では過呼吸になるといわれており、認知症予防などを考えれば、運動強度60％以下での近い運動強度が最善となります。さらに、冷気と風を生かして体表面を冷たくさらさらに保つことが重要で、薄い着衣や衿元、袖などを開放し、主観的感覚でやや冷える（運動時の体表面温度が、運動前に比べ平均２℃低い状態）と感じるように運動すると、倍近い運動効果が期待できるというエビデンスがあります。

歩くことの科学が進み、生活習慣病の予防、認知症の予防、ロコモティブシンドロームの予防、メンタルヘルス対策などに効果があるといわれています。運動強度を意識して賢く歩けば、より運動効果が期待できるというわけです。

次のページではクアオルト健康ウオーキングが実際どのような歩き方をするのかをご紹介します。

クアオルト健康ウオーキングの歩き方

クアオルト健康ウオーキングは実際にどのように行われるか、その流れを見ていきましょう。ウオーキング当日は体調を確認する健康チェックシートへの記入が必須となります。その日の担当ガイドが記入内容を確認し、参加条件を満たしていれば血圧を測定。運動が可能かを判断後、専門コースへ繰り出します。

ウオーキング中は自分に合った運動強度を心拍数で把握しながら歩くのがポイントです。クアオルト健康ウオーキングの指標とする運動強度は主観的にややきついと感じる55〜60%。このときの心拍数はドイツ式の計算式〈１６０－年齢〉（運動を常にしている人は１８０－年齢。血圧降下剤服用者は10〜20%減じる）で求めることができます。この数値を目標心拍数とします。コースの途中で1分間の心拍数を計測（ウエアラブル機器未装着の場合は、手首や頸動脈で心拍に近似する脈拍を15秒計測した数値を4倍して算出）。数値が自分の目標心拍数の±５であれば目標通りに運動していることになります。目標心拍数より、数値が大きい人は運動が強い、数値が小さい人は運動が弱いので、歩く速度や歩行の仕方などで運動強度を調整して歩きます。歩き方の詳細は次ページにまとめました。

クアオルト健康ウオーキング 実施の流れ

1 健康チェック

参加者の安全を第一に、個人の体力に合わせて、リスクを最小限にして実施するため、最初に健康チェックシートに医師による運動の許可や疾病、健康状態などを記入します。

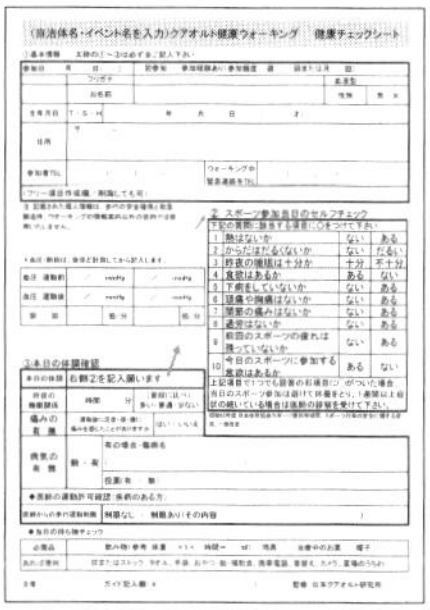

（自治体名・イベント名を入力）クアオルト健康ウォーキング　健康チェックシート

②スポーツ参加当日のセルフチェック

下記の質問に該当する項目に○をつけて下さい

1	熱はないか	ない	ある
2	からだはだるくないか	ない	だるい
3	昨夜の睡眠は十分か	十分	不十分
4	食欲はあるか	ある	ない
5	下痢をしていないか	ない	ある
6	頭痛や胸痛はないか	ない	ある
7	関節の痛みはないか	ない	ある
8	過労はないか	ない	ある
9	前回のスポーツの疲れは残っていないか	ない	ある
10	今日のスポーツに参加する意欲はあるか	ある	ない

③本日の体調確認

本日の体調　右側②を記入願います

万が一の事故にも迅速に対応できるように、このシートを救急隊員に渡します。

2 血圧測定

血圧の異常は、体で何か問題が起こっている場合のサインです。最高血圧180mmHg以上または最低血圧110mmHg以上の場合、参加は控えていただきます。

3 ストレッチ

運動前に、筋肉を温めたり、ケガを予防するために、ヨガ式の深呼吸など、様々なストレッチを行います。

4 専門ガイドとウオーキング

2つのポイントを念頭に、ウオーキングします。

心拍数

がんばらない

160 －《マイナス》年齢

（運動を常にしている人は180－年齢）

※血圧降下剤を服用している場合は心拍数の目安を10～20%減らします。

➡ **主観的感覚でややきつい**

体表面

冷たくさらさら

平均

2°C低く

➡ **主観的感覚でやや冷える**

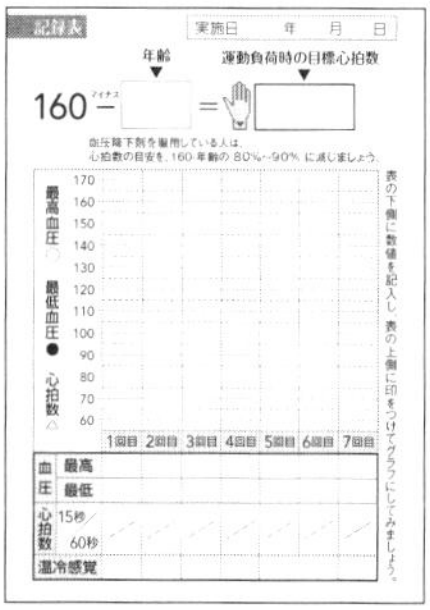

記録表

実施日　年　月　日

年齢　運動負荷時の目標心拍数

160－《マイナス》□＝□

血圧降下剤を服用している人は、心拍数の目安を、160-年齢の80%～90%に減じましょう。

最高血圧○　最低血圧●　心拍数△

170 160 150 140 130 120 110 100 90 80 70 60

	1回目	2回目	3回目	4回目	5回目	6回目	7回目
血圧 最高							
血圧 最低							
心拍数 15秒／60秒							
温冷感覚							

表の下側に数値を記入し、表の上側に印をつけてグラフにしてみましょう。

ウオーキング中にも心拍数を測るので、記録表を持って歩きます。

5 ストレッチ

主に、疲労回復を目的にストレッチして終了します。

▶Opinion

社会全体で取り組む「自然環境を生かした健康づくり」の推進で日本人の運動不足解消に一石を投じる

公益財団法人健康・体力づくり事業財団　理事長　下光輝一

都市化や高齢化の進行など生活の変化に伴い、私たちの健康に影響を与える要因は多様化しました。運動不足や栄養の偏りにより生活習慣病が増加するなか、公衆衛生行政も治療から予防に目を向けるようになり、国の健康づくりの施策の中心は健康寿命の延伸です。

公益財団法人健康・体力づくり事業財団の理事長である下光輝一氏は、企業がメンタルヘルス対策に活用している「職業性ストレス簡易調査票」を開発した専門家で、公衆衛生の観点から日本の健康や運動、メンタルヘルスを研究してきた第一人者です。日本クアオルト協議会、日本クアオルト研究機構発足時から顧問を務め、太陽生命クアオルト健康ウオーキングアワードの選考委員を歴任している下光氏は、「健康寿命延伸に不可欠な運動不足解消も、それに寄与する日本型クアオルトとクアオルト健康ウオーキングの推進も、社会全体での取り組みが大切だ」と語りました。

身体活動

日常での労働、家事、通勤などに運動を加えた、安静な状態より多くのエネルギーを消費するすべての動作のこと。

身体不活動は世界的な健康課題

私に求められている社会的な役割は、日本の健康づくり施策、あるいはグローバルな身体活動※（運動＋生活活動）推進の施策と関わり、それを広く紹介していくことだと思っています。

まずは健康における世界的な現状をお話ししましょう。英国のトップジャーナル『ＴＨＥ ＬＡＮＣＥＴ』の身体活動特集号（２０１２年7月21日発行）の記事に、「身体不活動が世界的に大流行し、まるでパンデミック状態となっている」と書かれていました。身体不活動、いわゆる運動不足が蔓延《まんえん》するというこの警鐘は20年現在も継続し、大きな健康の課題となっています。

世界保健機関（ＷＨＯ）も「30年までに世界の人をアクティブにしよう」と、身体活動推進計画を発表しています。身体活動を推進する介入方法はエビデンスが確立されているので、各国が政策に盛り込んで取り組めば、改善の方向に向かうはずです。

日本では健康づくり施策「健康日本21※」が00年からスタートして、様々な取り組みを行ってきました。しかし、定期的に運動する人の割合はなかなか増えな

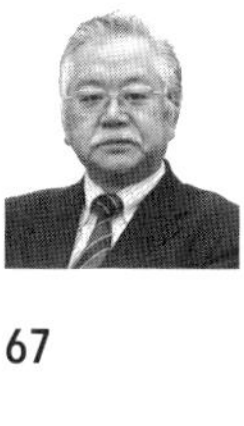

下光輝一（しもみつ・てるいち）●東京医科大学医学部医学科卒業。医学博士。1997年から東京医科大学公衆衛生学教室主任教授を務め、現在、東京医科大学名誉教授、公益財団法人健康・体力づくり事業財団理事長。健康日本21推進全国連絡協議会会長。日本体力医学会理事長、日本ストレス学会理事長、日本行動医学会理事長などを歴任。

いのが現状です。加えて、日常生活のなかでの歩数も減っています。身体活動全体が縮小傾向にあり、それが肥満や生活習慣病の発症リスクにつながっているわけです。

この数十年の間に労働の場では自動化や機械化が進み、モータリゼーション※が発達して車の使用が増えました。駅やビルでもエスカレーターやエレベーターが当たり前になっています。余暇はテレビ鑑賞やコンピューターゲームなどに費やし、野外のスポーツ活動も減りました。そんななかで、働き盛りの運動不足は個人の努力だけでは解消できずにいます。身体活動を推進するのは実は大変なことで、周囲のサポートや社会環境を変えていく必要があるでしょう。

健康づくりは「健康寿命延伸」を目指し、予防を重視する時代へ

我々が目指すのは「すべての国民が支え合い、健やかで心豊かに生活できる活力ある社会の実現」です。以前は「禁煙や運動など一人ひとりが生活習慣を改善し、生活習慣病を予防しよう」という流れでしたが、健康日本21第二次では「健康寿命をのばし、健康格差を縮小する」ことを目標に掲げ、個人の努力と社会環境の両面からアプローチすることになりました。実際、生活習慣を変えざるを得

健康日本21

「21世紀における国民健康づくり運動」の別称。生活習慣病予防やその原因習慣の改善を掲げ、健康寿命延伸などを目指す。第3次国民健康づくり対策（00年）から始まった取り組みで、20年現在は第4次国民健康づくり対策の健康日本21第二次が進行中。

ない社会環境をつくれば、個人の努力と社会環境の後押しの両輪で効果が上がるはずです。

というのも、リスクファクターに対する働きかけのみで、脳卒中や心筋梗塞、寝たきりを予防するには限界があります。環境によって行動が変わるので、そこにアプローチしないと状況は変わらないでしょう。例えば、昔ながらの町だと、家と商店街、施設が点在していて何かと歩く機会が多いものです。しかし、近年のようにショッピングモールができると車で買い物に行くようになり、歩道が整備されていなくて安心して歩けなかったり、運動する場所がなかったりと、運動不足になるのです。国土交通省や自治体がコンパクトシティーやモビリティーマネジメントに取り組んでいますが、そこに〝健康〟という視点を加えて、運動指導者の養成などを含め環境整備を進めたいと考えています。

運動不足の解消には社会全体での取り組みが必要不可欠

「健康」とは単に疾病がないとか虚弱でないとかということではなく、身体的・精神的および社会的に完全に良好な状態であること、とＷＨＯでは定義しています。また、健康は人間の基本的な権利であるとして、「Health for All（すべての

モータリゼーション
自動車が社会と大衆に広く普及し、必需品化する現象。狭義では自家用車の普及のこと。

人に健康を）」というスローガンを掲げています。

さらに、１９８６年にカナダのオタワで開催したＷＨＯの国際会議で採択された「ヘルスプロモーションに関するオタワ憲章」では、健康を獲得していくために、ヘルスプロモーションという考えが提唱されています。ヘルスプロモーションとは、個人の健康づくりだけではなく、環境の整備も進めようという健康増進の概念です。「健康日本21」はもちろん、日本で行っている様々な活動や研究も、この考えに沿ったものです。つまり、運動不足を解消するには、健康に対する社会的な取り組みが必要ということです。

具体的には遊歩道の整備など、ウオーキング関連の事業も展開していきたいですね。日本は、緑豊かで水も山も海も温泉もある自然資源豊かな国なので、自然環境を利用した健康づくりをもっと進めていくべきだと考えています。

自然環境を活用した日本型クアオルトで運動を起点とした地方創生を

そんなときに出合ったのが、ドイツの健康保養地「クアオルト」や、治療にも使われている健康ウオーキング（気候性地形療法）でした。国や自治体のバックアップで、日本でもクアオルトの認知度が高まり、日本型クアオルトやクアオルト健康ウオーキングとして発展していくことを、私も大いに期待しています。ドイツのクアオルトのように、保養地でのウオーキングプログラムやアクティビティーに参加すると保険料や医療費が軽減されるようなサポート体制ができると、広まりやすくなるでしょう。

また、日本のクアオルト健康ウオーキングは、地域資源である自然環境を生かした専門コースを整備するので、地方創生的な意味合いでも取り組みが進んでいます。今後は、モータリゼーションで車移動が基本になっている場所などにも、自然を活用するこのウオーキングを広めていきたいですね。また、働き方改革や健康経営など、社会や企業の意識改革や後押しも必要でしょう。

新型コロナウイルスの感染拡大が落ち着いて、世の中が復興していくときに、クアオルトは日本でどのように活用されていくのか、自然を生かした健康づくりが様々な社会環境の改善により街づくりにどのようにつながるのかなど、日本型クアオルトとクアオルト健康ウオーキングにはいろいろな方向への広がりを期待しています。

健康でいるための3要素「運動」「栄養」「休養」に着眼するクアオルト健康ウオーキング

早稲田大学スポーツ科学学術院教授　坂本静男

健康のためにはどのように運動やスポーツを行うのが望ましいかなど、運動と健康のより良い関係を、医学のなかでも内科的側面からアプローチし、スポーツ科学の活性化を目指す早稲田大学スポーツ科学学術院教授の坂本静男氏。メタボリックシンドロームに対する安全かつ有益な運動、脂質代謝に有益な運動処方、スポーツのためのメディカルチェックなどを研究するスポーツ医学のオーソリティーです。健康管理で重要なのは「運動」「栄養」「休養」という3要素のバランスだと提唱する坂本氏は、クアオルト健康ウオーキングをこの3要素に注視する運動として薦めたいと語りました。

健康の維持・増進に必要不可欠なファクターとは

超高齢社会の到来に伴い、生活習慣病が大きな社会問題になっています。生活習慣には「運動」「栄養」「休養」といった要素が含まれており、これらの要素が高いレベルでバランスを取っていることが、健康維持・増進のために必要不可欠だといえます。「運動」「栄養」「休養」のうち一つを一生懸命やっても、それ以外が極端に悪ければ効果がなくなります。以前は、忙しくて夜たくさん食べたり、アルコールを飲んだりしてしまう上に、休みが取れず運動もできないという最悪のパターンの人が多かったのですが、最近は休みが取りやすい傾向にあるようで休養は取れていますが、運動不足なのにエネルギー摂取量が多過ぎるケースが増えました。逆に、ものすごく運動していて健康そうに見える人の場合、運動量に見合った栄養を取っていないことも多いですね。

運動強度60%ぐらいの運動が安全で効果的

健康でいるためには、どんな運動を行えばよいのでしょうか。メタボリックシンドロームに対する運動の効果などを研究してきたなかで、主観的にややきついと感じる程度の中等度強度（11ページ参照）、運動する人の最大能力を100%としたとき、40～65%ぐらいの運動が安全で効果的だと分かりました。そして、実際にどんな運動が良いのか調べるうちに、いろいろなウオーキングに関わるようになりました。

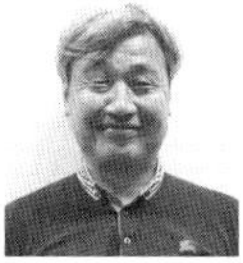

坂本静男（さかもと・しずお）●早稲田大学スポーツ科学学術院教授。東京女子医科大学東医療センター内科客員教授（2018年3月まで）、順天堂大学医学部循環器内科客員教授（19年3月まで）を兼職。日本クアオルト研究機構会長も務め、自治体の健康づくりの支援や連携事業、上山市クアオルト健康ウオーキングの効果に関する基礎研究にも携わる。

ウオーキングは、運動習慣のない人なら脂肪を燃焼させるだけでなく、心肺機能が高まり、頭や脳の働きが良くなる効果もあります。しかし、ウオーキングに限らず運動は、適切であればプラスの効果が期待できますが、やり方と程度によっては体にマイナスの影響を及ぼすこともあるのです。運動すると全身に多くの血流（酸素）を送るために、心臓が活発に働き心拍数が増加します。心臓の働きが衰えたり、動脈硬化で冠動脈の内腔が狭くなったりした状態で急に激しい運動をすると、運動の負担に心臓が耐えられず、心筋へ血液を十分に送れないため、狭心症や心筋梗塞など、突然死につながる病気を発症する可能性があります。

健康の3要素に着目したウオーキング

クアオルト健康ウオーキングの運動時の、目標運動強度は55〜60％程度。安全にウオーキングができるのが特徴です。クアオルトの一つであるガーミッシュ・パーテンキルヒェンでは、ドイツ・ミュンヘン大学のアンゲラ・シュー教授が提唱した「気候性地形療法」という運動療法を行っています。気候性地形療法は、心筋梗塞や狭心症のリハビリや高血圧などの治療にも利用されており、日本で行われているクアオルト健康ウオーキングは、この療法を基に構築されています。

自然のなかを歩くことで、免疫力強化、体内リズムの調整、体温調節機能の増進など様々な効果が期待できます。また、森林や海など景色や空気がいい場所も多く、ストレス解消など心理的な効果も大きいでしょう。加えて、ウオーキングだけでなく、食まで含めて、クアオルト健康ウオーキングの専門コースの価値を提唱している点も魅力です。その地域の農産物や海産物を食べれば、栄養バランスも良くなります。

ドイツ語でクアオルトは「療養地・健康保養地」の意味。自然要因を活用した長期滞在型の療養地で、温泉やクナイプ式などを活用してリラクセーションも重視しているのです。日本のクアオルト健康ウオーキングのコースは日帰りもありますが、宿泊や温泉入浴が組み込まれているツアーもあれば、温泉地が主催するものもあり、「運動」「栄養」「休養」のすべてを取り入れていることは特筆に値します。私はいろいろなウオーキングの団体に関わっていますが、運動に特化したものが多く、食事や休養まで含めた健康づくりを行うクアオルト健康ウオーキングは貴重な存在です。ぜひ、いろいろな方にお薦めしたいですね。

▶Opinion

心不全パンデミックに備えて 岐阜から日本型クアオルトを発信

岐阜市民病院心不全センター長　湊口信也

２０１９年、日本心臓リハビリテーション学会の第5回東海支部地方会が開催され、岐阜市クアオルト推進協議会 会長を務める、岐阜市民病院心不全センター長の湊口信也氏が登壇しました。湊口氏は「心不全パンデミックを見据えた心臓リハビリテーション　病院から地域へ」をテーマに、日本型クアオルトと心臓リハビリテーション※の連携について「岐阜市都市型クアオルトは、医療や運動、介護福祉、メンタルヘルス、景観、環境に関わる公共施策で地域産業と連携するなど、各分野が包括的に取り組んでいる優れた地域マネジメントだ」と語りました。幅広い連携体制を目指した、自身が理事長を務めるＮＰＯ法人岐阜心臓リハビリテーションネットワーク※の発足について説明し、最後は「入院患者を減らすエビデンスを、岐阜クアオルトから発信したい」と締めくくりました。

心臓リハビリテーションにおける岐阜市都市型クアオルトの可能性

世界有数の超高齢社会である日本では、心不全をはじめ心疾患の患者さんは増加し続け、がんに次いで、死因の第2位を占めています（19年）。高齢者の増加

心臓リハビリテーション

心臓病の再発や悪化の予防、社会復帰を目的に、運動や食事、禁煙を含む生活習慣の改善などを行うプログラムのこと。

に伴い、高齢心不全の患者さんが大幅に増え続ける「心不全パンデミック」が予想されています。心不全パンデミックの状態になると、入院が必要な高齢心不全の患者さんが増加して、病院側が患者さんを受け止め切れなくなったり、高額な医療費がかかったりするなど、社会的な問題が起こることが懸念されます。そうならないためには、日常生活で心不全を予防し、再発させない、悪化させない治療が大切です。

「心臓リハビリテーション」を行う目的は、急性心筋梗塞、狭心症、心不全などの心疾患患者さんを、身体的・精神的・社会的に質の高い状態へ復帰させ、さらには、長期予後の改善を図ることにあります。心臓リハビリテーションでは、運動療法や食事指導、生活指導、カウンセリングなど包括的な取り組みを実施します。生命予後が改善されるとのエビデンスが出てきたことから、現在多くの医療機関に導入されています。その主軸である運動療法を行うに当たっては、心肺運動負荷試験（ＣＰＸ）と呼気ガス分析を行って、どの程度まで運動を行えば安全に運動ができるかについて、運動強度を決定します。ＣＰＸ以外での運動強度決定には、心拍数を目安にする方法、自覚的運動強度であるＢｏｒｇ指数12～13（楽である～ややきつい）を目安にする方法があります。この方法で運動強度を決定

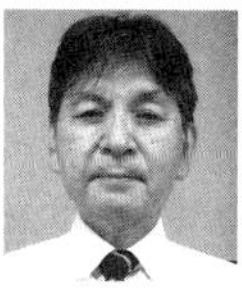

湊口信也（みなとぐち・しんや）●岐阜大学大学院医学系研究科特任教授。岐阜大学医学部名誉教授、岐阜市民病院心不全センター長を兼務。岐阜大学医学部卒業。1989年オーストラリアメルボルン大学医学部留学。2007年岐阜大学循環器内科教授、16年岐阜大学医学系研究科長・医学部長を経て、18年から現職。

すれば、安全に運動を行うことが可能です。1日の運動時間は、だいたい1単位20分間を3単位60分間になります。クアオルト健康ウオーキングは、心拍数を目安にして歩行することから、安全にウオーキングを行うことができます。

私が勤務する病院のある岐阜市は、風光明媚《めいび》なクアオルト健康ウオーキングのコースを整備しています。「金華山・長良川・岐阜公園コース」は距離が約2・3ｋｍ、標高差約30ｍで、戦国の歴史・伝統文化を感じながら歩けるコース。「百々《どど》ケ峰《がみね》・ながら川ふれあいの森コース」は距離が約3・2ｋｍ、標高差約80ｍで、四季の変化・動植物の生命力を感じながら歩けるコースです。私はこれらのコースで「クアオルト健康ウオーキング」を体験してみました。いずれのコースも無理をしないで、心拍数、自覚的運動強度を目安に、気持ち良く楽しみながら安全にウオーキングを行うことができることから、クアオルト健康ウオーキングは、屋外で気持ち良く安全に行う「心臓リハビリテーション」になると思います。

「心臓リハビリテーション」も「クアオルト健康ウオーキング」も、継続が重要だと考えます。心疾患患者さんだけでなく健康な方も、健康維持、心不全パンデミックはもちろん循環器疾患予防のために、「クアオルト健康ウオーキング」を継続的に行う習慣を身に付けることが不可欠でしょう。義務ではなく楽しいと思えることが、長続きする秘訣ではないかと思います。

日本の心臓リハビリテーションが抱える課題解決に向けた検証を見据えて

心臓リハビリテーションについては、多くの臨床研究の結果から、心筋梗塞、心不全に対して予後を改善するというエビデンスが既に報告されています。クアオルト健康ウオーキングに関しては、心疾患患者さんの予後を改善するかどうかの臨床研究はいまだなされていないのが現状です。病院での心臓リハビリテーションは１５０日間の保険適用が認められていますが、１５０日を過ぎた場合、どうすればよいかという課題があります。スポーツクラブなどで運動を継続するのもよいと思いますが、クアオルト健康ウオーキングを行うのも一つの選択でしょう。今後は、「心臓リハビリテーションを１５０日間行った後の心疾患患者さんを対象に、クアオルト健康ウオーキングを継続的に行った場合、どのような効果が得られるか」についての臨床研究を行い、エビデンスを出していくことが重要だと考えています。一方、現在はクアオルト健康ウオーキングの参加者には健康な方も多いため、まずはクアオルト健康ウオーキングの参加者を対象に、ウオーキング前後の血圧変化と心理的変化について調査を行いたいと考えています。

NPO法人岐阜心臓リハビリテーションネットワーク(CR-GNet)

フィットネスジムなどで、医療保険適用期間以降の心臓病患者は入会制限が多い。その状況を解決すべく、インストラクターに運動指導を伝授するなど、患者とその家族を、病院・医師・スポーツクラブ・介護施設が連携して情報を共有し、サポートするシステム。

私と同じ、若い世代の健康づくり、体に良い食事や
ウオーキング中のファッションなどに着目して、
クアオルト健康ウオーキングを発信していきます!

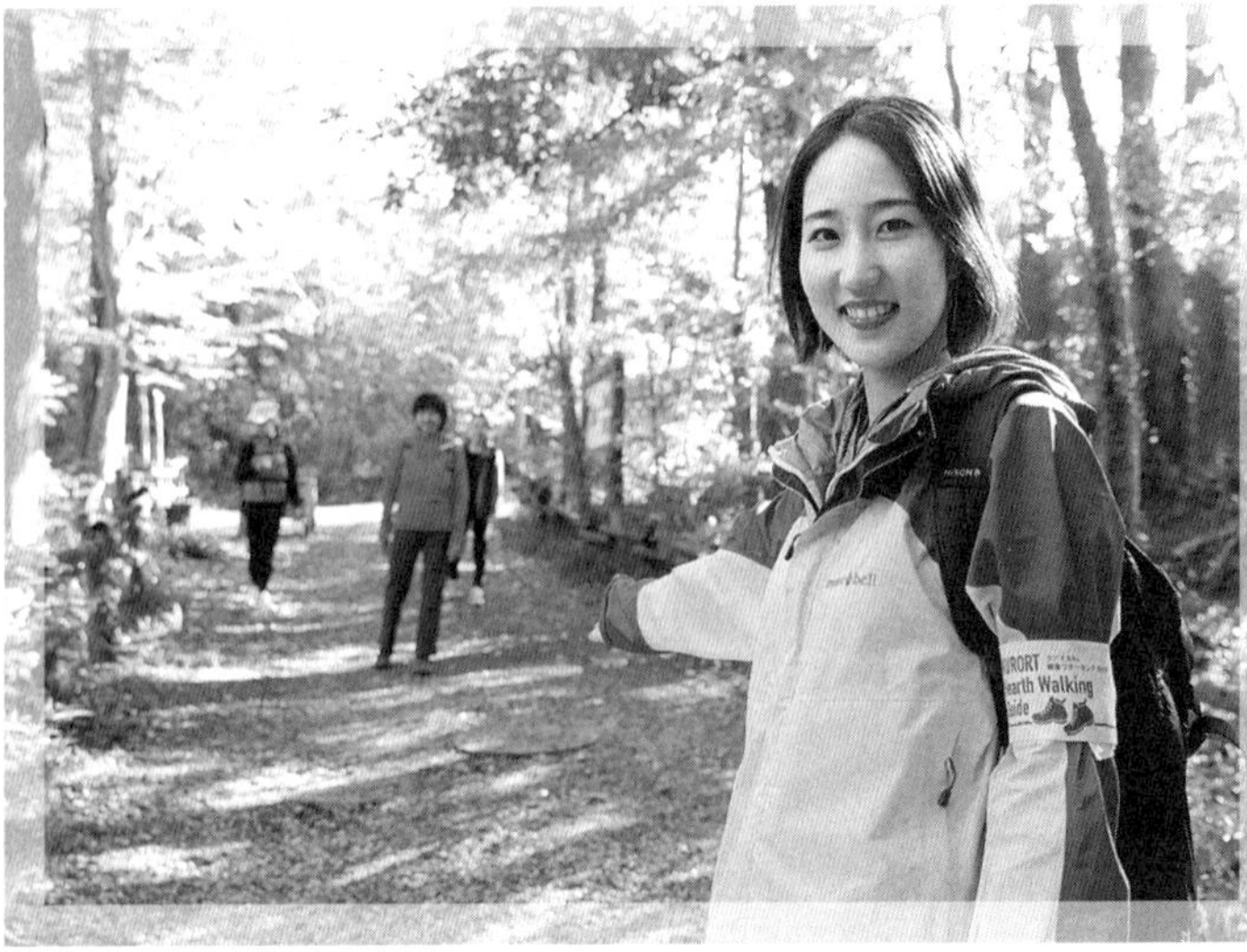

クアオルト・テラポイト

藤本麗華

2019 ミス日本みどりの女神。クアオルト
健康ウオーキング専門ガイドの最上位
「クアオルト・テラポイト」として、活動中。

第3章

クアオルト×自治体

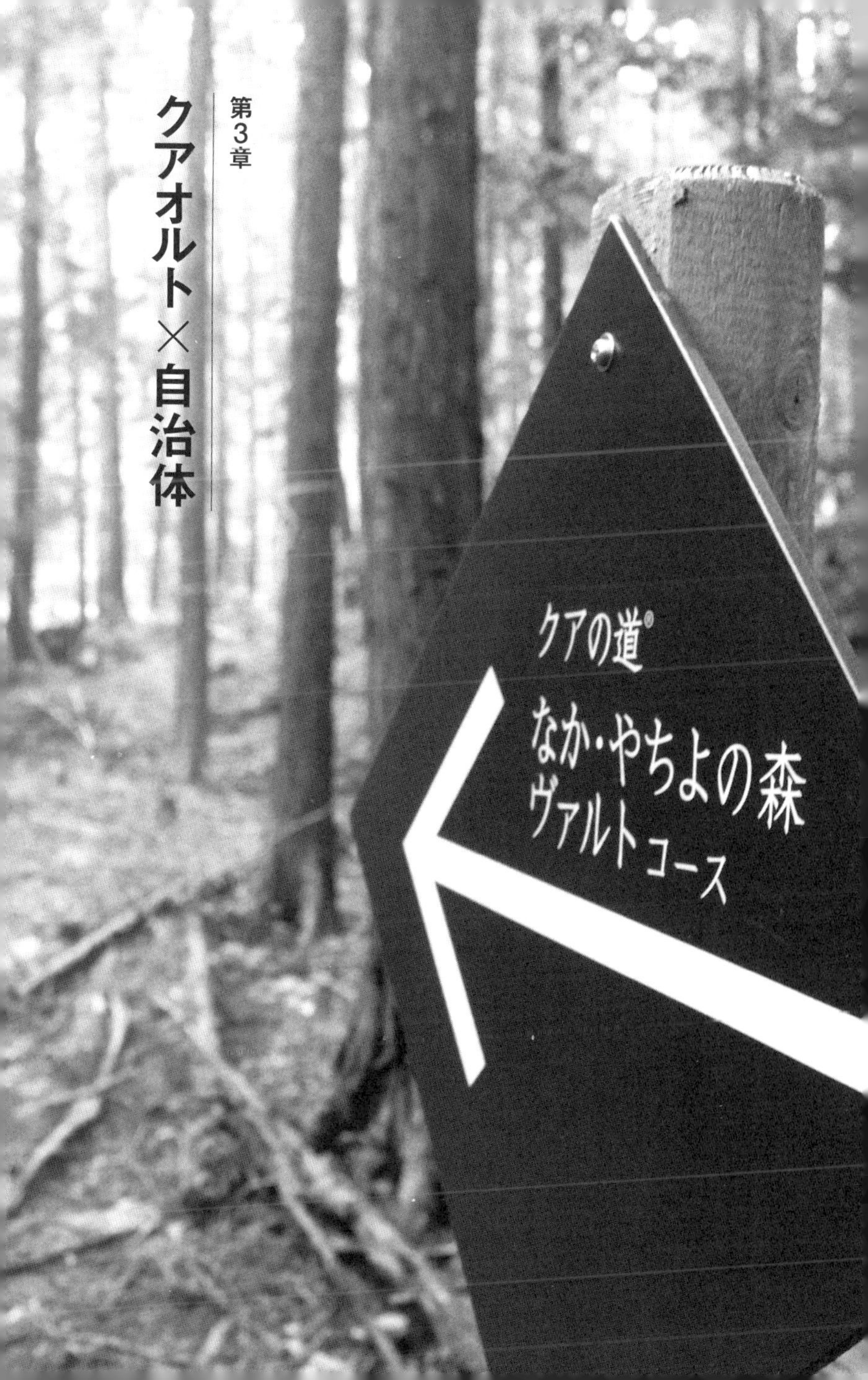

Q

日本型クアオルトとはどんなものですか？ドイツのクアオルトとどう違うのですか？

A

ドイツのクアオルト（療養地・健康保養地）の仕組みそのままを日本で構築するのは至難の業です。ドイツの医療は、現代医学に加え自然療法（土壌や海、気候など自然の要素を活用する治療）などが選べる統合医療で、クアオルトで行われる自然療法やリハビリは公的医療保険が適用されます。そのため、専門医や医療機関をはじめ多様な施設が必要になり、品質の高さはもちろん、建設や運営経費など多額の出費を伴います。ドイツと医療形態が異なる日本では、公的医療保険適用対象外なのが現状です。

しかし、日本は海や山、川、温泉などが隣接する世界有数のクアオルトの適地です。歴史や文化、農林漁業、商工サービス、人材といった地域資源も充実しています。そこで、ドイツを手本に日本の風土や文化、国民性に合わせた地域で取り組む健康づくり「日本型クアオルト」を推進しています。民間企業や学術機関、行政、医療・介護の分野、地域住民が連携。健康づくりを軸に地域資源を活用し、景観・環境の形成、観光や産業振興といった社会環境の整備など、総合的なまちづくりを行っています。日本クアオルト協議会（56〜57ページ参照）では「日本型クアオルト指標※」に基づいて質の高い滞在型の健康保養地を目指しています。

日本型クアオルト指標

「健康」「医療」「環境」「景観」「観光・産業」「計画・連携」の6領域、各10項目を領域ごとに集計してグラフで明示している。

Q

私の自治体には、温泉や里山がありません。クアオルト健康ウオーキングの導入は可能ですか?

A

ドイツのクアオルトは、国が認定した特別な地域（基本的には自治体）のことです。クアオルトでは、病気の治療、緩和、予防に効果がある〝自然の治療薬〟を活用しており、大きくは次の4つに分類されています。

①土壌…土に由来する温泉や泥、蒸気を活用
②海…海に由来する海水、海風、海の泥などを活用
③気候…太陽光線や清浄な空気などの気候を活用
④クナイプ式…セバスチャン・クナイプ神父が体系化した治療方法

「クアオルト健康ウオーキング」の基本となる気候性地形療法（28～31ページ参照）は、この4タイプのクアオルトすべてで実施されています。日本でクアハウスは温泉施設と同義に用いられがちですが、「クア」はドイツ語で「療養」の意味。クアオルトは健康療養地ですから、温泉や里山がない所でも、前掲の①～④のいずれかに該当すれば導入は可能です。日本では、秋田県三種町《みたねちょう》、石川県珠洲《すず》市、宮崎県延岡市、三重県志摩市が、「海」の特徴を生かしたコースを開設しています。また、岐阜県岐阜市、埼玉県所沢市、愛知県岡崎市が「都市型クアオルト」を目指すことに伴い、当社では都市公園を活用する調査研究を行っています。

Q

自治体のＳＤＧｓにクアオルト健康ウオーキングはどのように活用されているのですか？

A

SDGsはSustainable Development Goals（持続可能な開発目標）の略称です。2015年、国連において国際社会の共通の課題に対し、17の目標が採択されました。30年を期限として各国の政府、地方自治体、企業などが達成に向け積極的に取り組んでいるのがこれまでの提言との違いです。SDGsへの企業の取り組みでは、投資を呼び込み、収益や採用にまで影響を与えるケースも出てきています。

17の目標は、「①貧困をなくそう」から「⑰パートナーシップで目標を達成しよう」まで多岐にわたり、そのなかから各自が目標を選んで取り組みます。

SDGsは、地域創生でも重要な役割を担います。少子高齢化や人口減少、地方経済の低迷など、地方が抱える課題を解決し、持続可能な地域づくりを進めるために多くの自治体が着目しています。そのソリューションとなるのが、クアオルト健康ウオーキングです。例えば、「SDGs未来都市」にも選ばれた三重県志摩市では「⑪住み続けられるまちづくりを」などを目標に掲げ、市民の健康増進や主力産業である観光業を活性化させるために、18年、クアオルト健康ウオーキング専門コースを設置しました。自治体と旅行、交通、食品などの地元企業とが組んで、同ウオーキングを軸に新商品や新サービスの開発も進めています。

なぜ、クアオルト健康ウオーキングが自治体に必要なのか

世界保健機関（ＷＨＯ）は２０２０年3月11日現地時間に、公式に新型コロナウイルスＣＯＶＩＤ‐19についてパンデミック（世界的大流行）宣言をしました。かつて私たちが経験をしたことのない、新しい生活様式へ突入することになり、「行動変容」という堅苦しい言葉も、報道を通じて広がりました。

世界にも類を見ない超高齢社会が進む日本。政府は「日本再興戦略」戦略市場創造プランのテーマとして、国民の「健康寿命」の延伸を目指しています。第４次国民健康づくりの「健康日本21第二次」に基づき、各省庁は取り組みを加速させています。厚生労働省は、すべての健康保険組合に対し、レセプトなどのデータの分析、それに基づく加入者の健康保持増進のための事業計画「データヘルス計画」の作成・公表、事業実施、評価への取り組みを求め、生活習慣病対策や糖尿病などの重篤化を防止する「宿泊型新保健指導」の拡大に取り組んでいます。

健康は「運動×栄養×休養」のバランス、連携なくして成立しません。経済産

業省では「ヘルスケア産業の振興」「健康経営の推進」「ヘルスツーリズムの認証制度」を策定しました。栄養に関しては、農林水産省が「機能性食品の活用」を推進しています。さらに、林野庁においては「森林サービス産業の創出」、環境省では温泉地での「新・湯治」（温泉地での多様な健康プログラムの提供）の啓発・普及、そしてスポーツ庁は「ＦＵＮ＋ＷＡＬＫ、企業支援など」を推進して、健康寿命の延伸を後押ししています。

　増加する社会保障費に対しては、自治体が様々な取り組みを模索しています。１９４７年に50歳台だった平均寿命は、71年には男女とも70歳台に推移。２０１９年は女性87・45歳、男性81・41歳まで延びました。平均寿命が延びたことに伴い医療費は、19年度に43兆６０００億円、人口１人当たり34万５０００円で、75歳未満が22万６０００円、75歳以上の後期高齢者医療費が年間95万２０００円まで膨らんでいます（厚生労働省「令和元年度 医療費の動向」より）。平均寿命が延びることで医療費は今後も増え続けることが想定され、その一部を負担する自治体にとって財政を圧迫する大きな要因となっています。

　医療費とともに自治体の財政を左右しているのが介護予防費です。認知症の原因となる病気で最も多いのは、アルツハイマー病です。一説では発症の25年前から、アミロイドβが脳内に蓄積していくことが要因という話もあり、若い世代から意識する必要があります。その予防や改善に有効とされているのが、脳内の血流を増す有酸素運動で、気軽に始められるウオーキングはその代表格です。

増加する社会保障費に運動指導で先手を打つ

健康寿命を延伸するには、いつまでも自立できるような体力（筋力、持久力、調整力）の維持が不可欠です。ところが、日本は運動習慣のない国民が約7割を占める（厚生労働省平成30年国民健康・栄養調査）のが現状で、運動の推進が急務とされてきました。

このような背景の中、日本型クアオルトに取り組む自治体で実施していた、クアオルト健康ウオーキングが注目され始めたのです。「ドイツで公的医療保険が適用されるウオーキングとは？」「心筋梗塞、狭心症のリハビリ、高血圧、骨粗しょう症などの治療にも使われている気候性地形療法とは？」――膨らむ医療費に困窮する自治体からの問い合わせが増えています。

同ウオーキングの根幹には、医療面から運動を捉え、機能の回復と、健康と体力を回復・維持・向上させるために行う「運動処方」という考え方があります。

運動処方は医師の処方のもと、具体的な運動プログラムを作成する基準になるもので、安全性、有効性、持続性（娯楽性）を条件に、運動種目、運動強度、運動時間、運動時刻（時間帯）、運動頻度、運動期間を検討することが重要です。同ウオーキングは、個人の体力や状態に合わせ、安全にそして楽しく継続して行うもので、運動処方を基本としながら医師が関わらない運動指導です。事故が少ないよう配慮することに重きを置いた点が、自治体から選ばれる理由にもなっています。

運動によるリスクを軽減するポイントは心拍数という指標

私たちが自治体の担当者に、クアオルト健康ウオーキングの事業について説明するとき、「ウオーキングなら、これまでも取り組んでいます」という方もいます。そんなとき、「これまで一人ひとりの運動強度を調整したことがありますか」と聞くようにしています。同ウオーキングには「運動強度を調整する」という考え方があります。ドイツ式の「１６０－年齢」という心拍数で、運動強度55〜60％程度を目標に歩くのが特徴です。これは、無理のない（主観的にややきついと感じる）運動で、安全を考えたときには推奨されます。

また、無理のない運動でも、傾斜がある土の道を歩くことで、下肢筋のトレーニングや認知症対策が期待できます。このような運動処方に符号した運動を自治体が推進すれば、健康寿命延伸の可能性が広がります。

さらに、最近の超音波法の知見によると、脳内の血流は運動強度が60％のときに最大になり、それ以上では脳内が過呼吸となって、血流は低下するといわれています。心拍数を指針に行う運動は、脳内の血流も最大になるという効率的な面を併せ持つのです。

新型コロナウイルスの感染拡大でテレワークなど、新しい生活様式が問われています。外出自粛の悪影響で、運動不足や社会参加の機会が減少することが危惧されます。子どもから高齢者まで、肥満・筋力低下、メンタルヘルスの悪化、免疫力の低下などの健康課題が浮き彫りになりました。とりわけ高齢者では、フレイルの悪化に付随する認知症の発症などが懸念されています。健康二次被害がまん延しない、ソーシャルディスタンスを厳守できる運動として、クアオルト健康ウオーキングの仕組みが潮流となりつつあります。林野庁が20年6月に公表した『令和元年度　森林・林業白書』に、クアオルト健康ウオーキングと当社の取り組みが紹介されているのは、その証しです。

「免疫力」の維持が自治体の振興と交流人口の拡大のカギ

日本の医療保険制度※は、被用者保険、国民健康保険、75歳以上の人が加入する後期高齢者医療制度に大別されます。国民健康保険と後期高齢者医療制度の運営は主に自治体が行うため、自治体の健康づくりの対象はその被保険者に偏りがちです。この課題解決の一助となるのが、クアオルト健康ウオーキングの導入です。被用者保険と連携して専門コースを活用すれば、地域住民全体の健康づくりが可能になる上、企業の健康経営やマイクロツーリズムなどのツールとなり交流人口拡大にもつながります。団塊世代が後期高齢者に突入する22年は目前。国民皆保険制度の維持を踏まえた取り組みが迫られます。

新型コロナウイルスの感染拡大でクローズアップされた、免疫の維持には、「適度な運動」「バランスの取れた栄養」「十分な睡眠」が必要であり、同ウオーキングが掲げる健康の方程式、健康＝「運動×栄養×休養」と一致します。地方創生の観点からも、公共施策として推進することが、自治体のアドバンテージとなる可能性は大きいと言えます。それがＷｉｔｈコロナの時代に求められていることではないでしょうか。

日本の医療保険制度

企業などの被雇用者が加入する被用者保険（職域保険／健康保険組合・協会けんぽ・共済組合）、国民健康保険（地域保険）、後期高齢者医療制度（75歳以上の人が加入）のいずれかに加入する、国民皆保険制度。

クアオルト健康ウオーキング導入から始まる日本型クアオルト

自治体がクアオルト健康ウオーキングを導入するには、どんなプロセスを踏めばよいのでしょうか。現在、日本クアオルト協議会に加入する岐阜県岐阜市、三重県志摩市、兵庫県多可町《たかちょう》の先進事例を交えながら紹介します。

日本クアオルト研究所では、２０１６年から、自治体を対象に「太陽生命クアオルト健康ウオーキングアワード」を主催しています。これは健康寿命の延伸に向け、クアオルト健康ウオーキングを活用したまちづくりビジョンに対して表彰するもので、太陽生命保険の特別協賛をいただき、１自治体につき１０００万円相当の寄付の採納を実施しています。その内訳は、「クアの道（クアオルト健康ウオーキング専門コース）」２コース分の調査・設計から看板の設置、専門ガイド養成（同ウオーキング実践指導者４人）、コースガイドマップ作成、オープニングイベント開催などの補助です。岐阜市と志摩市は18年、多可町は16年に優秀賞を受賞。それをきっかけに日本型クアオルトを推進しています。優秀賞を受賞された自治体がどんなプロセスで事業を推進していったのかを見ていきましょう。

①先進地視察

②クアオルト研究会を設立して、勉強会を開催

この2つはいわば準備段階。まずクアオルト先進地の取り組みと実績を現地体験します。先行導入した自治体関係者との議論は、貴重な意見交換の場となります。続いて、日本型クアオルトへの理解を深めるため、クアオルト研究会などの名で有志組織を立ち上げ、専門家を招き勉強会を開きます。これには、15年に誕生した日本クアオルト研究機構※（会長　早稲田大学スポーツ科学学術院教授　坂本静男氏／顧問　健康・体力づくり事業財団　理事長　下光輝一氏）が協力。同機構は、日本型クアオルトを目指す自治体支援と、地域住民の健康増進の学術的支援に取り組む日本で唯一の団体であり、ほとんどの自治体が、同機構会員の専門家に協力を仰ぎます。

③健康づくりの将来像の確認

自治体が掲げる健康増進プランと整合性を取りながら、クアオルト健康ウォーキング施策の推進計画を作成。クアオルト推進の窓口となる担当部署を設置しま

日本クアオルト研究機構

ホームページ
https://kurort.jp/

す。担当部署の母体となるのは、企画政策課、健康増進課、商工観光課、農林振興課、スポーツ振興課、市民共働課、農林水産課などで、自治体により異なります。

④自治体での踏査と説明会

クアオルト健康ウオーキングのコースの候補となる既存のウオーキングコースなどを当社研究員が歩きます。説明会では多方面の関係者を招集して日本型クアオルトの施策内容および、官民一体で取り組む意図や必要性を啓発します。

⑤コース調査

クアオルト健康ウオーキング専門コース「クアの道」認定を目指し、総合案内板や方向指示板の設置場所の選定他、様々な専門的調査を実施します。クアの道の選定にはガイドラインがあり、それを順守することが条件です。

⑥安全対策のフィードバック

救急搬送車両がどこまで進入できるかなど、コースについての調査をまとめ、安全なウオーキングを実施するために必要な整備（トイレの位置やあずま屋）を自治体担当者にフィードバックします。

⑦クアの道　コース整備

調査内容を基に、ガイドラインに沿ってコースを整備していきます。規定に沿った総合案内板や方向指示板を制作して適地に設置します。

⑧クアオルト推進協議会の設立

協議会は、クアオルト事業の推進になくてはならない存在です。関係各課はもちろん、民間組織をどれだけ巻き込めるかで、事業の進行速度も変わってきます。縦割りになりがちな行政に横串を刺し、他課と連携する手法として、多くの自治体が協議会を活用しています。会の設置では、医師会など医療関係者をはじめ、協会けんぽや健康保険組合、大学、金融機関、商工会議所、観光事業者、企業など、できるだけ多分野のステークホルダーの参画が重要で、そのリーダーシップを取るのが首長です。後述しますが、山形県上山《かみのやま》市、岡山県新見市、岐阜県岐阜市、三重県志摩市、埼玉県所沢市などは医師会と連携。自治体と医師会との連携は、ドイツで医療保険が適用されるクアオルト健康ウオーキングの要です。

⑨クアの道の認定／専門ガイド養成／コースガイドマップの作成

コースをチェックします。ガイドラインの条件を満たしていることが確認されると、クアの道に認定されます。クアオルト健康ウオーキングで不可欠なのが、専門コースと専門ガイドの存在です。参加者の体力に合わせたリスク管理をして、事故がないよう楽しく安全に歩く同ウオーキングにとって、ガイド養成は特に重要なプロセス。ガイドには実践指導者（有償ガイド）、クアオルト・テラポイト（有償ガイド。クアオルト健康ウオーキングガイド最上位）があります（詳しくは161ページ参照）。いずれもAED（自動体外式除細動器）使用の救命講習は必須条件です。専門ガイドには保健師、看護師、健康運動指導士、臨床検査技師、整体師、ヨガインストラクター、ネイチャーガイド、インタープリターなどの有資格者も数多く在籍しています。地域を元気にしたいという強い想いを持つ彼らとの出会いは、クアオルト健康ウオーキングの醍醐味になっています。

⑩オープニングイベント

⑪健康ウオーキングの提供、プログラムの実証

専門コース、専門ガイドがそろったら、地域住民にウオーキングプログラムの提供を開始します。参加者がどのような効果を感じたかなどの声を集めます。「どんなデータを集め、どう活用するのか」「ウオーキングを含めた健康プログラムをどう開発するのか」も大切な要素です。医科学的調査をする場合、日本クアオルト研究機構の専門家が協力する体制の整備や、学術的支援を目的としたセミナーの開催をお手伝いします。

⑫健康寿命の延伸、認知症予防、特定保健指導、生活習慣病対策、交流人口の拡大

住民を対象に専門コースを活用して、生活習慣病やメンタルヘルスの改善、認知症や疾病予防といった、健康増進・健康寿命延伸の仕組みをつくります。これを利用して、観光客にはヘルスツーリズムのプログラムとして提供するなど、健康づくりを核に、交流人口を拡大する地域振興の取り組みへと発展させます。

クアオルト健康ウオーキング導入のフローチャート

1. 先進地視察
2. クアオルト研究会を設立して、勉強会を開催
3. 健康づくりの将来像の確認
上位計画を考慮した事業計画の作成
4. 自治体での踏査と説明会
5. コース調査
6. 安全対策のフィードバック
7. クアの道　コース整備
8. クアオルト推進協議会の設立
9. クアの道の認定／専門ガイド養成／
コースガイドマップの作成
10. オープニングイベント
11. 健康ウオーキングの提供、プログラムの実証
12. 健康寿命延伸、認知症予防、特定保健指導、
生活習慣病対策、交流人口拡大

岐阜市がクアオルト健康ウオーキングを導入した狙い

日本型クアオルトの導入で特に重要になるのが、前ページのフローチャート3、「健康づくりの将来像の確認と上位計画を考慮した事業計画の作成」です。日本型クアオルトは「健康、医療、環境、景観、観光・産業、計画・連携」の6領域で社会環境の質を上げることを目指します。それだけに、地域資源を生かし、自治体が掲げる健康プランと整合性を取った計画を練ることが大切です。

岐阜市の成功例をご紹介しましょう。岐阜市は、18年の太陽生命クアオルト健康ウオーキングアワードで優秀賞を受賞。都市型クアオルトとして、大河ドラマ「麒麟がくる」のロケ地、金華山とその麓の岐阜公園にコースを設定するなど、柴橋市長のリーダーシップの下、オール岐阜でプロジェクトに取り組んでいます。岐阜市が優秀賞を受賞した理由は、クアオルト健康ウオーキング導入の目的が明確で合理的だったこと、まちづくりのコンセプトが斬新かつ魅力的であったことです。同市のプレゼン資料を基に概要を見ていきましょう。

左ページの上A図は、従来の岐阜市の健康施策の骨子で、下B図は導入後のイメージです。導入前における同市は、「健康寿命の延伸、早死の減少、生活の質

岐阜市の健康寿命延伸へ向けた総合的な健康政策

――健康日本21(第二次)も踏まえた健康行政

A 導入前(実績)

◆**ぎふ市民健康基本計画(H13〜)による**
長期的・総合的・計画的な施策展開

基本目標 健康寿命の延伸、早死の減少、生活の質の向上

基本方針 生活習慣病予防、生活習慣の改善

➡身体活動・運動、栄養・食生活、休養・こころの健康など総合的な取り組み

- 大学との連携…市立岐阜薬科大学(筋トレ)、岐阜市立女子短期大学(食育、栄養)、筑波大学(「歩く」健康なまちづくり)、岐阜大学(フレイル予防、認知症対策)など

◆**健康寿命の延伸、医療費抑制、市民意識向上などの成果**

これまでの政策、健康づくり活動を土台として、
クアオルト健康ウオーキングを導入することで

B 導入後(イメージ)

◆**新たな切り口の政策として、市民のさらなる健康増進を図りたい!**

クアオルト健康ウオーキングの特徴

- 個人個人の体力や身体の状態に合わせた安全かつ効果的な運動方法
- メンタルヘルス向上も期待できる
- 食生活・栄養改善面の助言を含めたトータルなプログラムとして実施可能

◆**特に以下の市民層へのアプローチ強化を図りたい!**

- 健康づくりの方法が分からない市民
- 壮年期(おおむね40〜60歳代)の市民
- 職域(健康経営)

の向上」を基本目標に掲げ、大学と連携する他、保健師地区担当制の構築、ウオーキング自主グループ活動などの施策を実行し、住民自らが地域の健康課題を考え、解決する素地を醸成してきました。こうした土台をつくった上で、さらなる健康増進を図るツールとして着目したのがクアオルト健康ウオーキングだったのです。その注目点として、①個人個人の体力や身体の状態に合わせた安全かつ効果的な運動方法、②メンタルヘルス向上も期待できる、③食生活・栄養改善面の助言を含めたトータルなプログラムとして実施可能であることを挙げています。一人ひとりの属性に合ったプログラムを提供できるクアオルト健康ウオーキングの特性をよく理解した上でのプランと言えそうです。

同ウオーキング導入によるクアの道の整備によって、同市がどんなまちづくりを目指しているかも見てみましょう（左ページ上図＝導入前、下図＝導入後）。岐阜市は従来より、「歩く」健康なまちづくりを目指し、２つのウエルネスエリア（長良川周辺・中心市街地）を拠点としてウオーキング利便施設の整備を進めてきました（上図）。そんな岐阜市が次に目指すのは、「新たな視点での歩行空間整備」（下図）です。「新たな歩き方」の舞台となる岐阜のまちが、一体どんな進化を見せてくれるのか、とても楽しみです。

岐阜市の「歩く」健康なまちづくり

◆「総合交通政策（「歩きたくなる、歩き続けてしまう」歩行空間整備、「歩いて出かけられる」公共交通施策）と健康啓発を一体的に行うことにより、健康づくりに無関心な人も含むすべての市民の身体活動量の底上げを図ってきた。

◆2つのウエルネスエリア（長良川周辺・中心市街地）を定め、国の総合特区制度も活用してウオーキング利便施設・健康づくり拠点を整備。（H24〜28年度）

長良川ウエルネスエリア
豊かな自然（長良川、金華山等）を生かした
「しっかり歩き」を促進

柳ケ瀬ウエルネスエリア
中心市街地への（買い物等）外出に伴う
「ついで歩き」を促進

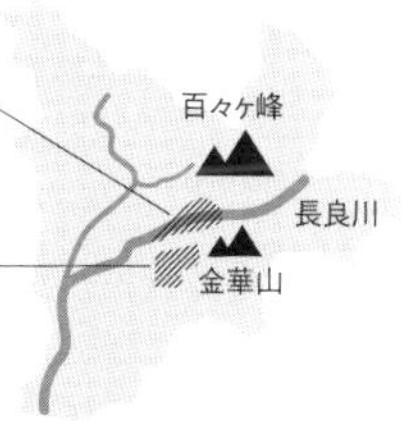

クアオルト健康ウオーキングを導入
（クアの道を整備）することで

◆これまでのウエルネスエリアに連なるエリアの新たな視点での歩行空間整備を進めたい！

◆幅広くウオーキング実践者を生み出すこと（健康づくり無関心層を含む市民の日常生活における身体活動量の底上げ）を狙う現行の施策に加え、個人個人の運動強度を調整しながら実践可能な「新たな歩き方」を提案する施策を導入したい！

➡安全性・運動効果を追求するさらなる歩行空間整備・政策の充実

都市型クアオルトを核にした健康・観光都市を目指す

岐阜市　柴橋正直市長に聞く

――クアオルト健康ウオーキングに取り組む自治体のなかで、人口40万人を超える中枢中核都市は初めてとなります。なぜクアオルトに着目したのですか。

クアオルト健康ウオーキングは、自然のなかでの運動というだけでなく、歴史や文化、食、温泉など、様々な要素と組み合わせ、そのエリアならではのプログラムをつくれるところが魅力でした。市内には岐阜城をはじめ、本物の歴史に触れられる史跡が多く残っています。ただ、これらにつながりがありませんでした。市民や旅行者に、点在する観光スポットをどう周遊してもらうか考えたとき、健康や観光をテーマにするクアオルト健康ウオーキングはその軸になると考えました。

一方で、人生１００年時代に向けて、いかに健康寿命をのばすかも自治体の大きな課題でした。岐阜市では、健康立市としてスマートウエルネスに長年、取り組んできました。それを先に進める施策として「クアオルト都市構想」を選挙公

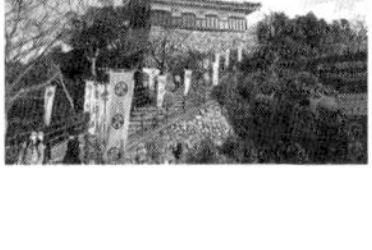

クアオルト健康ウオーキング認定コース

「金華山・長良川・岐阜公園コース」「百《ど》々《ど》ヶ《が》峰《みね》・ながら川ふれあいの森コース」を2019年10月にオープン（198～199ページ参照）。

約にも掲げ、「市民の健康づくり」と「観光振興」の両方を実現するプログラムとして、クアオルト健康ウオーキングの活用を推進してきたのです。

クアオルト健康ウオーキングによって、今ある岐阜市の歴史資産を巡りながら健康になれるというイメージができれば、市外・県外の方が訪れる動機になります。観光で来た方に健康になって帰ってもらい、リピーターになってもらう。交流人口の増加も期待できます。

ウオーキングが市民の交流を生む

――クアオルト健康ウオーキングの認知度は、まだ全国的には高くはありません。導入に当たっては苦労したのではないですか。

岐阜市では、以前から歩くまちづくりに取り組み、エリアごとに「まちなか歩き」のマップを作成したり、「長良川ツーデーウオーク」など様々なウオーキングイベントを開催したりしてきました。また、市内2カ所にある健康ステーションをウオーキングの拠点に据えるなど、市民に受け入れてもらえる素地がありました。そうしたなかで、岐阜市のまちづくりのビジョンが、「太陽生命クアオルト健康ウオーキングアワード２０１８」で評価されて優秀賞を受賞しました。そ

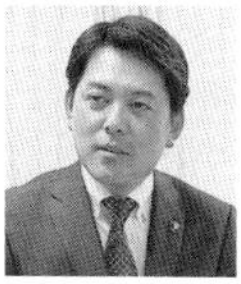

柴橋正直（しばはし・まさなお）●岐阜市長。1979年、京都市生まれ。大阪大学文学部卒業後、UFJ銀行（現・三菱UFJ銀行）に入行。2009年に衆議院議員に当選。18年2月に岐阜市長に当選。就任後は、当初から「本物志向の観光まちづくり」を進める。

の特典として、認定コースの開発、ガイド養成研修、コースガイドマップの作成などの支援を受けられることになり、導入の追い風になりました。今回、岐阜市のシンボルである金華山（標高３２９ｍ）と、長良川を挟んで対峙する岐阜市最高峰の百々《どど》ケ《が》峰《みね》（標高４１８ｍ）の山麓に２つの専門コースをつくりました。

市長に就任する前からよく金華山に登っていました。すると、顔なじみもできて、自然に声を掛け合うようになります。クアオルト健康ウオーキングが定着するにつれ、岐阜市にそういった交流がたくさん生まれることを期待しています。

協議会を中心に民間主導で普及を目指す

――クアオルト健康ウオーキングのコースは２０１９年10月にオープンしたばかりですが、これからどう市民や観光客に認知させていきますか。

19年10月にコースを整備してから、まずはインフルエンサーを育てていこうと、各方面にお声掛けしてオープン３カ月で２００人ほどの皆さんにウオーキングを体験してもらいました。クアオルト健康ウオーキングの良さを知って、これならできるということを実感してもらうことができました。これからは、一般の多くの人に参加してもらえるようなウオーキングの講座を行っていきますので、徐々

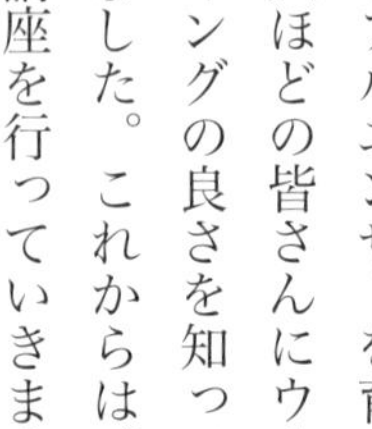

『広報ぎふ』でプロモーション

市で発行する『広報ぎふ』やホームページで、積極的にクアオルト健康ウオーキングへの理解や参加を促す。

に体験者を増やしていき、併せてガイドとなる実践指導者も育成していきます。
　普及のために「岐阜市クアオルト推進協議会※」を立ち上げ、協会けんぽや医師会、企業、観光業界などの皆さんに参加してもらいました。温泉旅館組合にも協議会に入ってもらっていますが、旅館のプランとして、朝お客さんと一緒にコースを歩くなど、クアオルトを産業や事業に活用することをどんどんやってもらいたい。我々もいろいろな健康講座などを開いて、参加を促していきます。

スマートシティ構想とも連携

――岐阜市のクアオルト健康ウオーキングの取り組みは、スマートシティの推進とも連携しています。

　私は常々、様々な要素を複合し、掛け合わせてイノベーションを起こしたいと考えています。そうしたなかで、19年11月に企業や大学などによる「スマートシティぎふ推進コンソーシアム」を立ち上げました。交通と健康を軸に、ＩＣＴ（情報通信技術）などの新技術を活用しつつ、観光やオールドニュータウンなどの課題解決を含めて最適化を図り、「健幸都市ぎふ～出かけて健康になるまち～」の実現を目指しています。

岐阜市クアオルト推進協議会

推進協議会委員の所属団体も多方面に及ぶ。岐阜市の他、岐阜市医師会、岐阜市民病院、岐阜長良川温泉旅館協同組合、岐阜観光コンベンション協会、岐阜県ウオーキング協会、十六銀行、全国健康保険協会岐阜支部（協会けんぽ）、日本旅行業協会 中部支部、岐阜商工会議所、岐阜女子大学、日本クアオルト研究所が参加している。

そして、公共交通の自動運転の実証実験を19年からスタートさせました。岐阜のまちで暮らす人や、観光で訪れた人に、将来的にこうした自動運転の公共交通も利用してもらい、クアオルト健康ウオーキングのコースのある岐阜公園、金華山にもＪＲ岐阜駅からアクセスするといったことも考えられます。

今まで点だった観光スポットが、クアオルト健康ウオーキングによってつながり、健康と観光とを掛け合わせた新しい価値を提案できる。それをさらにスマートシティ構想に掛け合わせながら、スムーズにアクセスできる環境をつくっていこうと思っています。岐阜市にはインフラが整備されていることを、しっかりとアピールしていきたい。インフラがありながら自然もある、というのが岐阜の財産だと思うので、この強みを生かしたいですね。

――岐阜市の場合は、山村型ではない「都市型クアオルト」を標榜しています。これからどう展開していきますか。

リニア中央新幹線が名古屋まで開通すると、東京から岐阜市までは、約1時間でアクセスできるようになり、アクセシビリティで優位性を持てます。また、岐阜市という都市のなかでもクアオルトの多面性を見せることができると考えています。岐阜市では、中心市街地である柳ケ瀬の真ん中に35階建ての再開発ビル「柳ケ瀬グラッスル35」の建設を、22年度の竣工を目指して進めています。3階と4階が岐阜市の公共フロアとなり、3階には健康という切り口で、フィットネスや健康相談ができるエリアが作られ、中市民健康センターも入ります。

この再開発ビルの南側には、金《こがね》公園という本市のセントラルパークの役割を担う公園があります。再開発ビルの竣工に合わせて、公園も改修しようと思っています。この公園も活用してウオーキングできれば、岐阜駅から歩いて15分くらいの中心街でクアオルト健康ウオーキングを普及できることになります。金公園に芝生を敷き詰めて落ち着いた空間とし、人が集まる公園に再整備することで、再開発ビル3階の健康・運動施設と共に、「まちなか歩き」のウオーキング、あるいはクアオルト健康ウオーキングのコースへ向かう拠点とし、百々ヶ峰や金華山の歴史や自然を堪能できる従来型のウオーキングと、中心市街地の都市型のウオーキングの両方を体験してもらえるようにしたいと考えています。

クアオルトはドイツ語で「健康保養地」という意味です。1泊2日でなく、2泊3日、3泊4日と滞在して、市内の様々なウオーキングコースを体験してもらいたい。当然、クアオルトの人気が高まれば、今あるコースだけでは足りなくなるので、多様な都市型のコースや自然のコースを増やしたいと思っています。

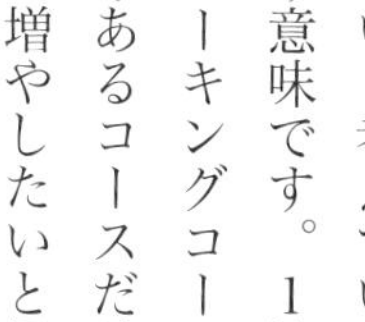

高島屋南地区再開発ビル（2022年度竣工予定）

岐阜市では市街地再開発事業を推進。高島屋南地区の再開発ビル（柳ケ瀬グラッスル35）や近くの金公園を、「クアオルトの拠点として活用したい」と構想を語る柴橋市長。

出典：104～109ページの記事は日経BP「新・公民連携最前線」より転載。

岐阜市のスマートシティ構想と日本型クアオルト

岐阜市でもＩＣＴ（情報通信技術）に代表される新技術を活用した、都市課題のマネジメントなどを目指す「スマートシティ」構想への取り組みが始動しました。この取り組みのなかで、クアオルト健康ウオーキングが重要な役割を担うと考えられています。左ページの図は、同市が国土交通省スマートシティモデル事業に応募したとき、作成した概念図です。これから先の都市政策も現行の「総合交通政策と健康政策の一体となった展開」を軸として踏襲し、「クアオルト健康ウオーキング環境整備」などにより政策を深化、進展させようとする意気込みが感じられます。

クアオルト健康ウオーキングは、ＩＣＴと相性の良いコンテンツだと言えます。同ウオーキングは、血圧、心拍数、体表面温度などを計測・記録し、運動量や強度、爽快感などを最適化しながら歩く方法が学べる運動プログラムです。将来的に自動計測や提案機能を持つウエアラブルデバイスなどによる健康管理が充実していけば、このウオーキングのような科学的な根拠に基づいた安全かつ運動効果が期待できる運動の実践やその可能性が広がっていくことが予想されます。また、この構想で見逃せないのが、「スマートシティぎふ推進コンソーシアム」の存在です。これは官民が連携しながら事業を進化・加速させるためにつくられた組織で、２０１９年の設立時には岐阜市、名古屋大学、岐阜大学、ソフトバンク、トヨタオートモールクリエイト、モネテクノロジーズ、岐阜乗合自動車、日本クアオルト研究所が名を連ねています。21年時点、同市のスマートシティ構想は、同コンソーシアムで実行計画の策定を協議している段階。クアオルト健康ウオーキングが、次代の都市づくりにどのように貢献できるか、ご期待ください。

「スマートシティぎふ」構想概念図

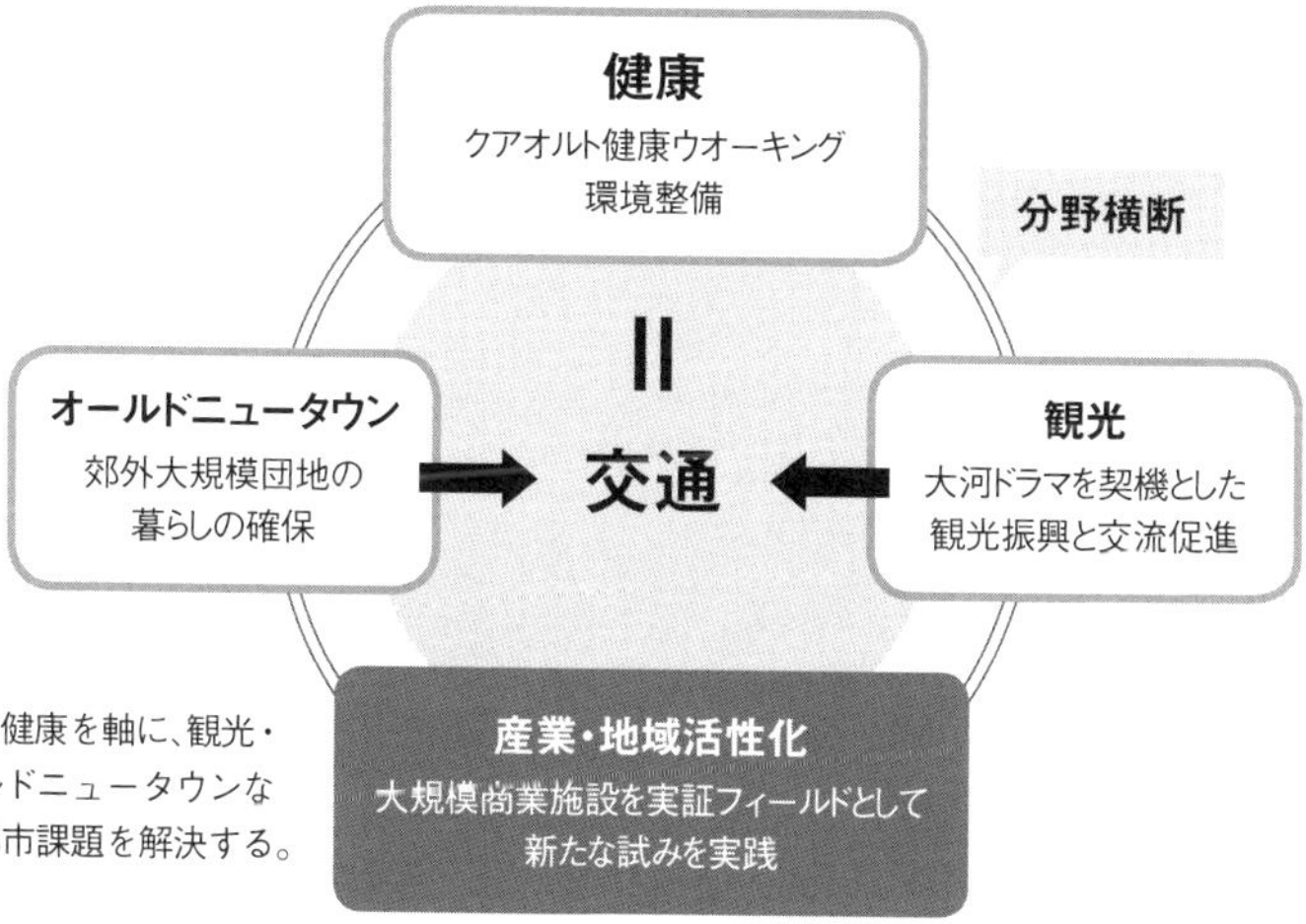

交通と健康を軸に、観光・オールドニュータウンなどの都市課題を解決する。

クアオルト健康ウオーキング導入の要「クアオルト推進協議会」

日本型クアオルトの導入プロセスについては、前項（94〜99ページ参照）で説明させていただきました。そのなかにあって、クアオルト事業のスピード感を左右する重要なファクター「クアオルト推進協議会」の設立について、岐阜市クアオルト推進協議会を例に挙げ、より詳細にご説明します。

２０１８年、太陽生命クアオルト健康ウオーキングアワードで優秀賞を獲得した岐阜市は、翌19年度にはクアオルト事業を始動すると同時に、「岐阜市クアオルト推進協議会」を発足しました。協議会委員には、医師会などの医療関係者を筆頭に、協会けんぽや大学、金融機関、商工会議所、観光事業者、企業など、多方面からの顕要なステークホルダーが名を連ねました。各自がそれぞれの知見を生かし、専門的な視点で課題を整理し解決策を提案することで、スムーズな事業展開を可能にしています。メンバーからの事業への提案が、机上の空論に終わらず、段階的に遂行されているという好例です。その一部を列記します。

事例・岐阜市クアオルト推進協議会委員からの事業提案（20年度2月現在）

●湊口会長（岐阜市民病院心不全センター長）　クアオルト健康ウオーキングの降圧効果を検証し、英文で発表。国際的にクアオルト健康ウオーキングの効用を認識してもらうなど（76～79ページ参照）。

●広瀬委員（一般社団法人岐阜市医師会会長）　定期健診、特定・すこやか健診などの検査データ、医療機関での定期受診時の検査値を利用するなど、既存データを活用してクアオルト健康ウオーキングの評価を行う。これらの具現化のために、医師会内にワーキングチームを編成するなど。

●皆川委員（一般社団法人岐阜市医師会　内科医会）　岐阜心臓リハビリテーションネットワーク（79ページ参照）で、医師を含めたメンバーなどが対象の研修会・体験会を開催し、クアオルト健康ウオーキングについて理解を深める。運動療法の一手段として、クアオルト健康ウオーキングの実践を推奨するパンフレットの作成に協力。それを医療機関に設置・配布し、患者に参加を促すなど。

●名知委員（全国健康保険協会岐阜支部支部長）　「健康経営推進事業所」として認定している健康経営に取り組む企業に、健康づくりのためのメニューの一つとして紹介していくなど。

●國島委員（十六銀行公務営業部長）健康経営に取り組む企業として、健康経営への意識を高めるきっかけとするとともに、市の健康づくり支援事業の理解につなげる。十六銀行の取引先企業に岐阜市の取り組みを紹介するなど。

●森委員（岐阜商工会議所専務理事）岐阜商工会議所会員向けにクアオルト健康ウオーキングの広報を行うとともに、同所が実施する各種共済・損保事業の委託会社である生命保険会社・損害保険会社などと共催し、健康経営のセミナーや講習会開催など、健康経営優良法人の認定に向けた支援を行うなど。

●小川副会長（公益財団法人岐阜観光コンベンション協会専務理事）「都市型クアオルト・ぎふ」のシティプロモーションに協力。クアオルト健康ウオーキングを組み込んだ散策、滞在プランの検討要素の抽出、情報発信など。

●伊藤委員（岐阜長良川温泉旅館協同組合理事長）温泉、食、歴史文化、自然、景観、娯楽などを含め、岐阜市地域資源とクアオルト健康ウオーキングを組み合わせた散策・滞在コースの開発、情報発信を市と共に取り組むなど。

●矢野委員（日本旅行業協会中部支部岐阜地区委員会　日本旅行岐阜支店長）岐阜市を中心に県内、愛知、三重のＪＡＴＡ旅行会社カウンターで、クアオルト健康ウオーキング定期講座のチラシを配布。同ウオーキングを目的とした各種ツアーの設定や団体プランの作成など。

●**吉水委員（岐阜女子大学文化創造学部文化創造学科教授）**　外国人観光客向けに、岐阜市は見るだけの観光地ではなく、クアオルトなど体験型観光地であることを理解してもらうための、英語チラシやポスター作製への協力。女子大学生の視点を生かした岐阜市クアオルトの形成など。

●**河瀬委員（岐阜県ウオーキング協会会長）**　クアオルト健康ウオーキング定期講座の開催情報を、ウオーキング愛好家に周知し、参加を促すなど。

このように、岐阜市クアオルト推進協議会は、産学官医の見事な連携により、住民の健康づくりに寄与し、観光や交流人口の拡大につなげるという目標を掲げて活発な活動を続けています。特に、医療関係者との見事なタッグは見逃せません。同協議会の活動による医師の勧めでクアオルト健康ウオーキングを体験したという参加者が増えているそうです。結果に直結する事業展開は、首長である柴橋市長の采配と健康増進課のご尽力の賜物であることはいうまでもありません。

▶Interview

志摩市観光課に聞く

日本型クアオルト＆ＭａａＳで実現する ＳＤＧｓ未来都市

ＳＤＧｓ※（持続可能な開発目標）がテーマとなった２０１６年開催の伊勢志摩サミット。開催地となったのが、三重県志摩市です。志摩市は18年にはＳＤＧｓ達成に向けた取り組みを進めていく「ＳＤＧｓ未来都市」にも国から選ばれています。その志摩市が持続可能なまちづくりを進めるエンジンの一つとして期待しているのが、クアオルト健康ウオーキングです。同市は、恵まれた自然環境や食材などの地域資源を活用し、質の高い健康保養地（日本型クアオルト）を目指しています。健康、運動、休養という3つの言葉をキーワードに、住民の健康増進と観光誘致を図る一方、その移動手段にＭａａＳ※を駆使するなど、様々な施策にクアオルト健康ウオーキングを取り入れたことで注目が集まっています。

志摩市らしい海を感じるクアオルト健康ウオーキングの専門コースを整備

――志摩市では19年に「横山天空コース」と「ともやま公園コース」の2つの専門コースがオープンしました。導入のきっかけは何だったのですか？

SDGs（持続可能な開発目標）

エス・ディー・ジーズ。Sustainable Development Goals（持続可能な開発目標）の略。2015年9月に国連で採択された「持続可能な開発のための2030アジェンダ」に記載されている、持続可能な社会をつくるための取り組みの目標。SDGsには17の目標がある。

17年に新潟県妙高《みょうこう》市で開催された国立公園関係都市協議会定期総会に出席したとき、紹介された同市の日本型クアオルトへの取り組みに感銘を受けたのがきっかけでした。志摩市は市全体が伊勢志摩国立公園に指定され、起伏に富んだ地形や豊かな自然、美しい風景に恵まれ、クアオルト健康ウオーキングに取り組むには最高の立地です。温浴施設や真珠の養殖、海女小屋などの観光資源や、伊勢海老やアワビなどの食材も豊富で、ウオーキングと組み合わせた取り組みに可能性を感じました。その後、既に導入していた自治体や企業と情報共有しながら、志摩市ならではの「日本型クアオルト」を検討していきました。

——完成したコースにはどんな特徴がありますか？

「横山天空コース」は、64の島々が点在する英虞《あご》湾の絶景を一望でき、景色を満喫しながらリラックスして歩けます。コースの途中に横山天空カフェテラスがあってそこでコーヒーを飲んだり、鰹バーガーなどの地域の食材を使った食事も楽しんだりできます。もう一つの「ともやま公園コース」もサンセットの景観で有名な写真スポットで、海の国立公園の志摩市らしく、潮風を感じながら歩くことができます。

志摩クアオルト健康ウオーキング

2020年度から一般社団法人志摩スポーツコミッションに事務局を委託して、一般向けに「毎月ウオーク」を実施。参加料は無料。その他、健康経営に取り組む法人対象プログラムも行っている。

SDGs未来都市づくりにクアオルトを活用

――18年の「太陽生命クアオルト健康ウオーキングアワード」の受賞では、SDGsへの取り組みにクアオルトを活用した施策が評価されました。

志摩市は、「日本の豊かな自然と伝統文化の原風景が残る地域」として評価され、16年の伊勢志摩サミット開催地になりました。会議ではSDGsが議題に上がり、志摩市でも歴史や文化、環境を生かした「SDGs未来都市」に向け、舵を切りました。SDGsの17の目標に関わる成果指標などを活用して、豊かな自然環境を保全し、同市の基幹産業である観光業と御食国《みけつくに》として歴史のある食材を生み出す農林水産業などと連携しながら、持続可能なまちづくりを進めています。そのエンジンの一つになるのが、クアオルト健康ウオーキングです。導入のきっかけは、地域資源を活用した住民の健康増進と誘客ですが、市内の農林水産・観光事業者と連携しながら、観光で志摩市らしい、魅力あふれる「日本型クアオルト」を実現したいと思っています。

――SDGsの17の目標を見ると、「❸すべての人に健康と福祉を」「❽働きがいも経済成長も」「❾産業と技術革新の基盤をつくろう」「⓫住み続けられるまちづ

くりを」「⑭海の豊かさを守ろう」「⑰パートナーシップで目標を達成しよう」など、市の進めるSDGsとクアオルトは親和性が高いですね。

今、多くの企業でＳＤＧｓに取り組んでいますので、連携して産業育成の他、健康増進や健康経営などを実現させたいと思っています。例えば、健康経営に取り組んでいる百五銀行とは、同市と連携協定を結び、行員の方の健康のために、クアオルト健康ウオーキングを実施しています。

――百五銀行は経済産業省が認証する「ホワイト500※」を3年連続で取得している県内企業ですね。

従業員の満足度を上げ、若い人の採用につながることもあって、企業の健康経営への関心は高まっています。ホワイト５００は健康経営に積極的な企業を計る一つの物差しになっており、クアオルト健康ウオーキングへの取り組みは、認証のためのポイントにもなります。市では、大企業向けのホワイト５００の他、中小企業向けのブライト５００の企業の認証取得を推進しながら、健康経営やワーケーション、従業員の福利厚生に取り組む企業に、志摩市でのクアオルト健康ウオーキングの活用を働きかけていきたいと思っています。

――これは保険料や医療費の削減にも役立ちますね。

ホワイト500

地域の健康課題に即した取り組みや日本健康会議が進める健康増進への取り組みを基に、特に優良な健康経営を実践する大企業や中小企業などの法人を顕彰する制度の「大規模法人部門」がホワイト500。「中小規模法人部門」にはブライト500がある。

保険財政は国も自治体も厳しい。医療費も含め、削減していく必要があります。そのためには、まずは病気になる前に予防対策をやっていくことが大切です。クアオルト健康ウオーキングはその解決策にもなります。今、志摩市ではアオサやヒジキなど、体に優しい地元の食材を使った健康食材弁当を作っていて、企業や旅行客にも売り込んでいく予定です。伊勢志摩国立公園の自然の豊かなコースを歩いてもらい、地域のおいしい食材を味わってリフレッシュしてもらえば、病気の予防や健康増進にも役立つはずです。

ＭａａＳも導入、日本型クアオルトを観光に生かす

――19年に近鉄グループと連携協定を結んで推進している「志摩ＭａａＳ」でも、クアオルト健康ウオーキングのコースが目的地になっていますね。

志摩には英虞湾を望む横山展望台や外国人にも人気のある海女小屋、あるいは大王埼灯台など、観光スポットが点在しており、駅からの移動手段が必要でした。20年1月から3月にかけて、志摩ＭａａＳアプリ「ぶらりすと」を使った実証実験※を行いました。アプリに目的地を入れると移動手段が検索できて、予約をして決済までできる仕組みです。例えば、「横山天空コース」には、オンデマンド

MaaS

マース：Mobility as a Service。IoTを活用して、自動車やバス、電車、飛行機、自転車などの交通手段を組み合わせた統合型の移動サービス。アプリなどにより、検索や予約、決済などを可能とし、利用者に効率的な移動の選択肢を提供する。さらに他産業にも結び付け付加価値の創出を狙う。

バスやオンデマンドタクシーに乗車して接続できるようにしました。4日間有効の「伊勢・鳥羽・志摩デジタルフリーパス」は、近鉄の乗車券や各種施設の入場割引券がセットになって大人６０００円で提供され、好評でした。志摩ＭａａＳの第2弾の実証実験は同年3月で終了しましたが、今後、伊勢志摩エリアに拡大され、かつデジタルフリーパスが使えるようになれば、クアオルト健康ウオーキングを楽しむ旅行者獲得にも追い風になると思います。

――今後のクアオルトの普及に向け市ではどんなことに取り組んでいますか？

クアオルト健康ウオーキングは、一緒に歩くことで親交が深まり、参加者の一体感も生まれます。企業のチームビルディングや取引先企業との交流にも使えます。20年の秋から三重県が県内の自治体と連携し、ワーケーションも推進しています。志摩市でも伊勢志摩リゾートマネジメントと連携して、複合リゾート施設のネムリゾートでクアオルト健康ウオーキングを活用したモニターツアーが行われるなど、新しい試みがスタートしました。健康増進と誘客につなげていきたいと思います。

「ぶらりすと」を使った志摩MaaS第2弾実証実験について

●**期間**：2020年1月9日～3月31日　●**実験内容**：観光地型MaaSアプリ「ぶらりすと」を使って、オンデマンドのバス、タクシーなど二次交通サービスの検索・予約・決済機能の提供、「伊勢・鳥羽・志摩デジタルフリーパス」や着地型旅行商品を発売。これによって、アプリケーションなど、システムに関する技術的検証や運用上の課題、利用者のニーズを抽出する。

Column

クアオルトと観光・ツーリズムとの融合から生まれる持続可能な地域社会の実現

岐阜県観光国際戦略アドバイザー　古田菜穂子

滞在型リトリート観光地としてのクアオルト

海外には、その地域ならではの地勢を活用した滞在型のリトリート※施設が多数あり、食や健康志向といった各種体験プログラムなどが充実しています。もちろん、長期休暇の取得が容易であるなど、根本的な旅のスタイルが現代の日本人とは違うため、日本でいきなり海外のようなリトリート施設を観光地として成り立たせるのは難しいかもしれませんが、将来きっとそのような場所が必要とされるときが来ると考えていました。

6年ほど前、国内外にある様々なリトリート施設や、予防医学としての保険適用の可否を含めたシステムの在り方などを調べるなかで出合ったのが、ドイツの「クアオルト」と、それを日本で先駆的に実践する山形県上山《かみのやま》市の取り組みでした。

新型コロナウイルス感染症などの影響で、人々の暮らしや働き方が、大きく変わっていくと予想されます。健康意識への高まり、人と人との絆や余暇の過ごし方などが見直されていくなか、今後は、「心と体に寄り添う健康志向の旅スタイル」という観光コンテンツの必要性が高まると考えています。

私が「クアオルト」に魅力と可能性を感じたのは、医学的背景があり、予防医学の考え方に基づいた生活の質（Quality of life）を高めるメソッドがシステム化されていたからです。

現在、日本でクアオルトを取り入れている地域の多くは、主に住民の健康づくりを目的にしていますが、例えば地域住民のウオーキング時に観光客との交流の機会を創出したり、観光施設で、衣食住にまつわるクアオルト体験をつくり出せれば、地域貢献型の観光が醸成できるはずです。

さらには、「地域ならではの魅力」を徹底的に考え、地域資源を掘り起こし、磨き上げ、歴史や文化、風習や伝統を再発見し、未来へとバトンをつなげることは、極めてサステナブル（持続可能）な行為、つまりはSDGsの実践にも結び付きます。

日本型クアオルトとSDGs、そしてツーリズムの親和性

その好例として、「SDGs未来都市」に選定されている三重県志摩市では、市民の健康寿命延伸を考えながら、交流人口拡大に力点を置いたクアオルト事業を推進しています。

私も実際に訪れてみて強く感じたのは、その土地が持っている独特の空気感、そして力。「御食国《みけつくに》」といわれる豊かな食の宝庫であり、日本神話の物語性があふれる伊勢志摩は、クアオルトとツーリズムとの親和性においても、非常にポテンシャルが高い場所だといえます。

日本型クアオルトを観光・ツーリズムの観点から考えると、その土地ならではの魅力に触れることが心の豊かさにつながり、同時に健康にもなれる。そして、自分の生き方を見直す機会（リボーン）にもつながります。それらを実感してもらうには、ある程度の長期滞在（ロングステイ）が必要です。それは日本人の旅スタイル、つまりは働き方の変革にも結びつき、さらには「量より質」を求めるインバウンド需要にもマッチングしていきます。

私が「観光」を通じて実現したいのは、地域の魅力を耕し、発信することで多様な人々の交流が生まれ、大なり小なりの経済循環を伴う新たな産業の創出や、働きがいを伴う持続可能な地域社会です。それはすなわち、クアオルトが私たちにもたらしてくれるものと同じです。

今後もクアオルトの考えとともに地域の価値ある観光振興をさらに進めていきたいと願っています。

※リトリート
米国や欧州を中心に人気が出ている時間の過ごし方。日常生活から離れる時間を持つことで、心身をリセットするのが目的。

古田菜穂子
ふるた・なほこ●岐阜市出身。観光視点による地域振興プロデューサー。日本クアオルト研究所観光インバウンド領域統括ディレクター、兵庫県立大学大学院特任教授、Forbes JAPAN Official Columnistなども務める。

▶Interview

多可町　吉田一四町長に聞く
「敬老の日」発祥の地で取り組む
不老長寿の道ウオーキング

敬老の日や酒米で有名な山田錦の発祥の町として知られる兵庫県多可町《たかちょう》。大阪、神戸といった都市部から車で1時間半ほどの県中央部に位置し、豊かな森林資源や西日本最大級の規模を誇るラベンダー園などの地域資源に恵まれる中山間地域です。それら資源を掛け合わせて地域振興を図るために、町を挙げてクアオルト健康ウオーキングを推進。町長の吉田一四氏は、林野庁など国の進める森林環境譲与税を財源とする事業や、新たな森林サービス産業の創出に向け、この日本型クアオルトの取り組みを加速させています。

中山間地域の健康保養地事業として日本型クアオルトに取り組む

――多可町にクアオルト健康ウオーキングのコースが整備※されて2020年秋で4年目。利用者も増え、官民が連携し、町を挙げて取り組んできた日本型クアオルトの好例です。導入のきっかけや好調の理由は何だったのですか？

16年に多可町政策アドバイザーから多可町の自然を活用した事業の提案があり、

「不老長寿の道」多可の森健康ウオーキング

多可町は17のウオーキングコースがあり、クアオルト健康ウオーキングの専門コースは2カ所。写真はその一つ、「なか・やちよの森ヴァルトコース」。豊かな森林の中、水場も多く、木のベッドなどの設備も充実する。

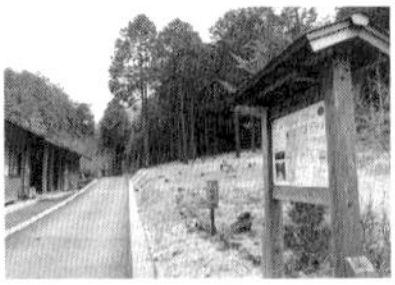

健康保養地事業について検討するなかでクアオルトの存在を知りました。多可町でも高齢化や人口減少といった地域の課題を抱えています。ウオーキングによって町民の健康増進を図るとともに、健康保養地を目指すことで交流人口を増やすことができればと思い、商工観光課などを中心に事業化を進めていきました。そして18年には、当時、多可町地域おこし協力隊として参加していた、クアオルト健康ウオーキングの専門ガイドの橋口若葉さんらが中心になって「一般社団法人多可の森健康協会」を立ち上げ、プロジェクトを担うリーダーたちが生まれました。ウオーキングには19年度で年間1690人ほどの参加があり、リピーターも増えています。案内役のガイドも9人を数え、彼らの頑張りは大きいですね。

――多可の森健康協会では、参加者を増やすために、不老長寿の道というネーミング、カラーのチラシや「はじめのいっぽ券」の発行など、様々なアイデア、企画を取り入れていますね。

ウオーキングには、週2回の「毎週ウオーキング」、食事や体験もある「月1回イベント」、好きな日時やコースが選べる「予約型ウオーキング」、それからウオーキングの拠点となる宿泊施設の「エーデルささゆり※」の宿泊プランの4つがあります。彼らがウオーキングやイベントを盛り上げてくれるので、先の2つ

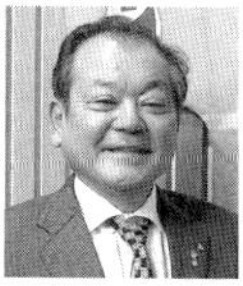

吉田一四（よしだ・かずし）●1956年生まれ。88年中町（現・多可町）役場に入庁。2017年多可町を退職後、選挙を経て多可町長に就任。毎朝、自宅からウオーキングで出勤。住民の健康増進と森林サービス産業の育成に力を入れる。地元の酒米山田錦の日本酒、播州百日どりの焼き鳥を愛す。

は前年を上回る人気です。ただし、コロナ禍などで予約型が伸び悩んでいて、今、企業向けの宿泊プランに力を入れようとしています。

――周辺都市の企業の中には健康課題を抱えた社員も多くいます。そういう人たちにクアオルト健康ウオーキングに参加することで血圧が下がることを実感できたり、若い人には脳の血流が良くなってスッキリすることを訴求したりしてもいいですね。

コロナもあって働く人の気持ちを上げていきたいところ。ウオーキングは免疫力のアップにも役立つともいわれています。多可町の調査で、歩く前と後でストレスチェックをしたところ、ストレスの数値が下がっている人が多く見られました。血圧の高い人も低い人も平常値に近づく傾向があったと聞いています。

――多可町は、様々な地域資源や歴史があって、観光や福利厚生での行き先としてポテンシャルが高いので期待できますね。

多可町には、約4haの広さを持つ西日本最大級のラベンダー園「ラベンダーパーク多可※」があって5月から7月にかけて花を咲かせ、辺り一面が紫色に染まります。花から抽出したオイルを使ってピローミストなど様々な商品開発も行っています。オイルの抽出のときに出るフローラルウォーターを使って、ウオーキン

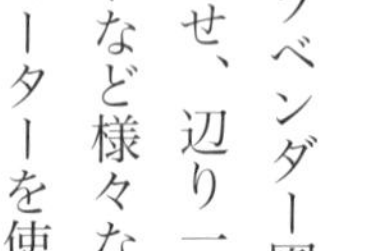

エーデルささゆり

2020年に開業30年を迎えたリゾートホテル。森の中に立地し、ホテル入り口付近がもう一つの専門コース「エーデルささゆりガルテンコース」。

グのときに体を冷やしたり、その香りでリラックスしてもらったり、地域の再発見ができるようなプログラムを一般社団法人多可の森健康協会が企画してくれています。多可町は、ラベンダー以外にも手すき和紙の杉原紙※や播州織など、様々な見学・体験プログラムやショッピングができる観光資源に恵まれています。また、森の他にも棚田百選に選ばれた田園などもあるので間伐体験や農業体験なども楽しめ、ウオーキングと組み合わせた宿泊プランを企画することができます。

――クアオルト健康ウオーキングは運動だけではなく、栄養、休養、睡眠などの要素も含めて健康を考えています。様々な関連ビジネスとのコラボも可能です。ラベンダーの香りは気分を落ち着かせる効果があり、よく眠れるといわれますが、クアオルト健康ウオーキングも適度な疲労感で良質の睡眠が取れるといわれています。宿泊を絡めていろいろな展開ができそうですね。

　多可町は田舎ですが、立地が悪いわけではありません。大阪、神戸、京都から車で1時間半から2時間くらい。マイカーやバスで来られる方にはそうは遠くない。豊かな森林があり、クアオルト健康ウオーキングのいいコースがあり、いいプログラムもできるので、町内の方の利用はもちろんですが、町外から人を呼び込みたいと思っています。

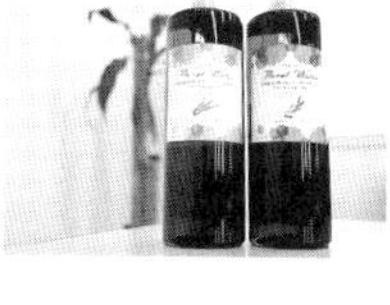

ラベンダーパーク多可

西日本最大級の広さを誇るラベンダー園。写真はラベンダーから抽出したオイルや抽出のときにできるフローラルウォーターの販売品。

「森林サービス産業」や「森林環境譲与税」という追い風も

――林野庁では補助事業で、森林空間を健康、観光、教育など、多様な分野で活用する「森林サービス産業」の創出に力を入れており、推進地域やモデル地域を募集していました。多可町も有力な候補になりますね。

山間部の町にとって林業以外の産業の創出は欠かせません。もちろん森林サービス産業の補助事業には注目しています。一般社団法人多可の森健康協会が収益を上げ、経営が成り立つことを目指していますし、林間にあるホテルなどの施設の集客も増やしていきたいと思っています。

――もう一つ、19年から森林環境譲与税（135〜136ページ参照）を利用して、自治体に新しい財源ができます。「森林整備及びその促進に関する費用」に充てることができますが、クアオルト健康ウオーキングの関連サービスにも利用は可能です。

森林サービス産業育成のためにも森林環境譲与税という追い風を生かしたいところです。森林環境譲与税による税収入は、山がない自治体でも財源として利用できますが、木造住宅の支援など使途が限られます。そこで多可町のクアオルト

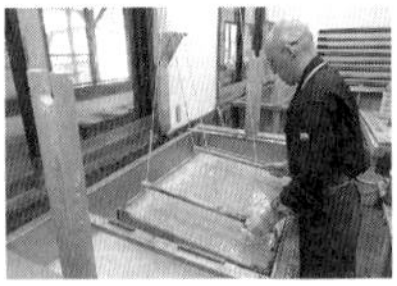

杉原紙

日本一の手すき和紙「杉原紙」を製造する杉原紙研究所。地域で育った原料「楮《こうぞ》」の質と、川さらしなどの工程により、自然な白さを実現。

健康ウオーキングを絡めた健康増進のためのツアーに森林環境譲与税から補助を出す施策を、使途に困っている都会の自治体に提案していくつもりです。都会の住民の健康増進や企業の福利厚生にも役立ち、双方の自治体にとってもメリットがあります。森林を持っている自治体と持っていない自治体が連携する多可町モデルをつくりたいと思います。

多可町を真の意味での敬老の町に

――「敬老の日」発祥の地としては、健康な人生１００歳時代を実現する健康保養地になるといいですね。医療費でお金を使うよりも元気ならいろいろなものを食べて、イベントに出かけてお金を使う。そういうシニアが増えてくるようになると地域も豊かになります。

　元気な高齢者が地域の助けとなることが本当の敬老の精神。敬われる高齢者になることを多可町では薦めている。そのために健康でずっと社会に関わっていただいて若者に指導していただける「敬われる高齢者になろう」という運動を多可町では推進しています。

Column

多可の森健康協会のリピーター獲得作戦 ウオーキング熱を盛り上げる

多可町のクアオルト健康ウオーキング事業の運営を町から委託されているのが、「一般社団法人多可の森健康協会」です。多可町地域おこし協力隊で地域の魅力向上に努めてきた橋口若葉氏が事務局長になり、ウオーキング熱を盛り上げてきました。

「多可町は65歳以上の高齢化率が35%を超え、高齢化が進んでいます。クアオルト健康ウオーキングは高齢者の健康づくりのための一助になります。皆さん、参加すると、歩くことは楽しいことだと実感してくれます。でも、〝はじめの一歩〟を踏み出してもらうのは、やはり大変でした」

と橋口氏は振り返ります。

その一歩のために、まず橋口氏らが始めたのが２０１９年２月導入した「紹介カード」です。参加した人が、他の人を連れてくると二人とも参加料が1回無料になるというもので、口コミで女性の間に広まり、リピーターが増えました。また、継続利用してもらえるようにポイントカードも導入しました。40ポイントをためれば、同ウオーキングの拠点となるホテル「エーデルささゆり」のレストランで豆腐ハンバーグランチが食べられるというもので、ポイント利用者はどんどん増えています。

さらに20年1月には、知り合いがいなくても参加してもらえるように「はじめのいっぽ券」を企画。初めての利用が1回無料になるというもので、参加募集のチラシの端に印刷し、役場の他、郵便局、銀行、病院などに期間限定で配布しました。

多可町モデルのクアオルト健康ウオーキングとは

クアオルト健康ウオーキングのプログラムは多可町モデルともいえるものです。多可町の保健師さんや栄養士さんらと歩く「健康プラスワン」というイベントを19年から定期的に

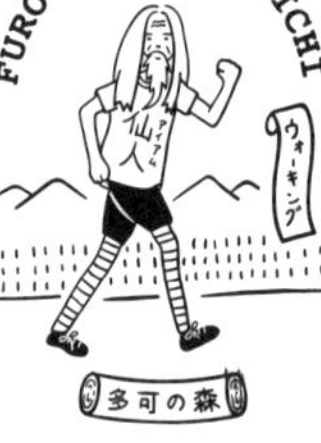

開催。夏バテ予防やインフルエンザ対策など、身近な話題をウオーキングに参加して聞ける面白い試みです。毎週ウオーキングでも多可町らしさがうかがえます。多可町には西日本最大級のラベンダー園「ラベンダーパーク多可」があり、ラベンダーやローズマリーの香りがするフローラルウォーターを生産しています。これをコースの途中で体を冷やすスプレーに入れて使ったり、終盤にある木のベッドでリラックスしたりするときにも活用しています。

協会代表理事の青位眞一郎氏は、「春には桜、秋には彼岸花の咲くコースを歩くなど、地域のいいところを再発見できるように、橋口さんたちがいろいろ考えてプランニングしているのも参加者が増えている理由だと思います」と話してくれました。

青位氏は、クアオルト健康ウオーキングを取り入れる目的として、住民の健康増進の他に、多可町の魅力アップ、そしてエーデルささゆりの魅力アップを挙げます。エーデルささゆりはドイツ・バイエルン地方のコテージ風の森の中にあるホテル。町外からの宿泊客を増やすという共通の目的のために協会はエーデルの宿泊プランにも協力しています。

プランを考えるのは、ホテル支配人の寺尾祐香氏。ウオーキングを初日と2日目に入れ、さらに多可町のいいところを紹介する1泊3食のプランを用意。特にウオーキング後に食べるお弁当が評判です。「塩分やカロリーに気を使いますが、おいしくないと評価されません。なるべく土地のものも入れるようにしていて、地鶏・銘柄鶏コンテスト準優勝の播州百日どりや山田錦を使った酒粕漬けなども出しています」と寺尾氏。

クアオルト健康ウオーキングは運動、栄養、休養をトータルで考えた健康づくりを目指しています。多可町では、恵まれた地域資源を生かして、これを実現しようとしており、実践するリーダーたちの真摯な取り組みが、参加者を惹き付けています。

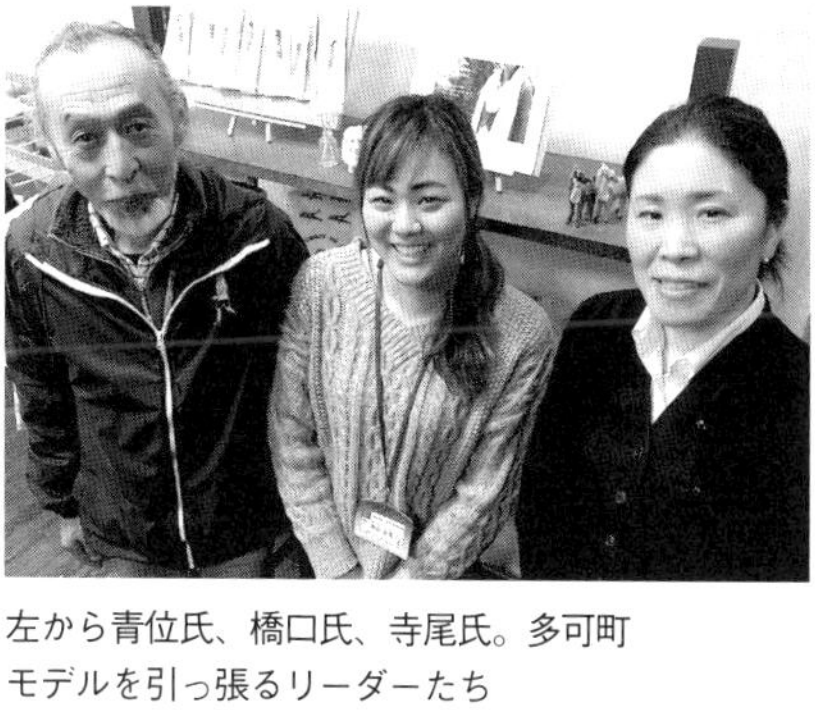

左から青位氏、橋口氏、寺尾氏。多可町モデルを引っ張るリーダーたち

Q

コースを整備するために財源として使える制度はありますか？

A　クアオルト健康ウオーキングの専門コースを整備する財源として、「森林環境譲与税」（１３５〜１３６ページ参照）を活用する方法があります。２０１９年に「森林環境税及び森林環境譲与税に関する法律」が成立して、24年度から納税義務者約６２００万人に森林環境税として年間１０００円が課税されることになりました。これにより、19年度の２００億円に始まり、24年度からは６００億円の財源が森林環境譲与税として、自治体に交付されます。適切な森林の整備が目的ですが、森のない都市部に住む国民も一律に課税され、都市部の自治体にも譲与されていることから、その使途としてクアオルト健康ウオーキングに白羽の矢が立ち始めています。

もう一つは、当社が主催する「太陽生命クアオルト健康ウオーキングアワード」への応募です。クアオルト健康ウオーキングの導入をきっかけに、健康寿命の延伸、交流人口拡大などの喫緊の社会的課題の解決に取り組む自治体を対象に、特別協賛の太陽生命保険の力添えで、優秀賞を受賞したすべての自治体に、１０００万円相当の内容の寄付を採納しています。受賞自治体はこの寄付を活用して、クアオルト健康ウオーキングの仕組みを導入。ＳＤＧｓの観点からも評価され、その取り組みは『令和元年度　森林・林業白書』に掲載されました。

林野庁 森林整備部森林利用課 山村振興・緑化推進室 前室長 木下 仁氏に聞く

都市と山村の交流を後押しする森林環境税と「森林サービス産業」の推進

――林野庁では新たなライフステージに応じた森と人との関わり「Forest Style」を提案しています。取り組みの経緯を教えてください。

木下仁氏（以下、敬称略） ご存じの通り、日本の面積のうち約3分の2（約2500万ヘクタール）を森林が占めています。戦後の造林の成果で森林環境は成熟しつつあり、森林機能を発揮するための整備や保全、そして人工林を切って活用することなどが求められています。同時に、森林空間には都市や農業地帯にはない特徴があり、様々なライフスタイルの人たち向けに森林とつながるサービスを考え、森林活用を提案する必要性を感じています。これからはワークとライフどちらの場面でも森林と積極的に関わってほしい。それを新しい生き方「Forest Style」として提案していこうと考えています。

――森林環境税・森林環境譲与税が創設されましたが、その内容や税金の徴収に

ついても教えてください。

木下　森林の適切な経営・管理の推進のために、２０１９年度から森林経営管理制度の運用が開始されました。森林所有者と森林整備の担い手を自治体が仲介する制度です。その財源として、「森林環境税」が創設されました。森林環境税は24年度から個人住民税として国内に住む個人から徴収するもので、課税額は１人１０００円です。その税収は「森林環境譲与税」として全自治体に譲与されますが、地方公共団体金融機構の金利変動準備金と森林環境譲与税の譲与額の前倒しを活用し、19年度から譲与を開始しています。初年度は２００億円、20年度は倍額の４００億円、24年度からは６００億円を譲与する予定です。

――すべての自治体対象ということは、都市部の自治体にも交付されるのですね。

木下　私有人工林面積に応じて配分されるとともに、人口などの割合に応じても配分されます。そのため木材利用の他、関連する様々な活動にも利用されます。特に譲与税は、基本的には市町村が計画的に森林整備を実施するために活用されるものですが、山林を持たない市町村などでも地方の山村との交流など様々な取り組みへの活用も考えられます。そのために森林空間に対するニーズを把握し、新たな森林サービス産業を創出して、育てていく必要があります。

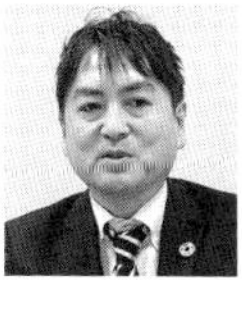

木下 仁（きのした・ひとし）●森林整備部研究指導課 研究指導課長。1992年林野庁入庁。2017年森林利用課 山村振興・緑化推進室長に就任。全国植樹祭をはじめとする国土緑化行事を担当する他、観光、健康、教育など様々な森林利用をビジネス化する「森林サービス産業」や、地域資源の価値創造による森林産業のイノベーションを推進。21年より現職。

森林環境税と森林環境譲与税の仕組み

「森林環境譲与税」は、森林整備を目的に、間伐や人材育成・担い手の確保、木材利用の促進や普及・啓発などの「森林整備及びその促進に関する費用」に充てられるもの。市町村や都道府県に対して、私有林や人工林の面積、林業就業者数および人口による客観的な基準であん分して譲与される。2019年度から、交付税および譲与税配付金特別会計の借入金を原資に譲与を開始、24年度から国税として、1人年額1000円を市町村が賦課・徴収する「森林環境税」が原資となる。

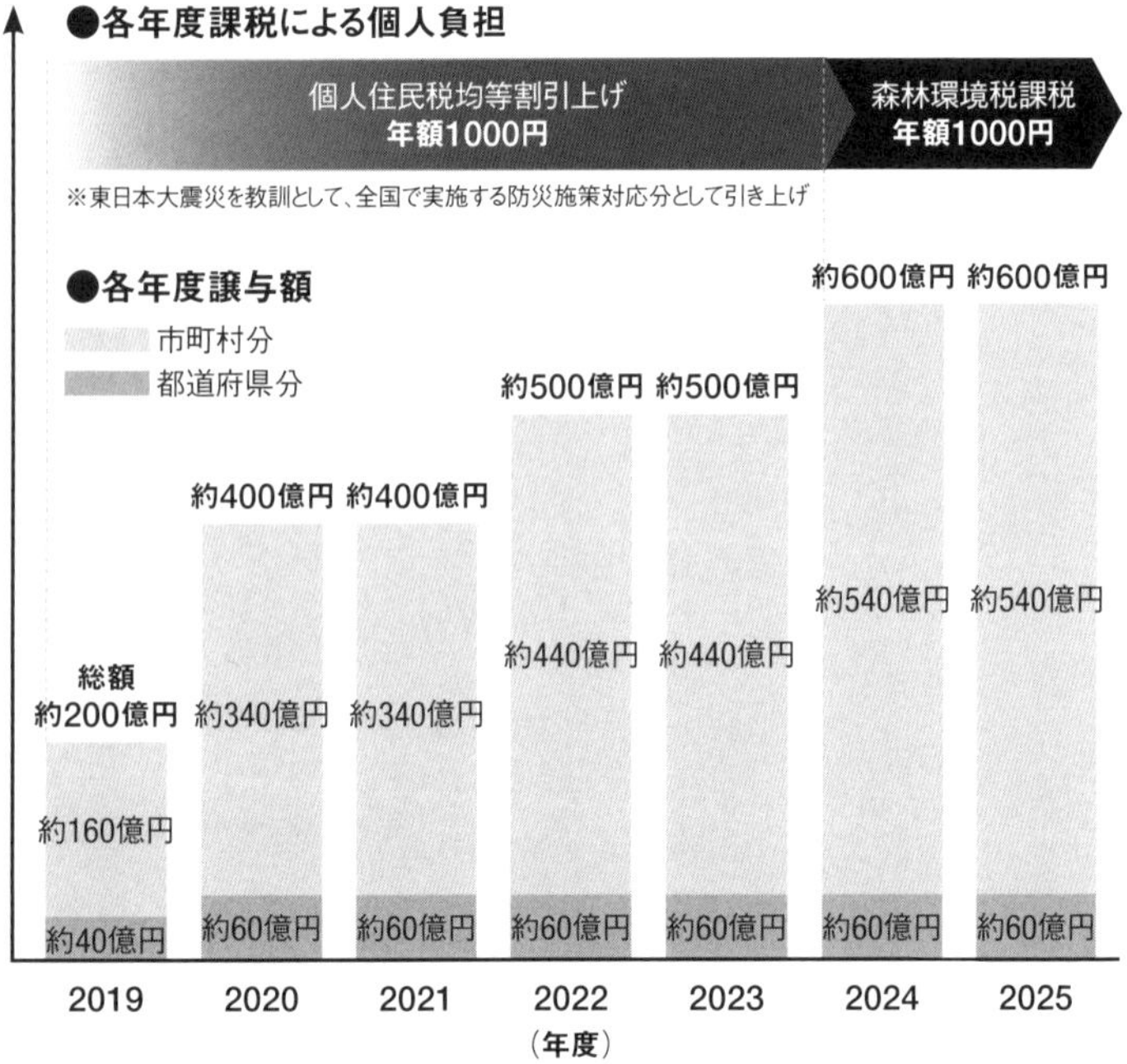

出典：林野庁資料をもとに日経BPで作成

――森林空間を活用したサービスには、どんなものがありますか。

木下　昔は森林に行く目的は登山やキャンプなどで、山好きな人中心の楽しみだったかと思います。しかし近年、自然回帰志向や健康意識の高まりを受け、遊びや健康・癒やしなど、様々な目的で森林を訪れる人が増えています。森林空間を積極的に活用したいという期待も高まり、ニーズは多様化しています。例えば「学び」の分野では森林を使った環境教育、「遊び・スポーツ」の分野ではロングトレイルやフォレストアドベンチャー、「健康・癒やし」の分野では、森林浴や森林セラピー、そしてクアオルト健康ウオーキングといったサービスがあります。

「森林と生活に関する世論調査」（内閣府／19年実施）で森林との関わり方の意向を訪ねたところ、すべての年代で「心身の健康づくりのため森林内の散策やウオーキング」が1位になりました。健康意識の高まりのなかで、手軽にできるウオーキングへの関心は高まっています。

――森林の効果としてはどんなことが期待できますか。

木下　森林空間だけが持つ特徴には、人の体と心を癒やす効果が備わっています。

●落ち着きを取り戻す「緑色」「木漏れ日」

●自然の音楽療法といえる「鳥の声」「せせらぎ」「静けさ」「1／fゆらぎ」

●森林が放つ緑の香り
●フィトンチッド（天然樹木から揮発する成分）

などです。同時に、様々な勾配、高度、環境（多種多様な道）など、地形的な変化にも富んでいます。これらが視覚、聴覚、嗅覚、呼吸を通して体に作用し、ストレスの減少、副交感神経の活発化、血圧や脈拍の低下、免疫力アップといった効果を引き出すことが報告されています。

――健康・医療の分野でも、森林空間は活用できますね。

木下　新しいコンテンツをつくることで、今まで以上に様々な年齢の方、いろいろな環境、趣味・嗜好の方に、これまでとは違う森林との関わり方を提案していきたいと思っています。これまで都市を中心に取り組んでいた展示会、セミナー、ヨガ、研修なども、森林を舞台にして展開することで、新たな顧客を誘致できると考えています。働き方改革が進んでいますが、長時間労働で肉体的に、あるいは様々な理由でメンタルが疲れている人に、森林空間での保養活動を提案するなど、働く人向けのニーズもあるでしょう。認知症予防にクアオルト健康ウオーキングを取り入れるなど、高齢社会を見据えた取り組みも需要が高いと思います。

――確かに、若い人からお年寄りまで、ファミリーだけでなく働く人にとっても、

森林にはいろいろな楽しみ方、活用法がありますね。

木下　森林には癒やし効果があるだけでなく、都内のオフィスより作業効率が向上するというアンケートデータもあります。ですから、出張時や旅行時に休暇を取りながらリモートワークを行うワーケーションにも、森林環境を提供できるでしょう。実際、農家やホテルに宿泊しながら日中は仕事をし、そのなかに森林体験などのアクティビティを組み入れるプログラムも始まっています。

森林との触れ合いが私たちの暮らしや健康にどう関わってくるのかを考えてサービスを創出することで、地域の経済も活性化します。地域が元気になるためにも、森林活用は大きな課題なのです。林業資源の有効化だけでなく、森林を活用した新たな産業を創出することで、林業とサービスの両輪で森林産業の成長を促進していきたいと考えています。

20年度の林野庁の補助事業として公募した「森林サービス産業」モデル地域に選出された7地域には、クアオルト健康ウオーキングを導入されている山形県上《かみの》山《やま》市と岐阜県白川村が含まれています。両地域の豊かな森林空間の持つポテンシャルに期待し、森林サービス産業の発展を希求しています。

▶Talk

トヨタ白川郷自然學校 學校長 山田俊行氏 × 日本クアオルト研究所 代表取締役 大城孝幸

地域と自然との共生を目指して
——森林の可能性を引き出す

「トヨタ白川郷自然學校」は、自然環境に対する思いを深めるきっかけづくりの場として、世界遺産の白川郷を眼下に望む岐阜県大野郡白川村に開校。類いまれな環境教育プログラムや環境保全のためのプログラムを体験できる施設の敷地内に、３つのクアオルト健康ウオーキングの専門コースを整備しています。２０２０年７月、白川村では林野庁の推進する「森林サービス産業」モデル地域に選出されたことに伴い、森林資源を生かした企業のメンタルヘルス対策をサポートするツアーや滞在プログラムの商品化を目指すプロジェクトが始動。その中心を担ったのが、トヨタ白川郷自然學校學校長の山田俊行氏です。同學校を牽引し、環境保全を広く啓発する環境保全活動の草分け的存在でもある山田氏が、森を観光や健康という視点で読み解いたとき、どんなビジョンを描くのか——。話を聞いてみました。

子どもも大人も、天気のいい日は外へ出よう

大城　トヨタ白川郷自然學校は、「共生」をテーマに、「Wild and Smile～天気がいい日は外へ出よう～」というキャッチフレーズを掲げていらっしゃいます。自然と共生する社会づくりへの貢献を目指す御校を象徴する言葉ですね。

山田俊行氏（以下、敬称略）　「共生」はトヨタ自動車の名誉会長である豊田章一郎さんにいただいた言葉で、「自然との共生」と「地域との共生」という2つの意味が込められています。白川村で自然學校をやっていくときに、どういう共生ができるのかという意味だと解釈しています。「Wild and Smile～天気がいい日は外へ出よう～」という言葉の下半分のフレーズは、東大名誉教授で解剖学者の養老孟司さんからいただきました。以前、インタビューしたとき、子どもに外で遊んでもらうには何をしたらいいですかという問いに、「国が一言、天気のいい日は外へ出よう、と言えば変わる」とおっしゃいました。上半分は私たちのオリジナルです。ワイルドは、自然に出ることを少し大げさに言い換えた言葉で「元気に楽しもう」。スマイルは、自然に出た結果、「にこやかになる」というニュアンス。その二つが両立した空間という意味で、大人もこれに収まると思います。

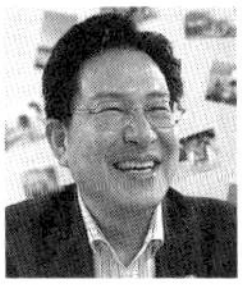

山田俊行（やまだ・としゆき）●トヨタ白川郷自然學校 學校長、NPO法人白川郷共生フォーラム常務理事。NPO法人日本ロングトレイル協会理事。JAPAN OUTDOOR LEADERS AWARD運営委員長。安藤百福記念 自然体験活動指導者養成センター事務局長（2011～13年）。15年4月より現職。ドイツ気候療法士の資格を有し、自らトヨタ白川郷自然學校コースを案内している。

大城　いい言葉ですね。私はクアオルト健康ウオーキングを通じて参加者や専門ガイドの皆さんに、健康には「運動」「栄養」「休養」の３つの視点が重要だとお伝えしています。最近、４番目の視点候補に「コミュニティーと社会体験」を考えています。「Wild and Smile～天気がいい日は外に出よう～」や農泊（農山漁村滞在型旅行）などに通じるプログラムには、かけがえのない体験や楽しみが用意されています。人との関わりは、心の健康に欠かせない尊いファクター。認知症予防や生きる活力になります。トヨタ白川郷自然學校のような環境の良い所を歩けば、良い発想も生まれると思います。

山田　教育や健康というのは、なかなか効果が見えにくいもの。でも、放置すると悪くなるのは明らかです。これが一番だという方法はなかなかない。時間軸が長い取り組みです。新型コロナウイルス感染症が世の中を騒がせていますが、今一番安全なのは森の中だと思います。「今こそ外へ出よう！」です。

ドイツは健康をテーマにまちがつくられている

大城　トヨタ白川郷自然學校にクアオルト健康ウオーキングを導入されるとき、その基本となる気候性地形療法を開発された、アンゲラ・シュー教授の講義を受講するため、山田さんにドイツにご同行いただきました。環境保全活動に尽力されている山田さんが、一番印象に残ったクアオルトはどこですか。

山田　気候性地形療法発祥地であるガーミッシュ・パーテンキルヒェンです。自然を楽しむということにおいて長い歴史があり、まちづくりそのものに歩くことを必ず取り入れようという強い姿勢を感じました。健康をテーマにまちがつくられていて、こんなまちづくりが理想だと思いました。

大城　渡独中、「良い環境に健やかな健康が育まれる」とおっしゃっていましたね。

山田　明治神宮の設計に関わられた本多静六先生が残した「由布院温泉発展策」も、同じ発想で書かれていました。「健康のためには、空気が汚い都市部ではなく空気のきれいな場所へ行って生活しなければだめだ。リフレッシュしなさい」と記されていました。「きれいな空気を育むのは森。気持ちのいい空気をつくり出すのは景観。その要素を少しずつ変えて維持していくことが大事だ」と。

大城　健康づくりに自然を活用する日本型クアオルトに通じるものがありますね。

森林の潜在的な価値を活用し、新産業を創出する

大城　ドイツでのクアオルト視察のときでした。山田さんが、白川村には世界遺

産があって、年間１７０万人以上のお客様が訪れるにもかかわらず、背景にある森林が活用されていない。観光に森林での「健康」という視点を入れると、今後地域に貢献するはずだとおっしゃいましたね。

山田　白川村では、森林は観光の背景という視点のみで評価されがちですが、森には他にも可能性があると考えていました。一方で、観光は景気に左右される側面があり、そうではない流れの「健康」という視点が必要だと。観光だけでは使い切れないポテンシャルがあるのに、使わないのはもったいないです。

大城　林野庁は森林サービス産業創出に力点を置いています。関係人口の創出や地方創生を促進するため、豊かな森林空間を、「健康」「教育」「観光」などの多分野の産業と結び付けて新産業を生み出そうという流れは、山田さんの言葉を彷彿とさせるものです。林野庁は新たな森と人との関わりを「Forest Style」と呼んでいますね。乳幼児期から老年期までのライフスタイルに応じた森林との関わりを大別した「Forest Style」の表（次ページ参照）がありますが、教育や観光、健康まで御校は森林との関わりが深いですよね。

山田　トヨタ白川郷自然學校にはそれに該当する部分が半分ぐらいありました。これから、ニーズと社会的意義が高まる健康に関しては、人とお金が流れる構造

「Forest Style」

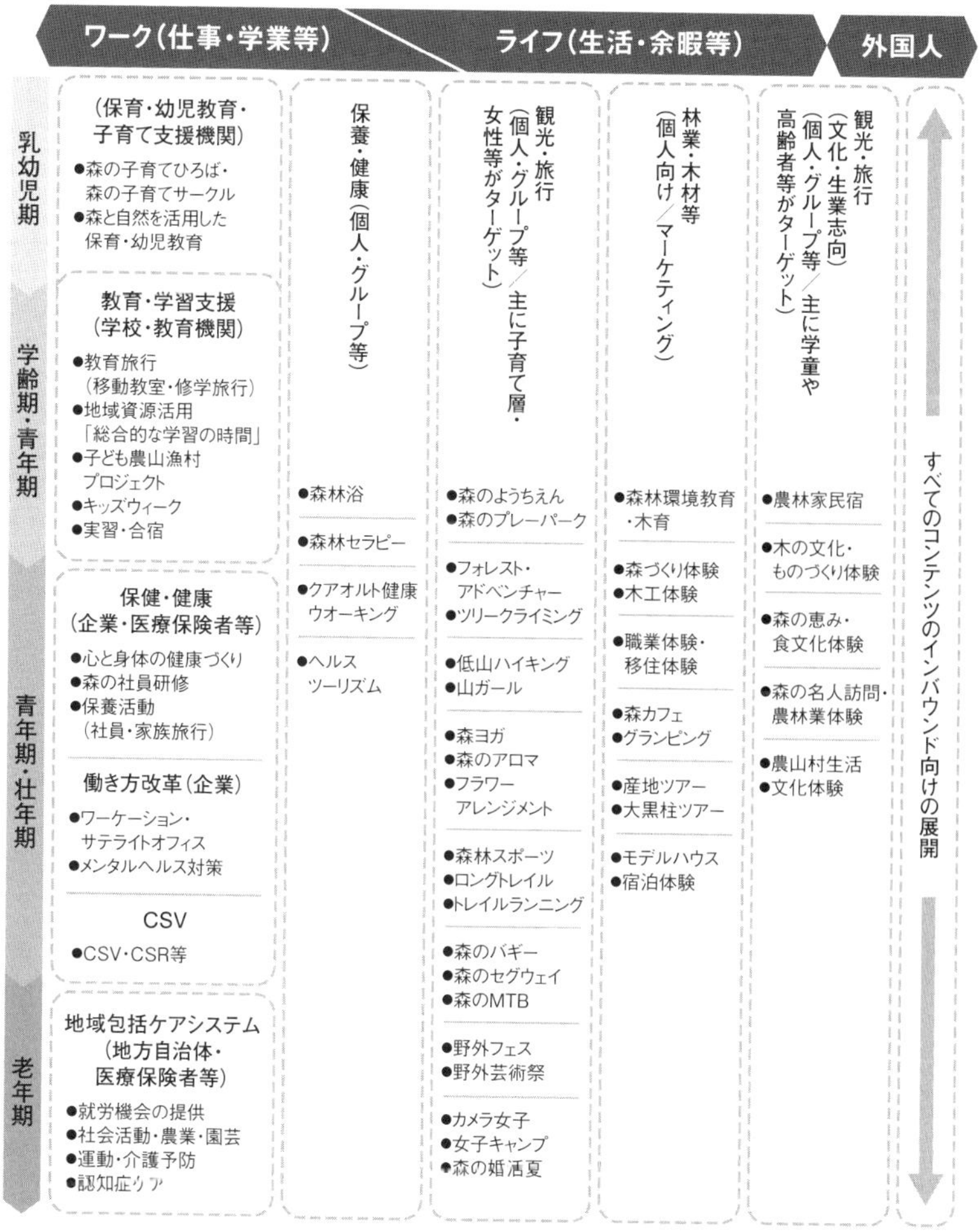

参考資料:林野庁「森林サービス産業～新たな森と人のかかわり「Forest Style」の創造～」の提案 ライフステージに応じた森林との関わり～「Forest Style」～

づくりがサステナブルな経営、地域の維持につながると思います。

大城　20年7月、白川村が20年度の林野庁の補助事業、「森林サービス産業」のモデル地域に選ばれ、山田さんはそのプロジェクトで、森林資源を生かした企業のメンタルヘルス対策をサポートするツアーや滞在プログラムの商品化に向け、奮闘されていましたね。

山田　20年10月に健康経営や保険事業、健保組合などの担当者を対象に「メンタルヘルスを支える『良い睡眠』体感モニターツアー」を開催しました。クアオルト健康ウオーキング、ヨガ、健康フレンチ、保健師の保健指導や睡眠の質のチェックなどを盛り込み、新たなマーケットを掘り起こせました。ドイツのアウディ社は健康経営の一環として、クアオルトで気候性地形療法を組み込んだ5日間の滞在プログラムを行っていると聞いています。将来的には、山形県上山《かみのやま》市で実施している宿泊型保健指導のようなプログラムの商品化を目指していきます。

大城　森林の潜在的な価値を活用し、林業分野に医療、福祉業、観光・娯楽業、教育・学習支援業など他分野の産業と結び付けてビジネス化を図ることができれば、様々な社会的課題を解決する手段になると確信しています。

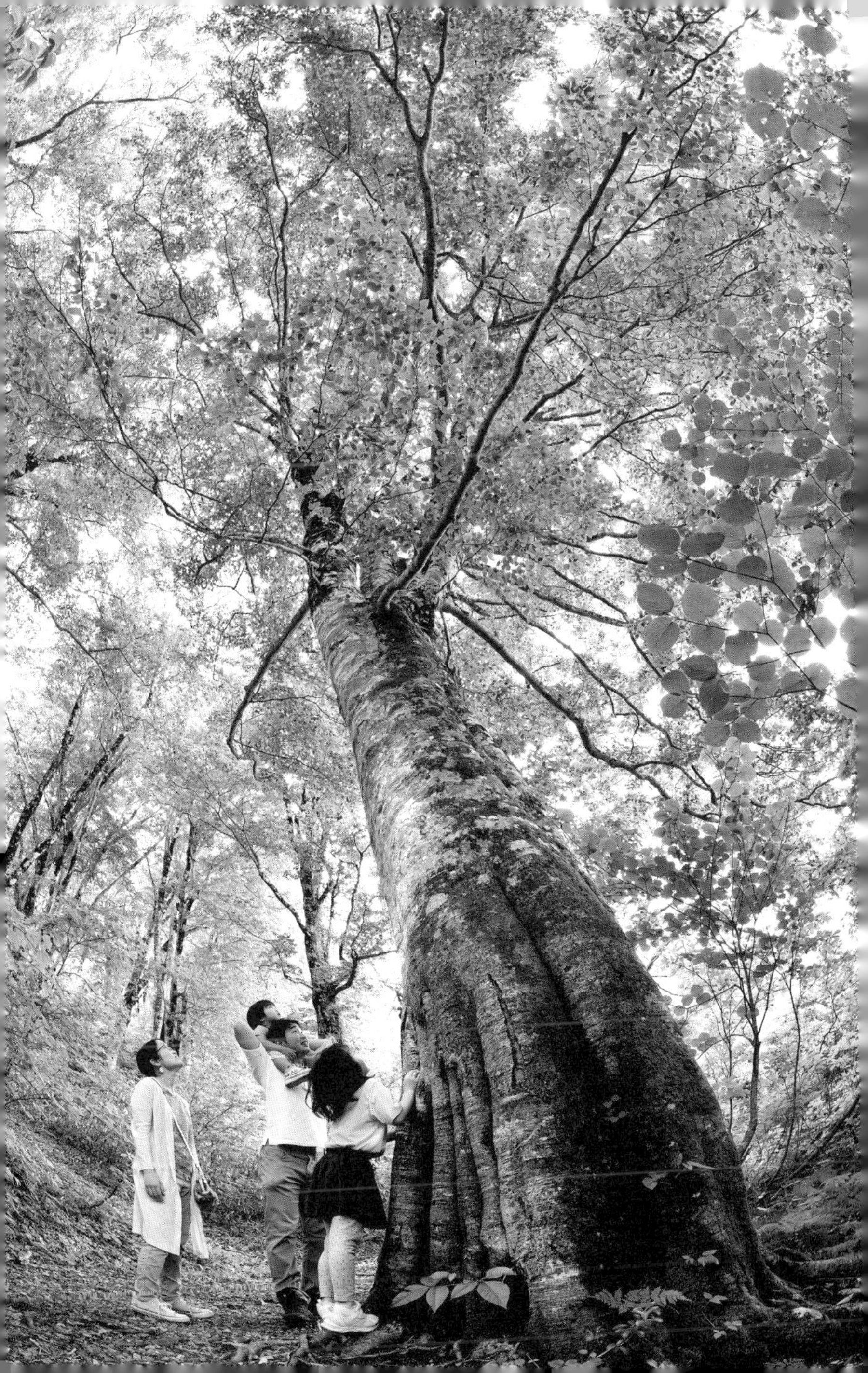

▶Case

「太陽生命クアオルト健康ウオーキングアワード」の開催が普及拡大の転機に

林野庁「森林・林業白書」に太陽生命保険×クアオルト健康ウオーキングの取り組みが掲載

２０１６年、当社は大きな転機を迎えました。地域住民の「健康寿命延伸」を目的として「クアオルト健康ウオーキング」の導入を目指す、全国の自治体を対象に公募を開始。優秀賞を受賞した自治体に対し、クアオルト健康ウオーキングコースの整備や専門ガイド養成費用などの支援を行うアワードを創設したのです。

認知症保険で有名な「太陽生命保険」には、協賛を快諾していただきました。同社は、クアオルトの先進地・山形県上山《かみのやま》市と包括的連携協定を締結。従業員の健康づくりに、同市のプログラムを活用しています。さらに、日本クアオルト研究所が主催するクアオルト健康ウオーキングアワードへの協賛を通して、地方公共団体の取り組みを支援することで、地域の健康づくりとまちづくりにも貢献しています。これらの活動は林野庁からも高く評価され、森林空間を利用した取り組み事例として『令和元年度 森林・林業白書』に掲載されています。協賛が決まった当時、太陽生命保険は人生１００歳時代の到来に向け、「従業員」「お客様」「社会」のすべてが元気に長生きできる世の中の実現を目指し、「太陽の元気プロジェクト」を推進していました。こうした背景を追い風とし、「健康寿命延伸」という課題解決に一石を投じる取り組みである、「クアオルト健康ウオーキング」の普及・拡大に寄与する、「太陽生命クアオルト健康ウオーキングアワード」（これまで毎年２〜３自治体が優秀賞を受賞※）が始まったのです。

同アワードの顕彰対象は、地域住民の「健康寿命延伸」に取り組む自治体。評価対象は、健康寿命の延伸に向けた「クアオルト健康ウオーキング」を活用したまちづくりビジョン。審査は、書類による第一次審査で選抜された自治体が、東京・日本橋にある太陽生命保険本社で、プレゼンテーション形式の最終審査に臨みます。審査のポイントは６つ。①自治体の長期計画において、健康づくりの取り組みを重点施策としている。②住民の健康増進、交流人口の拡大に向けて、熱意と行動力がある。③主体性を持って、官民が協力し本事業に取り組む意欲がある。

2019年までの太陽生命クアオルト健康ウオーキングアワード受賞自治体

岐阜県飛騨市、岡山県新見市、兵庫県多可町、宮崎県延岡市、静岡県小山町、岐阜県岐阜市、三重県志摩市、埼玉県横瀬町、愛知県岡崎市、岐阜県関市、滋賀県高島市。

④近くに山や海などの自然環境がある。⑤健康寿命の延伸のために、長期的に継続してクアオルト健康ウオーキングを活用する意志がある。⑥健康を中心とするまちづくりに協力的な住民や団体がいる。これらを満たしているのかが肝要です。

住民の将来を思う情熱が、まちに勝利をもたらす

優秀賞を受賞すると、同ウオーキング専門2コースの整備（コース内の看板設置、コースガイドマップなどの制作一式を含む）や専門ガイドの養成、運営に関わる指導といった、1自治体当たり約1000万円相当の内容の寄付が採納されます。プレゼンでは熱気にあふれた発表が行われますが、ここで健康寿命の延伸に心血を注ぐ担当者の声をご紹介します。「運動習慣がない人を減らす」「自分の体力に合わせるのがいい」「医学的根拠に基づく歩き方。健康保養地を目指す上で、地元食材などを活用した農林水産業振興や交流人口拡大といった、観光振興への発展に期待」「既存ハイキングコースに付加価値を生み、交流人口を増大。効果的な運動手法で、健康的な住民の養成にも寄与」「健康寿命を示す指標が県下で男女共に最下位、改善したい」「一人で健康づくりに取り組めない人に、市と企業が連携して働きかけるツールに」など、毎回その情熱には感心させられます。

アワードの応募前にしておきたいこと

第一次審査の書類の準備は、国などの補助事業の書類に比べれば、労力がかかるものではありません。アワード募集のホームページにはサンプルも掲載されています。審査では、クアオルト健康ウオーキングを活用した、健康なまちづくりに対する思いや将来像を重要視します。自治体の熱意と継続意欲の確認が、評点に直結します。最終審査のプレゼンテーションでも、これらは選考のバロメーターになります。優秀賞の受賞を目指すことで、縦割りになりがちな行政の組織に横串を刺して、関係課をなるべく多く巻き込みたいと考える首長もいるので、事前戦略とするのも一考です。

私事ですが、私の母親は、晩年まで太陽生命保険のセールスレディーとして勤務していました。数年前に他界しましたが、母はこのアワード開催をとても喜んでくれました。親不孝の私にとっては唯一の親孝行で、不思議なご縁を感じています。母は「できるだけ長く社会に関わっていたい」が口癖で、70歳を超えても仕事を楽しんでいました。私が健康寿命延伸の事業に関わることは母の遺言だと思い、これからも並々ならぬ情熱でアワードの普及拡大に取り組んでいきます。

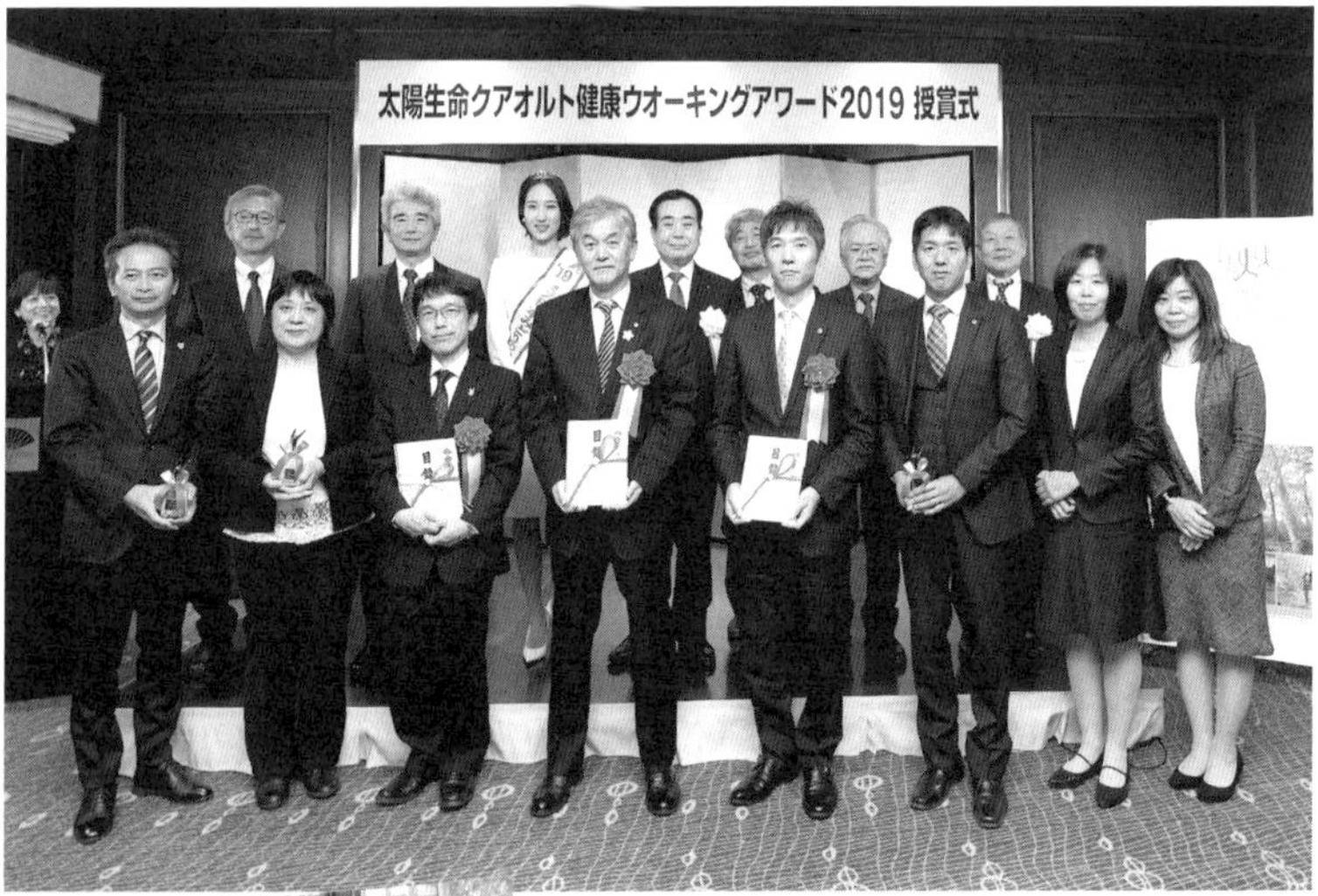

太陽生命クアオルト健康ウオーキングアワード
(以下アワード)2019 授賞式(19年11月20日)
受賞自治体:愛知県岡崎市、岐阜県関市、
滋賀県高島市

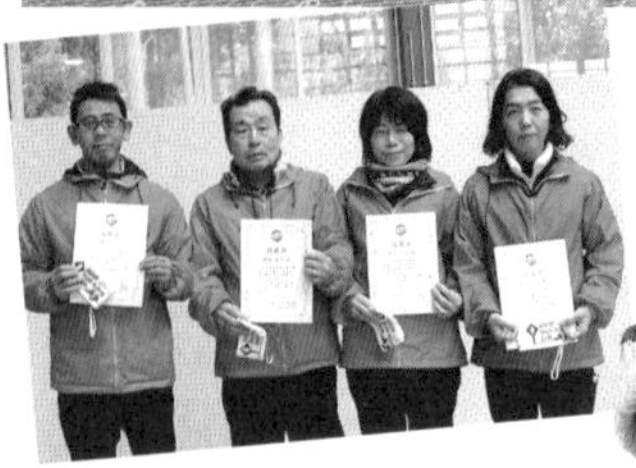

岐阜県飛騨市(アワード2016受賞)
実践指導者(ガイド)認定証、腕章授与
クアの道認定記念式典にて
(17年11月19日)

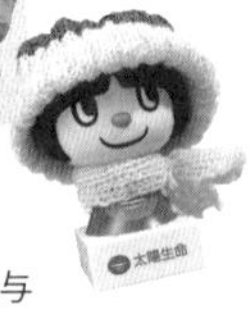

太陽生命のキャラクター
「いかなキャット」も参上♪

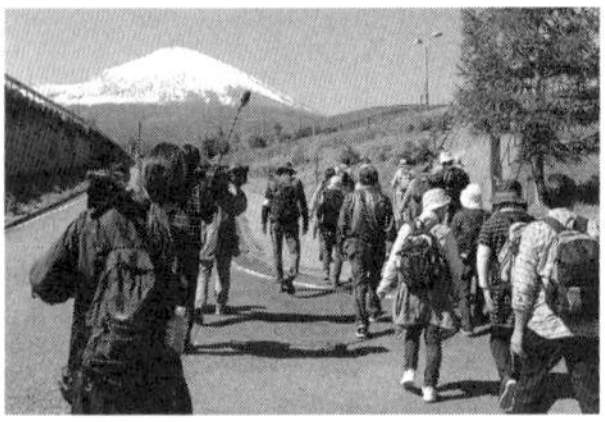

静岡県小山町(アワード2017受賞)
クアの道認定記念ウオーキングイベント。富士山の眺めが素晴らしい!(18年10月21日)

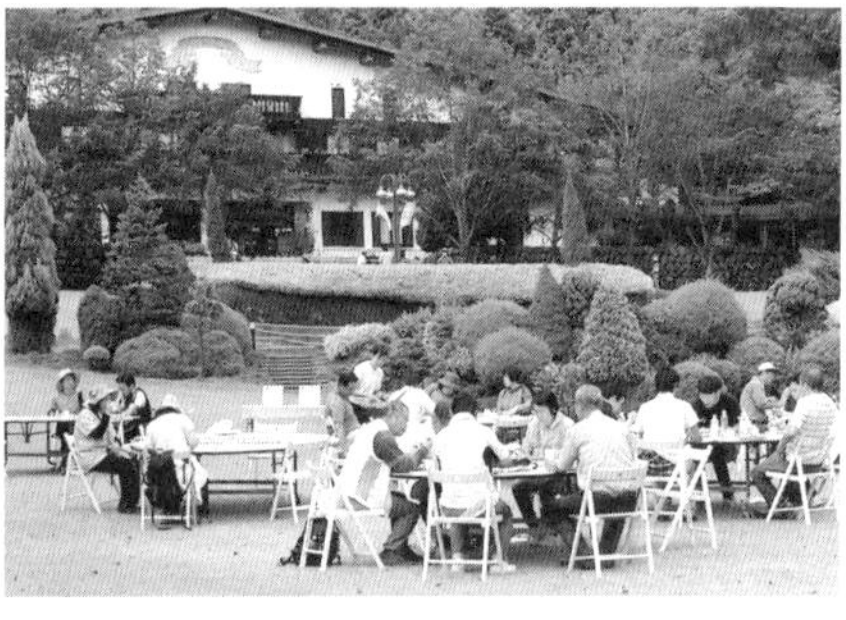

兵庫県多可町(アワード2016受賞)
クアの道認定記念ウオーキング後にホテル「エーデルささゆり」でガーデンランチ(17年9月18日)

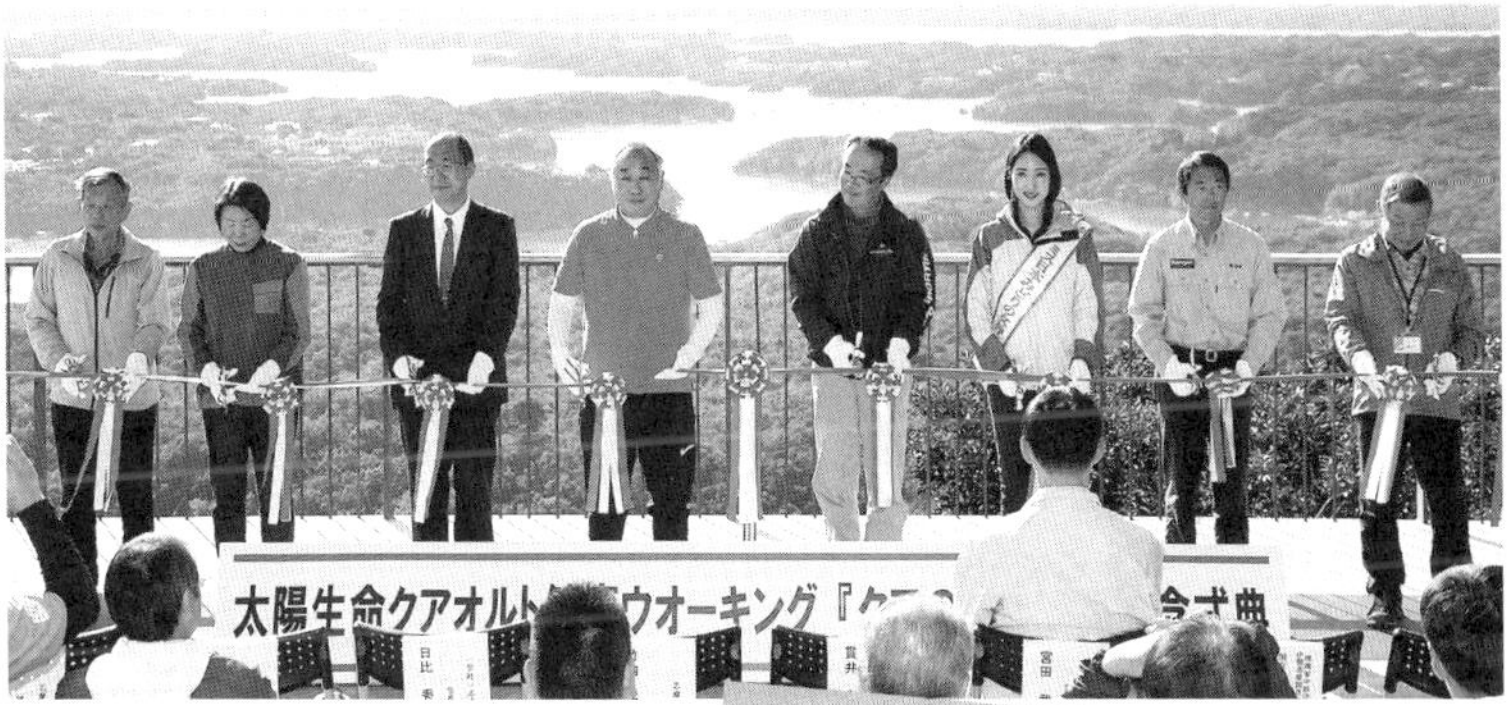

三重県志摩市（アワード2018受賞）
クアの道認定記念式典 テープカット
（19年11月16日）

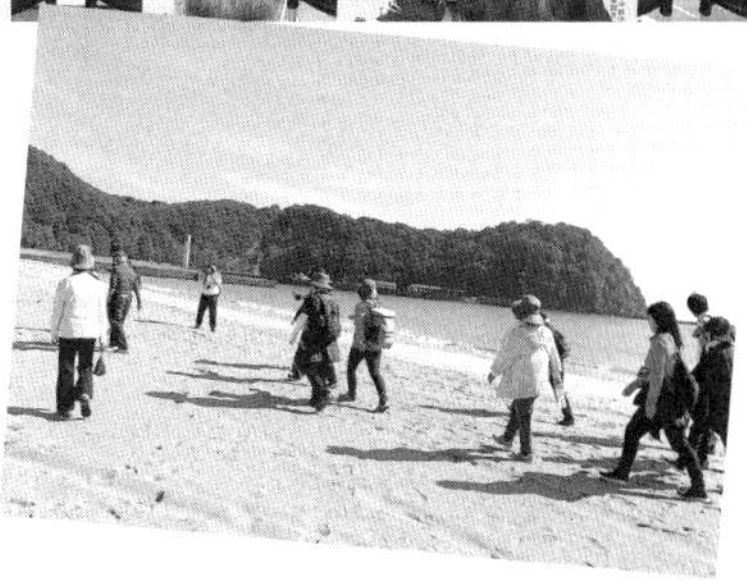

宮崎県延岡市（アワード2017受賞）
クアの道認定記念ウオーキング。
美しい海辺を歩く「須美江コース」
（18年11月11日）

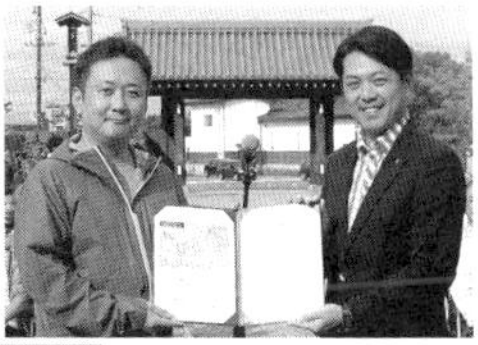

太陽生命保険より
クアの道認定証授与

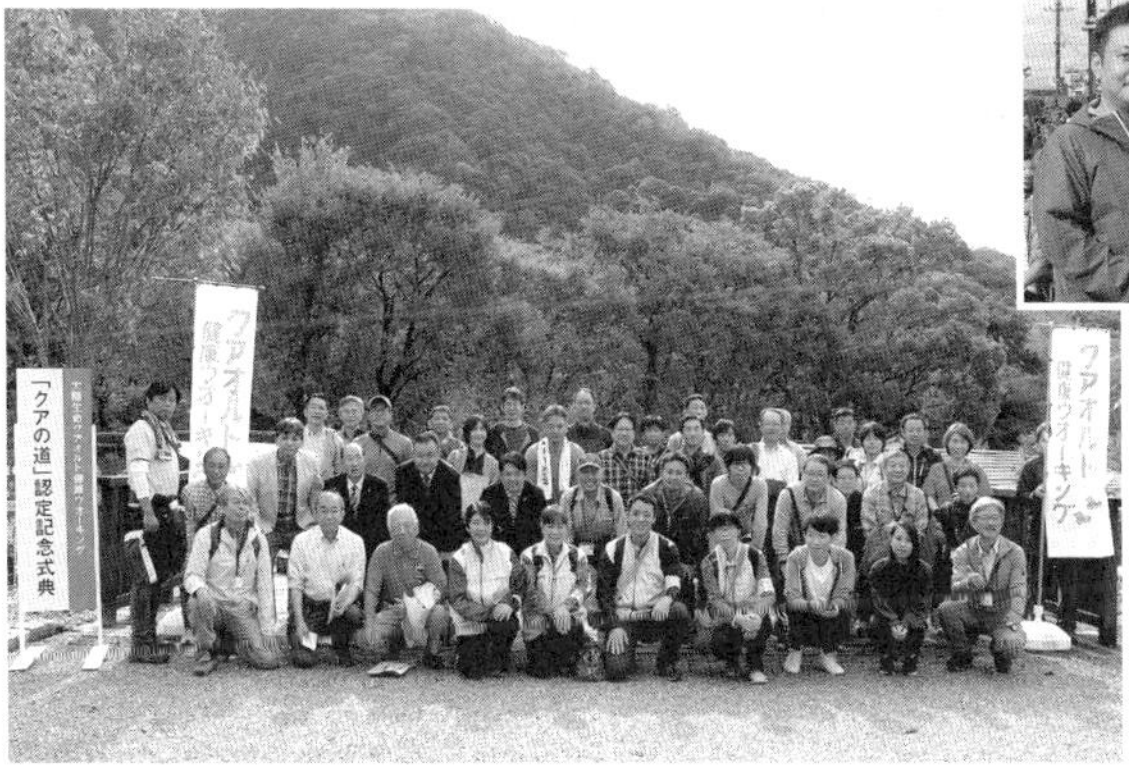

岐阜県岐阜市（アワード2018 受賞）
クアの道認定記念式典
にて記念撮影（19年10月26日）

全国に広がるクアの道（クアオルト健康ウオーキング専門コース）

２０２１年3月現在、日本では20自治体がクアオルト健康ウオーキングに取り組み、69の専門コースでこのウオーキングが楽しめます。同ウオーキングのコース設計の特徴、実際にどのように実施されるのか、他のウオーキングとの違いなどに言及しながら、各地のコースの魅力、健康への取り組みなどをご紹介します。

　近年、心身の健康を目的としたヘルスツーリズムが注目されています。各地域の歴史や文化、自然環境などに触れ、滞在を楽しみながら気がつけば健康になっていた――。クアオルト健康ウオーキング実施地域で、そんな「健康の旅」をご用意して、皆様をお待ちしています。

クアオルト健康ウオーキングに取り組む地域

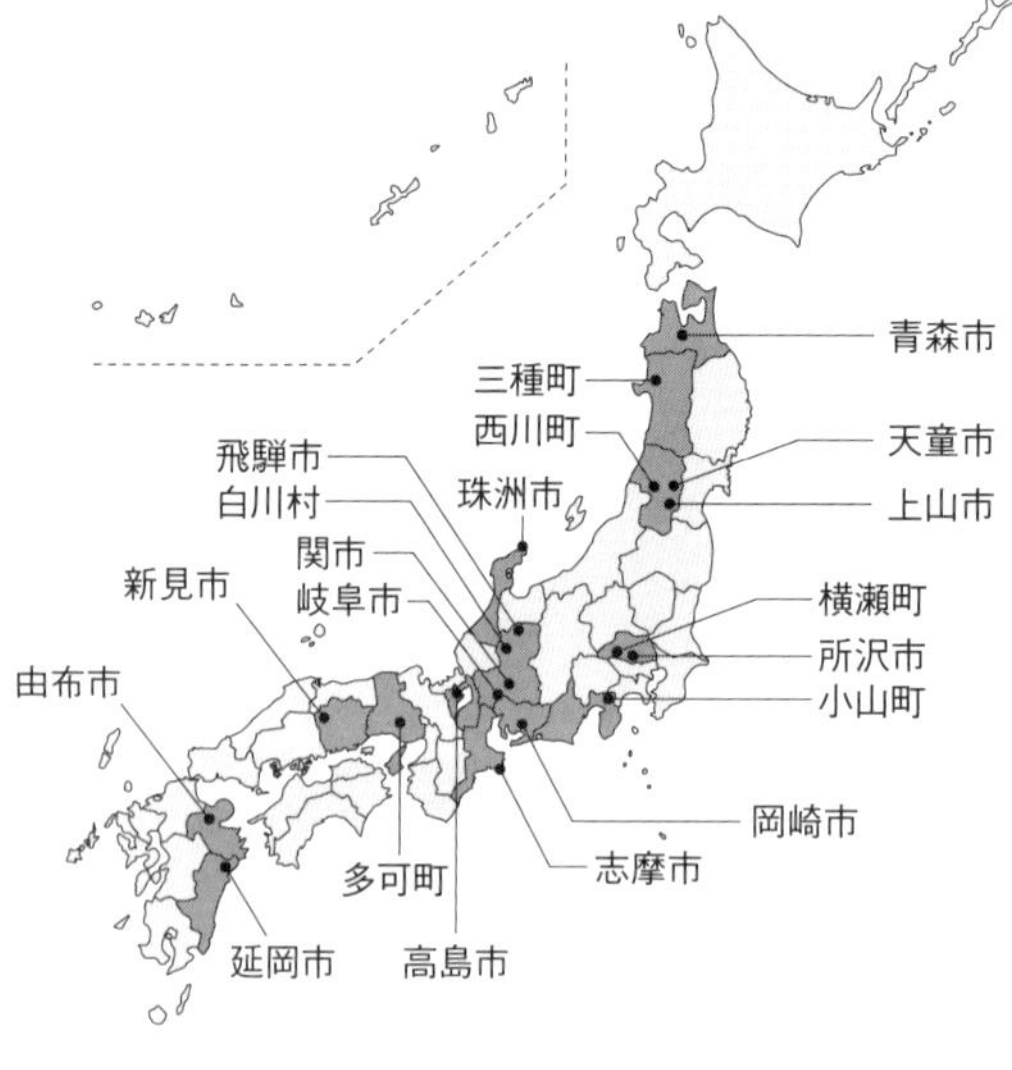

クアの道の認定について

クアの道は、ドイツの気候性地形療法（28〜31ページ参照）のコースと同様に、地形や気候など様々な自然の要素を活用する他、緊急の対処が可能な公道と接する所があること、涼しく歩けるように森や林の中のコースを選ぶなど、ノウハウを生かしたガイドラインに基づいて専門家※が設計します。ここに、案内板の設置、コースガイドマップの制作、安全に誘導できる専門ガイドの養成が伴って、クアの道に認定されます。いずれのコースも、心身共に爽快感を得られる設計がなされていますが、次ページでは、そのなかでも特に、気候や地形の特性によって、私たちに良い効果をもたらしてくれる条件を持ったコースをご紹介します。

クアの道 認定までの大まかな流れ

候補地を選定 ……クアの道ガイドライン

▼

現地踏査・専門調査 ……専門家による設計

▼

案内板の設置・コースガイドマップ制作

▼

専門ガイドの養成

▼

クアの道 認定

※**専門家**…日本クアオルト研究機構事務局長の小関信行氏。ドイツ全土のクアオルト鑑定者であり、気候性地形療法を見出したドイツ ミュンヒェン大学アンゲラ・シュー教授の代理人として、日本における気候療法（居住地と異なる気候と天候の自然要素を用いる治療法）・気候性地形療法の指導・普及に関する全権を委任されています。

日本で唯一！鍾乳洞のコース「満奇洞コース」（岡山県新見市）

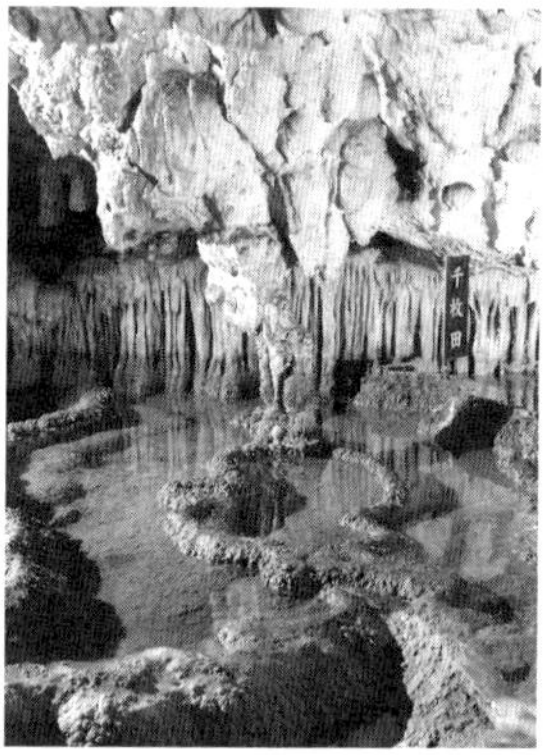

ドイツには、温度と湿度が一定の坑道を活用し、喘息《ぜんそく》やアレルギー症状などの発作を抑えて治療するクアオルトがあります。

満奇洞《まきどう》コースは日本で唯一の鍾乳洞を活用したコースです。満奇洞の変化に富んだ造形は、1929年、歌人・与謝野晶子が夫の鉄幹と共にこの地を訪れた際、「奇に満ちた洞」と詠み激賞し、この名が付きました。洞内は年中14〜15℃、湿度は高めですが、アレルゲン物質が少なく、夏は体表面を冷やし、冬は少し暖かくリラックスできます。足元が滑りやすいため、バランスを取りながら歩くトレーニングになり、天井が低い所をかがんで歩くことで筋トレの要素も。心理的には、薄暗く人工音のない静かな環境でリラックスでき、鍾乳石の造形美への感動と共に、悠久の時の流れを感じられます。

PICK UP! 海洋性気候の特徴

全天からの日射、水平線の広さ、白砂、長い日照時間、風

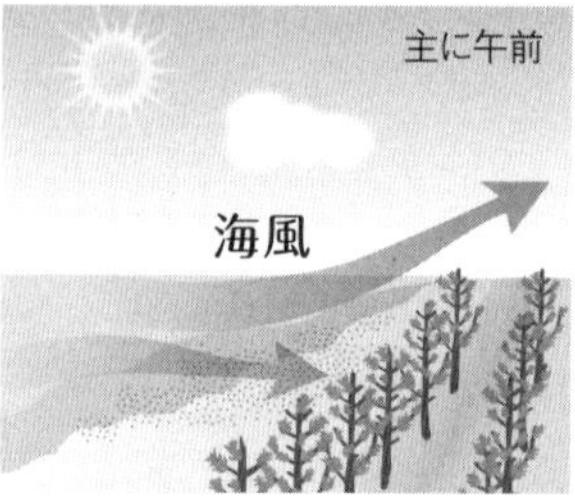

温かい陸に海から冷たい風が吹き込む

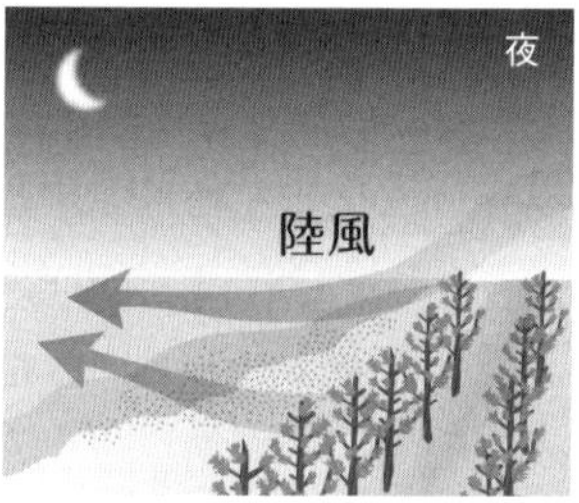

温かい海に、陸から冷たい風が吹き込む

海水エアロゾル（煙霧）の塩分＋ヨウ素が下記に作用

- 塩分の粘液分解作用
- 気道粘膜の血行向上
- （気道）繊毛運動の改善

→ 粘液の分解と肺からの排出を促します

3つの気候区分で、気候が人間に及ぼす影響

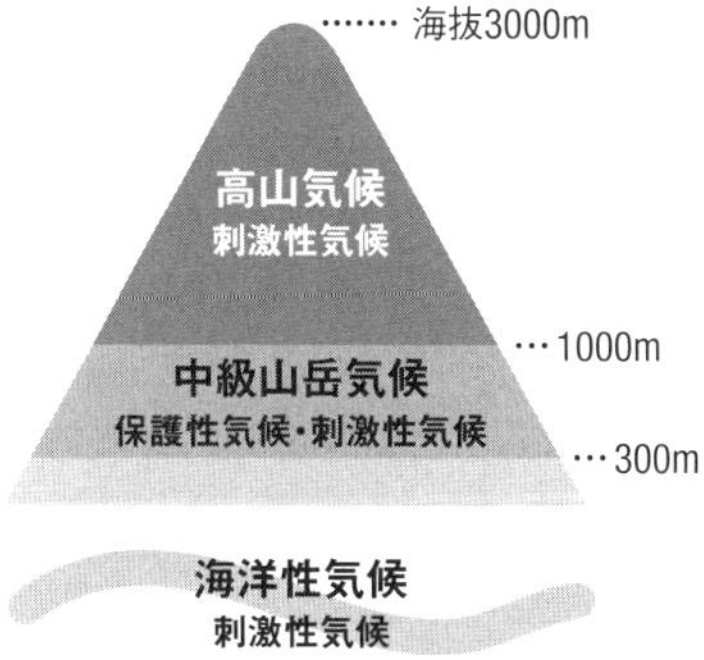

■保護性気候

生体に負担となる要素からの解放・緩和

■刺激性気候

強い刺激の要素に順応する

ドイツの気候療法（大気の物理的および化学的作用の変化によって患者を治療すること）では、治療目的に応じて保護性気候か刺激性気候かを選択します。

いずれの気候区分にも保護性と刺激性の両方の気候が含まれており、どちらの性質が顕著に表れているかにより決定されます。

▼気候区分	強い刺激性	保護性と負担緩和性
高山気候	紫外線 △UP　酸素分圧 ▼DOWN 風速 △UP　気温 ▼DOWN	大気純度 △UP アレルゲン ▼DOWN 湿度 ▼DOWN
	蔵王高原坊平コース／お清水・樹氷原コース（共に上山市）	
中級山岳気候	紫外線 △UP 気温（高台） ▼DOWN	大気純度 △UP 暑さによる負担 ▼DOWN 夜間の放射冷却 △UP 霧（高台） ▼DOWN
	三吉山コース（上山市）／一本ブナコース（西川町）／ 飛騨古川 朝霧の森コース／飛騨古川 森林公園コース／ アルプス展望神秘の森コース（以上、飛騨市）／ トヨタ白川郷自然學校コース（白川村）／大杵社コース（由布市）／ 須走・富士山眺望コース／足柄古道・銚子ヶ淵コース（共に小山町） など	
海洋性気候 （右ページ参照）	紫外線 △UP　気温 ▼DOWN 風 △UP 海水エアロゾルが多い	アレルゲン（花粉以外） ▼DOWN 大気純度 △UP 湿度 ▼DOWN
	浅虫温泉海山クア（健康）の道（青森市）／ 釜谷浜サンセットコース（三種町）／ クアの道 鉢ヶ崎／クアの道 木ノ浦（共に珠洲市）／ ともやま公園コース（志摩市）／須美江コース（延岡市）	

クアオルト健康ウオーキング 歩き方ダイジェスト

❶ 健康チェック、血圧測定

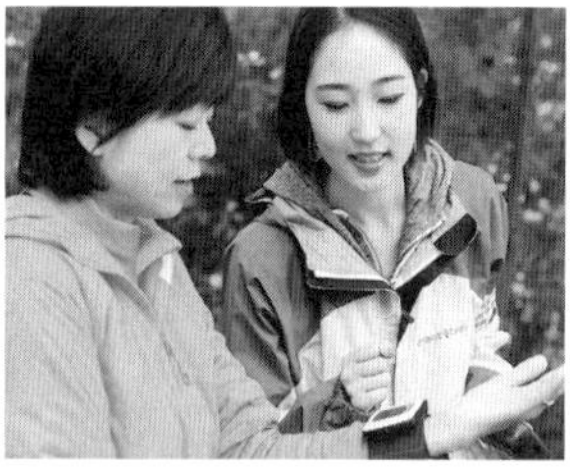

安全にウオーキングするために、参加当日の健康状態を確認します。

❷ ガイドがコースを解説

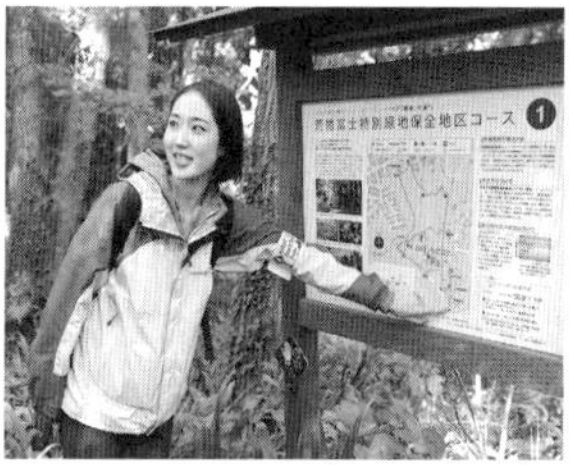

出発地点で専門ガイドがコースや歩き方を解説。

❸ ウオームアップ

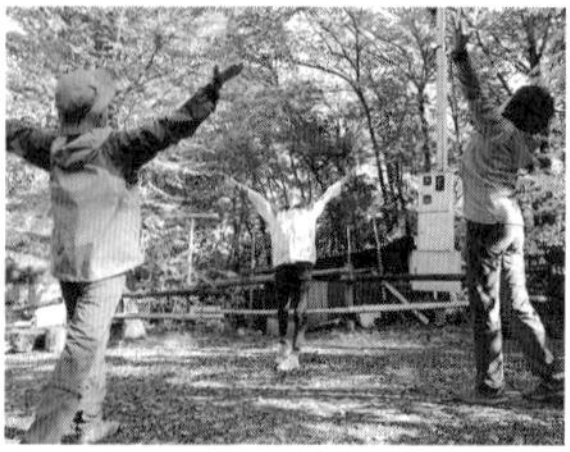

ヨガ式の呼吸法を取り入れたストレッチで体をほぐします。

❹ 心拍数や体表面温度を測定

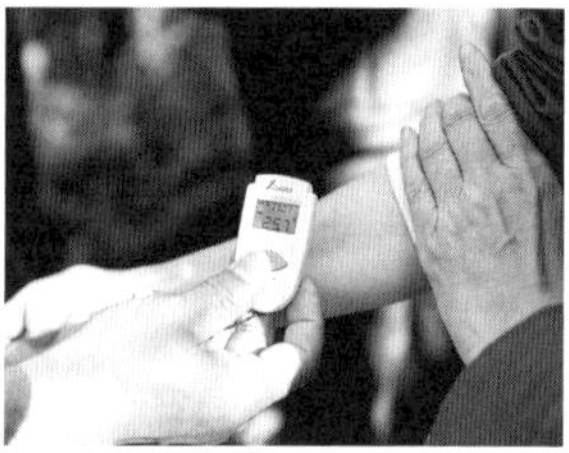

ポイントで心拍数や体表面温度を測定し、ガイドがチェック。

❺ がんばらないで歩く

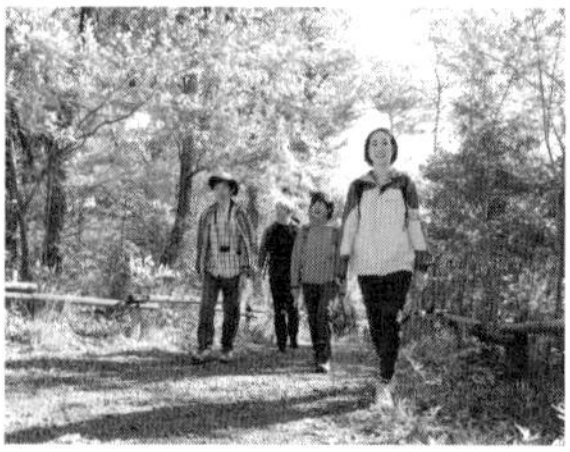

参加者の負担のないペースで調整しながら歩きます。眺望のよいところでは大きな声で「ヤッホ!」。

❻ クールダウン

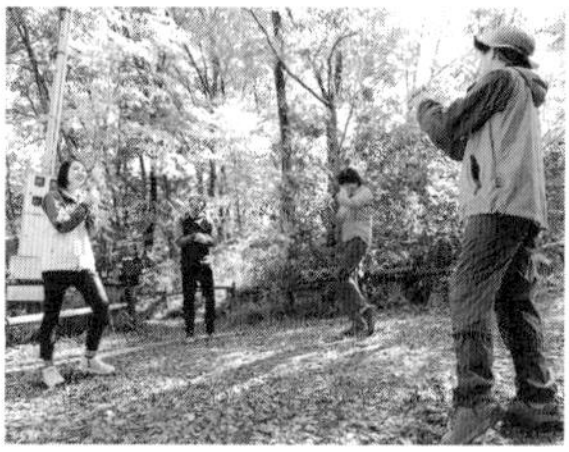

ウオームアップ同様に、息を整え、体をほぐします。

コースガイドマップの見方

心拍数計測ポイント
このマークがある所で心拍数（脈拍）を計測

水場
腕の内側などに水をかけ体表面を冷やす

ビューポイント
木々の茂みから眺望が開ける場所

海風
海辺を歩くコースなど海風を活用する場所

ヤッホポイント
ヤッホ〜と伸ばさないで「ヤッホ！」と一気に

❶〜⓬ コース行程

トイレ

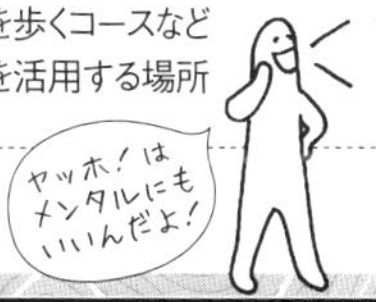

これに注目!! コースの上りの高さを積算した数字

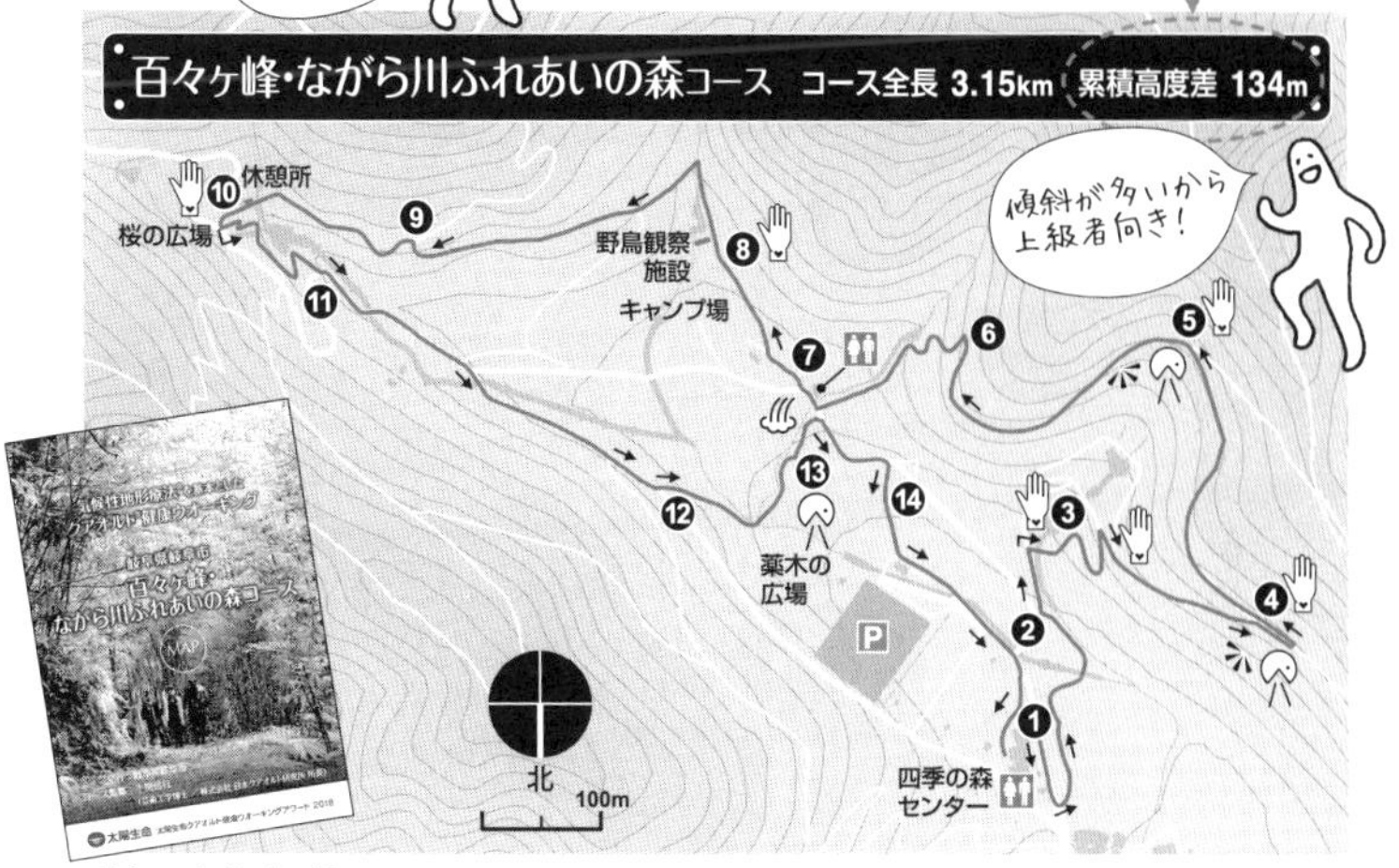

ポケットサイズの
コースガイドマップ

高低差グラフ

コースのどこの行程が「上り」で「きつそうか」などを予想できる。ただし、路面の状況や日陰があるかなど、様々な条件が影響するので注意。

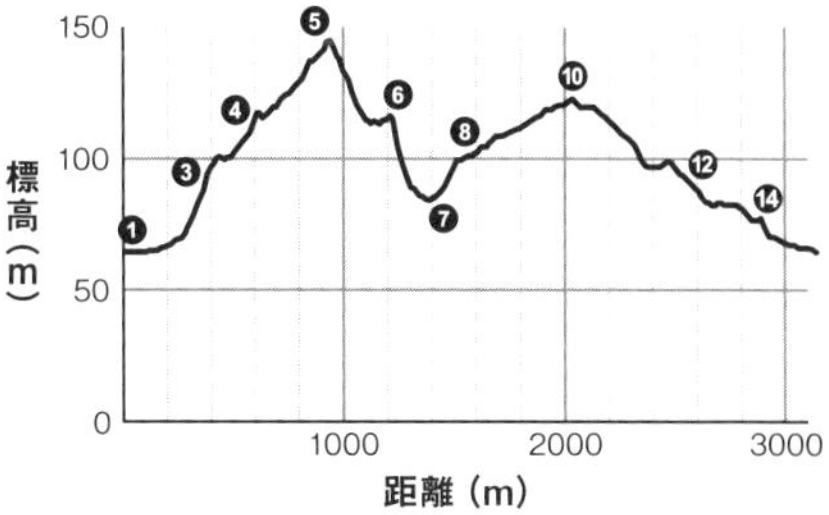

自然のなかを歩く ～路面の変化を活用～

自然のなかで行うクアオルト健康ウオーキングの特長の一つに、コースの路面がアスファルトのように平滑ではなく、舗装されていない「土の道を歩く」という点があります。土の道の凸凹などに対して、バランスを取ろうとすることで、体のトレーニングだけではなく、脳内が刺激され、脳の活性化につながります。

土の道の効用

凸凹と傾斜がある

路面の変化

舗装路の運動負荷を
「1」とすると
土の道は「1.2」と
運動負荷が増す

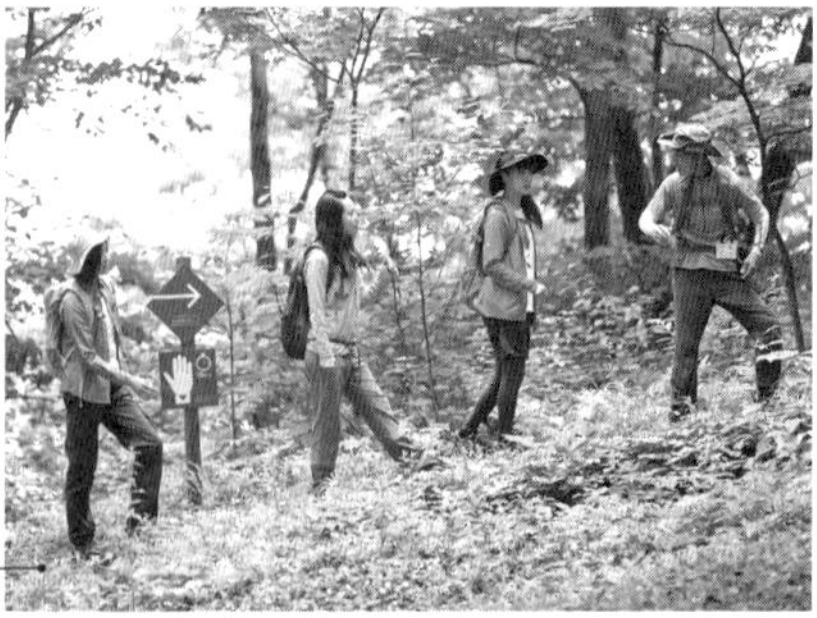

©上山市

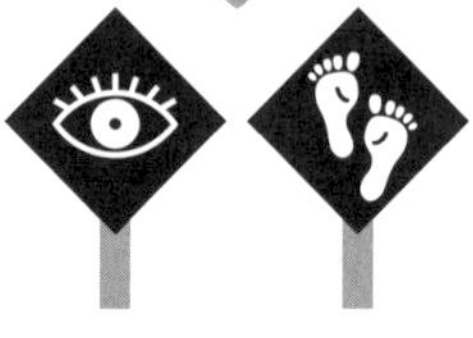

目で
安全な場所を探す

足裏で
確認しバランスを取る

運動と五感の活用

脳内活性
アンチエイジング

筋肉や体幹強化

転倒防止、骨折予防
脂肪燃焼の促進
筋力の強化

クアオルト健康ウオーキングのガイド認定条件、更新について

クアオルト健康ウオーキングの専門コースを案内できるガイドには、「実践指導者」「クアオルト・テラポイト」の2つがあります。同ウオーキングの実施には、専門コースとガイドがセットになっているため、ガイドになるには、居住する周辺地域にコースがあり、主催者（主に自治体）がガイドを募集するタイミングで、養成講習にお申し込みいただく形となります（2020年現在）。

このウオーキングは、ドイツのクアオルト（療養地・健康保養地）で活用されている気候性地形療法を基本とし、品質を重視しているため、定期的な品質チェックとして、ガイドの更新講習を実施しています。

	クアオルト・テラポイト （有償ガイド）	実践指導者 （有償ガイド）	普及員※ （無償ガイド）
認定期間	2年間	2年間	3年間
認定区分	ミュンヒェン大学認定コース および全国のクアの道	研修を実施した自治体の クアの道	研修を実施した自治体の クアの道
認定条件	テラポイト講習 ・座学、実技（2日間） ・デモンストレーション体験 ・実地講習 ・実技試験 ・修了試験（筆記） ・上級救命講習	実践指導者講習 ・座学 ・デモンストレーション体験 ・実地講習 ・上級救命講習	普及員講習 ・座学 ・デモンストレーション体験 ・普通救命講習
更新講習	2年ごと	2年ごと	—
救命講習	上級救命講習 毎年	上級救命講習 毎年を推奨 2年に1回は必須	普通救命講習 3年に1回

（2020年現在の内容です）

普及員（無償ガイド）

クアオルト健康ウオーキングの理解を深めるために、普及員講習を実施することがあります。普通救命講習を修了したのちに、「普及員修了証」を交付しています。有償ガイドの活動とは異なり、家族や友人、仲間と一緒に歩いてコースを紹介し、地域での利用促進を目的とするものです。

クアオルト健康ウオーキングの専門ガイド養成と資格取得

「運動指導」としての普及を明示

クアオルト健康ウオーキングにとって、専門ガイド（クアオルト・テラポイト※／実践指導者※）はその品質を支える重要な存在です。ドイツでは、公的医療保険が適用される気候性地形療法と同等の品質を維持するために、ガイドの養成には心血を注いでいます。ドイツの気候性地形療法の指導は、専門医、専門コース、気候療法士が連携して実施しています。

日本クアオルト研究所のメンバーは渡独し、この療法の開発者であるアンゲラ・シュー教授から直々に指導を受け、ドイツ気候療法士の資格を取得。同時に、当社は同教授とライセンス契約を締結しています。しかし、日本とドイツでは医療制度が異なり、療法としての導入が難しいため、日本での気候性地形療法の推進は、同療法を基本にしたクアオルト健康ウオーキングという名称で、この療法と同等な品質を保ちながら、運動療法ではなく「運動指導」という立場を厳守しています。それは、クアオルト健康ウオーキングの専門ガイドでも同じです。

クアオルト・テラポイト

クアオルト健康ウオーキングの専門ガイド（有償ガイド）の最上位。ミュンヒェン大学認定コースおよび全国のクアの道でガイドをすることができる。専門ガイドの中でドイツの気候性地形療法について説明が許されるのは、クアオルト・テラポイトのみ（161ページ参照）。

専門コースと専門ガイドが1セット

自治体や企業がクアオルト健康ウオーキングを実践する際、様々な運動負荷を想定した野山や海辺の専門コース「クアの道」の整備と、必要な知識や技術を学んだ専門ガイドの養成の1セットが必須となります。昨今、運動強度が高過ざると、運動リスクやつらさが増し、運動強度60％をピークに脳の血流が減少するといわれます（241ページ参照）。日本クアオルト研究所がガイドに求めるのは、参加者の「安全・安心」を最優先に、参加者それぞれの体力や当日の健康状態に合わせ、運動強度の調整を行うことにあります。「160－年齢」の心拍数を目標に歩くと運動強度55～60％程度に相当し、これを原則としています。筆者は過去2回、心臓手術を受けていますが、無理をしていきなり運動強度が高いプログラムに参加したら血栓が飛んで、それが脳で止まれば脳梗塞、心臓で止まれば心筋梗塞になるリスクも出てきます。しかし、同ウオーキングはドイツで心筋梗塞や狭心症のリハビリに使われるぐらいですから、安心してこのウオーキングを続けています。

　クアオルト健康ウオーキングをする当日は、個々の体力や健康状態に合わせて、

実践指導者

クアオルト健康ウオーキングの専門ガイド（有償ガイド）。研修を実施した自治体のクアの道でガイドをすることができる（161ページ参照）。

事故が起きないように万全な配慮をするため、参加者に必ず出発前に健康チェックシートの記入をお願いしています。専門ガイドはそれを確認後、基本的には2人1組で案内をスタートし、担当する参加者は20人を限度とします。先頭に立つリーダーは全体のスピードコントロールと安全を確認し、最後尾を守るサブリーダーは参加者の体調（心拍、下肢の状態、歩き方、会話など）に合わせた速度やケアに力点を置きます。そのため、歩く列は長く延び、2キロ程度のコースをゆったり2時間ほどかけて歩きます。途中での心拍の計測、小まめな体調確認を怠らず、ガイド自身のパーソナリティーを掛け合わせた案内で、楽しく歩くをモットーにウオーキングを実施しています。

ガイドの品質を担保する厳格な講習

クアオルト健康ウオーキングの専門ガイドの養成講習では、このウオーキングについてしっかり学んでいただいています。専門コースを有償で案内できるガイドは、実践指導者とクアオルト・テラポイトの２つの有資格者です。

クアオルト・テラポイト（ドイツ語でセラピストの意）は、クアオルト健康ウオーキングにおけるガイドの最上位で、山形県上山《かみのやま》市および岐阜県岐阜市と当社が共催で認定試験を実施します。そのための講習は、医師や大学教授、クアオルトの専門家、健康運動指導士、管理栄養士、温泉療法医、温泉関係の有資格者などにより行われ、各人が以下のような講習を担当します（２日間で15単位取得が必須）。①クアオルトと気候性地形療法概論 ②運動生理関連 ③温泉療法関連 ④医療関係（循環器、スポーツ医学など）⑤栄養関係（食と栄養）。

これらが終了した３日目、いよいよ実技講習です。ミュンヒェン大学が認定した上山市のコースで、ガイドの実技を学びます。その後、実技試験と筆記試験を受け、合格すれば最終の実地講習に進めます。さらに、ＡＥＤ（自動体外式除細動器）の使い方をマスターする上級救命技能認定の取得も必須です。最後に、居住地域の自治体にあるクアの道で5回以上実地研修が待っています。こうした厳格な研修を経て、やっとクアオルト健康ウオーキングの基本となる気候性地形療法を説明できる「クアオルト・テラポイト」として、巣立っていくのです。

この難関に２０１９年に挑んだのが、宝塚歌劇団出身の藤本麗華氏。林野庁が毎年ミス日本の中から選出する、みどりの広報大使「２０１９ミス日本みどりの女神」であった彼女は、見事に「クアオルト・テラポイト」の資格を取得しました。既に多くの自治体からオファーを受け、今後の活躍が期待されています。

日本クアオルト研究所がクアオルト健康ウオーキングを通じて伝えたいのは、健康になることで、自分がときめくことに最後まで時間を使ってほしいということです。言い換えれば、人生のクライマックスの状態で最期を迎えるということ。ガイド講習では、人の健康を支えているのは「運動」「栄養」「休養」の３要素が均衡を保つことであり、睡眠の質を上げていくことの重要性を伝えるとともに、ガイドの視野を養うために、「運動」だけではなく「栄養」「休養」を含めた３要素まで、フレームワークを広げていただきます。

　繰り返しますが、ガイドに最も必要なのは、参加者の安全を確保するリスク管理の対応であり、次にコミュニケーション能力です。「教える」というスタンスではなく、「寄り添う」というスタンス、つまりコーチングのスキルを上げてもらうことを重視しています。自己満足の指導にならないように、参加者の共感を得るために、引き出すという姿勢も大切でしょう。参加者は初めての人が多いため、相手の立場に立つことが求められます。前述のように専門ガイドは２人１組が基本です。日本クアオルト研究所では、２人でガイドする意味の本質を深く理解し、コミュニケーションスキルをブラッシュアップするための、専門講座の受講を推奨しています。次のページでご説明します。

Column

参加者に満足してもらえるガイドを目指す、クアオルト健康ウオーキング専門ガイドのコーチング

ベターパートナーシップ 人材開発コンサルタント　大城京子

専門ガイドに不可欠なコミュニケーション能力

クアオルト健康ウオーキングでは、ガイドの養成に大きなウエートを置いて、時間をかけて育成に努めています（前節参照）。

専門ガイド講習では、コミュニケーション講座を盛り込み、まず、ガイド一人ひとりについて、ガイドの在り方として、3つの側面「ホスピタリティ」「楽しむ」「教える」（169ページ「専門ガイドに求められる視点」参照）をバランス良く持てるようアドバイスします。

専門ガイドにとっての顧客は、専門コースでクアオルト健康ウオーキングを行う参加者です。参加者に満足してもらうためには、単に知識を身に付けるだけでなく、参加者への共感や親近感でもてなし、理論・情報手順を分かりやすく説明するのはもちろん、ガイドする自分自身がクアオルト健康ウオーキングを楽しむことが肝心です。

また、ダニエル・キム博士が提唱している「組織の成功循環モデル※」（169ページ参照）を参考にし、ガイド同士の関係性の質が、参加者の満足度（結果の質）を左右すると考え、チーム意識の重要性を理解してもらう取り組みもしています。

具体的には、「ペアガイドの心構え」という講座を設けています。リーダーとサブリーダーの関係性の良しあしが、参加者の気持ちや気分に大いに影響を与えるということを理解してもらい、意識的にチームワークづくりができるように知識の付与と

アドバイスを行っています。

チームづくりで重要なのは、お互いを理解すること

ガイド同士の関係性がこじれると、ガイド継続に支障を来たしてしまう場合もあるため、気持ち良くガイドをしてもらうためのチームづくりの機会を設けています。

具体的には、まずはガイド同士がお互いを理解するために最初の段階で、

①自分のことを自分の言葉で語る
②他のガイドの話を聞き、相手の思いを知る

というステップで意図的に場づくりを行っています。

2019年、クアオルト健康ウオーキングを導入している静岡県小《お》山町《やまちょう》で、専門ガイドのコーチングを実施しました。当日はガイドの先輩と後輩が合同で参加し、チームづくりの一環としてカードを使いながら、

①なぜ、ガイドになりたいと思ったのか
②どのようなガイドになりたいか
③どのようなチームにしたいか

について、お互いの思いをペアで共有した後、車座になって参加者全員で共有しました。これまでの各人の背景や思いを共有することは、まさにその人の人生を共有することでもあり、相互理解とチームづくりの大事な機会となりました。

その後、コーチングに参加した小山町のクアオルト健康ウオーキングの専門ガイドのなかから数名が、山形県上山《かみのやま》市で実施しているクアオルト・テラポイント養成講習を受講。見事に難関を突破し、現在は全国どこのクアの道もガイドできるクアオルト・テラポイントの資格を取得しました。チームワークの良さがモチベーションやさらなるアクションにもつながっている表れだと思っています。

※組織の成功循環モデル
組織の「結果の質」を高めるには「行動の質」が、そのためには「思考の質」が重要であり、「思考の質」は組織の中の「関係の質」が決め手になる、という理論。

大城京子
おおしろ・きょうこ●航空会社を退職後、キャリアデザイン／コーチングをメーンテーマに大手企業や自治体を対象に研修や講演を広く実施。米国CTI認定CPCC®、米国CRR認定システムコーチORSCC、産業カウンセラー、NLPビジネスマスタープラクティショナーなどの資格を有する。ドイツ気候療法士、クアオルト・テラポイントとしても活躍中。

専門ガイドに求められる視点

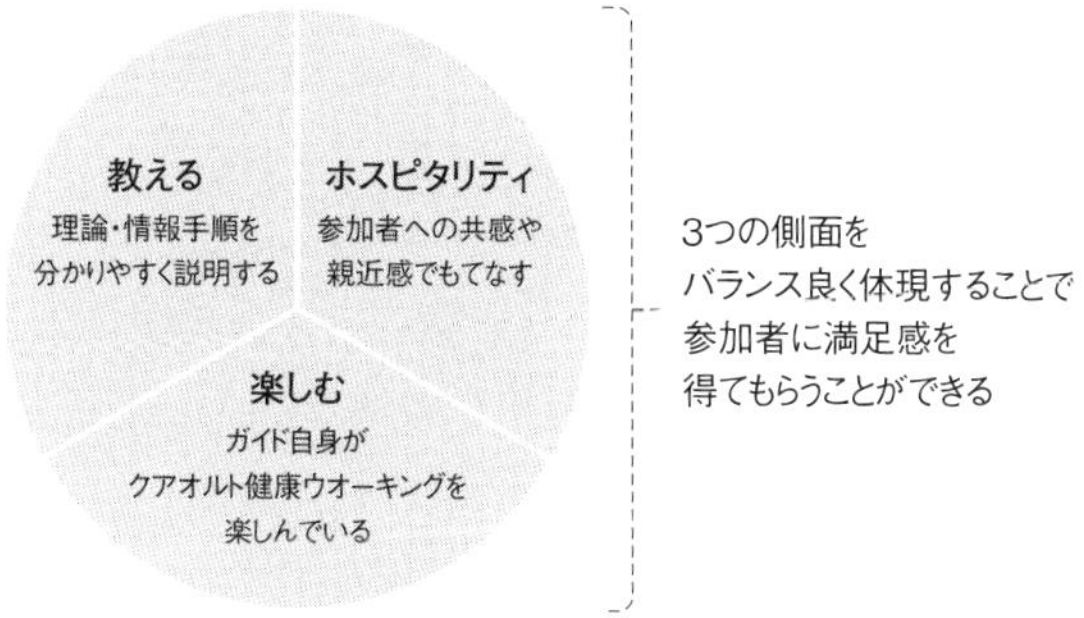

組織の成功循環モデル（ダニエル・キム博士提唱）

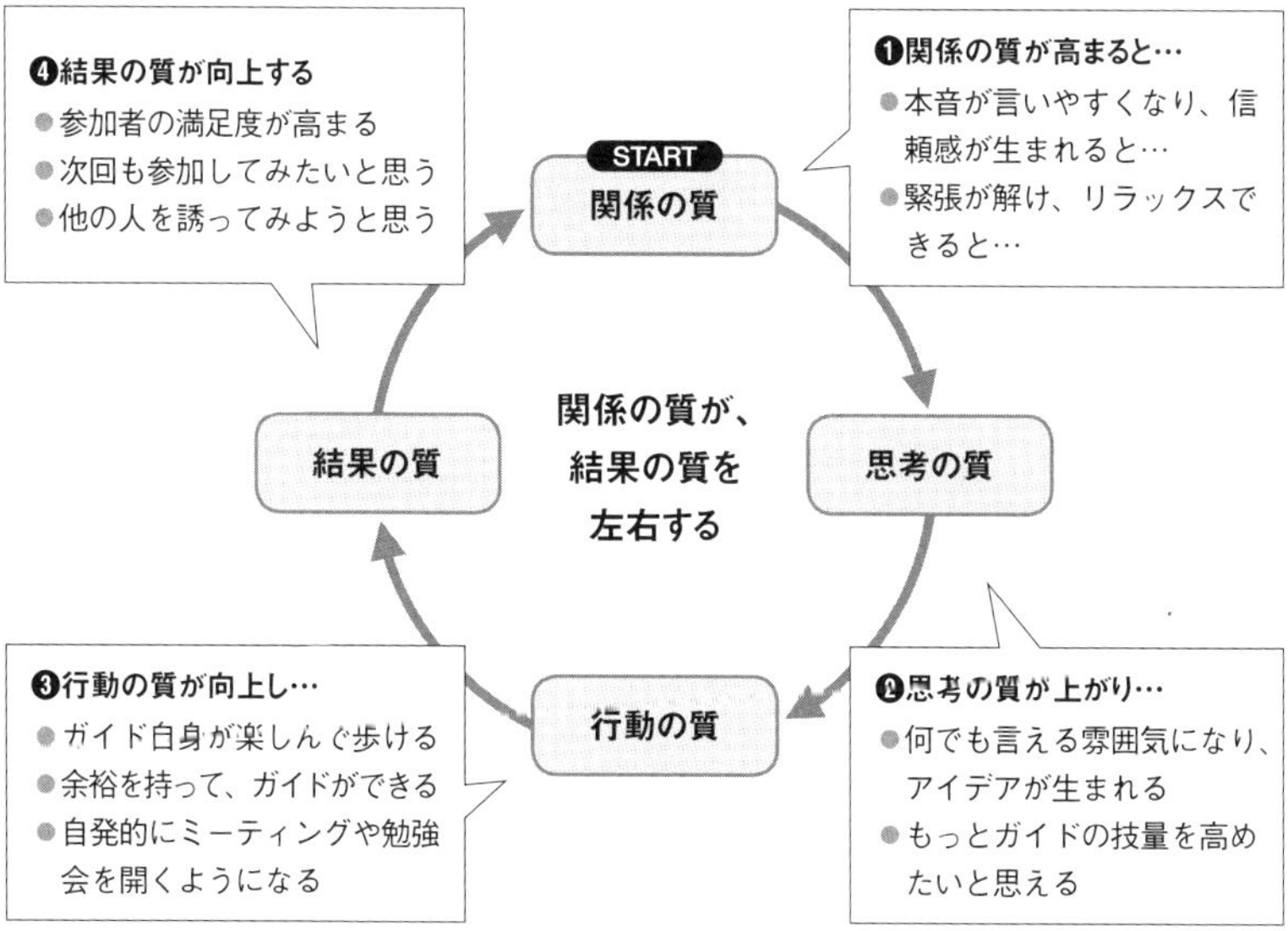

2019年ミス日本 クアオルト・テラポイト 藤本麗華氏に聞く
クアオルト健康ウオーキングの魅力とガイドとしてのスキルアップについて

みどりの広報大使「2019ミス日本みどりの女神」として活動しながら、難関といわれる「クアオルト・テラポイト」の資格を取得。既に多くの地域や企業からオファーが入り、今後の活躍が期待されている藤本氏。クアオルト健康ウオーキングを通して、運動のみならず、栄養、睡眠（休養）の大切さを実感し、歩くことが楽しくなっている様子。

クアオルト健康ウオーキングは「疲れないのに、良質の睡眠が得られるんです」

実際にクアオルト健康ウオーキングを体験して、結構歩いたなと思っても、そのときはあまり疲れを感じない。でも、その夜はぐっすり深い眠りが得られ、いい運動になっているんだなあと、実感しました。無理をしないで歩いて、よく食べて、よく眠れる。それがこのウオーキングの目指すところ、良いところですね。開放的にもなれて、メンタルな面でもいいものがもたらされると思います。ガイドとしてスキルアップしていきたいです。

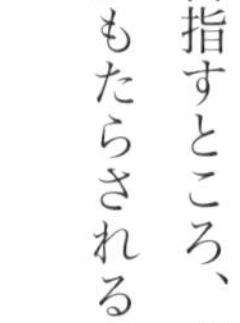

藤本麗華（ふじもと・れいか）●1992年、東京都生まれ。宝塚星組の男役「凰《おう》羽《は》みらい」として活躍。退団後は、イベントや舞台で活躍する一方、ダンス講師として宝塚歌劇団への入学をサポートし、後輩の育成に尽力している。2019年「ミス日本みどりの女神」に選出。同年、「クアオルト・テラポイト」の資格を取得。

クアオルト健康ウオーキングコースガイド

Webサイトで、全国のクアの道（クアオルト健康ウオーキングの専門コース）を探すことができます。www.kurortwalking.com

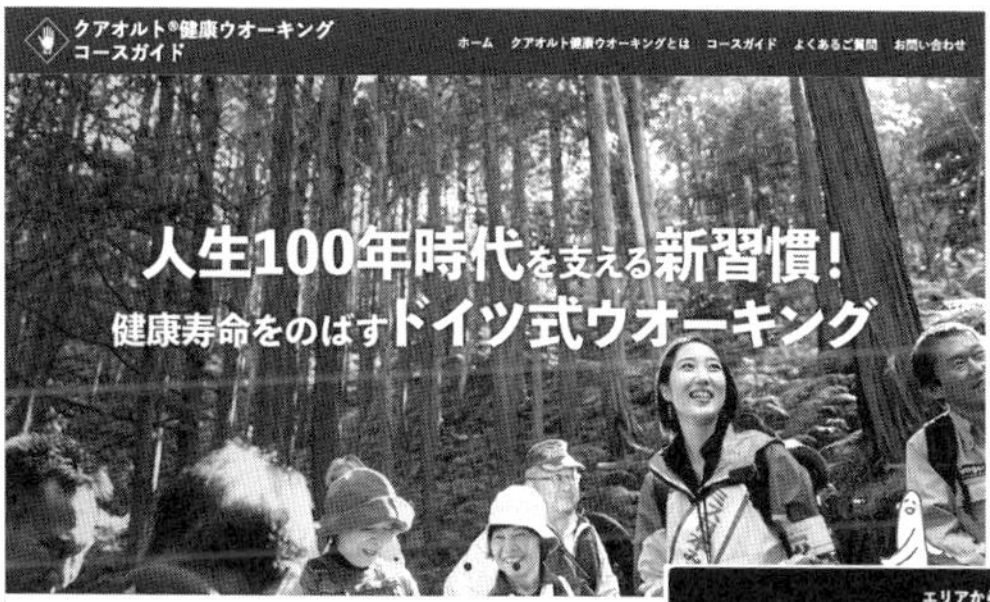

◀トップページ

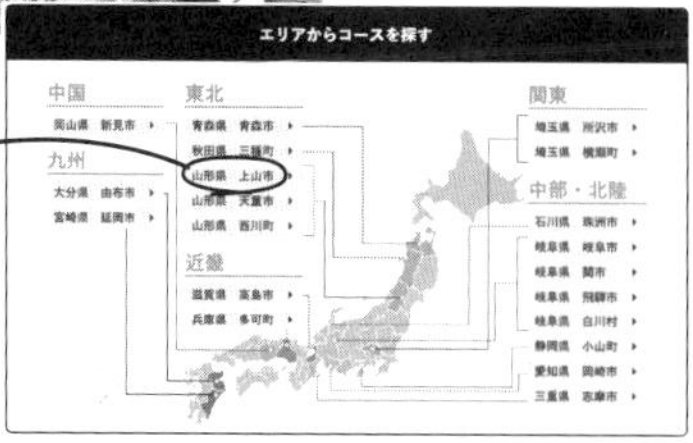

▲全国の実施地域マップ

地域名をクリック！

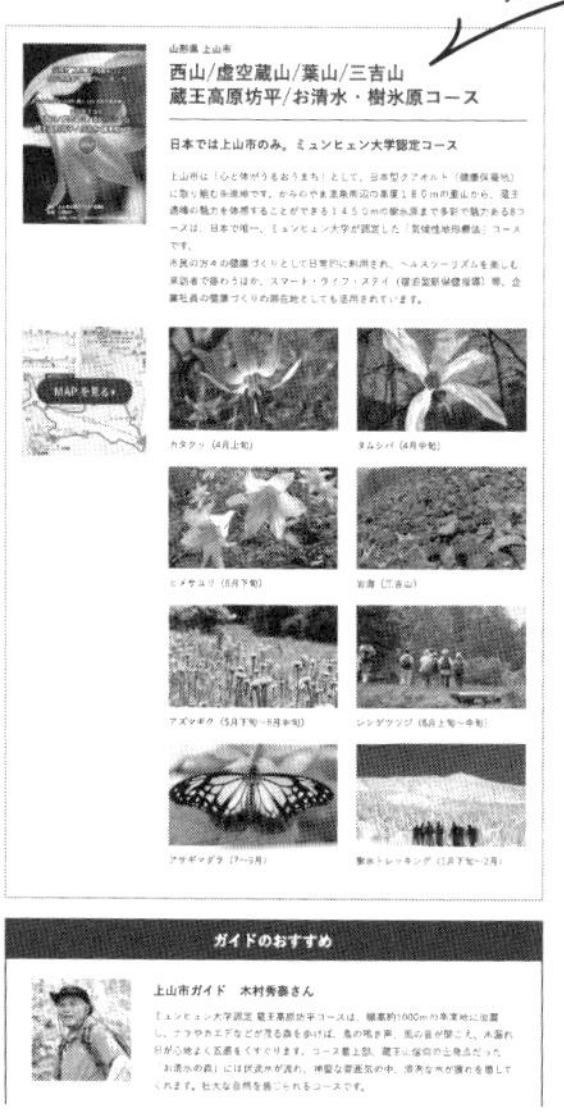

▲コースの紹介と、ガイドさんのおすすめコメント、参加したい場合の問い合わせ先が掲載されています

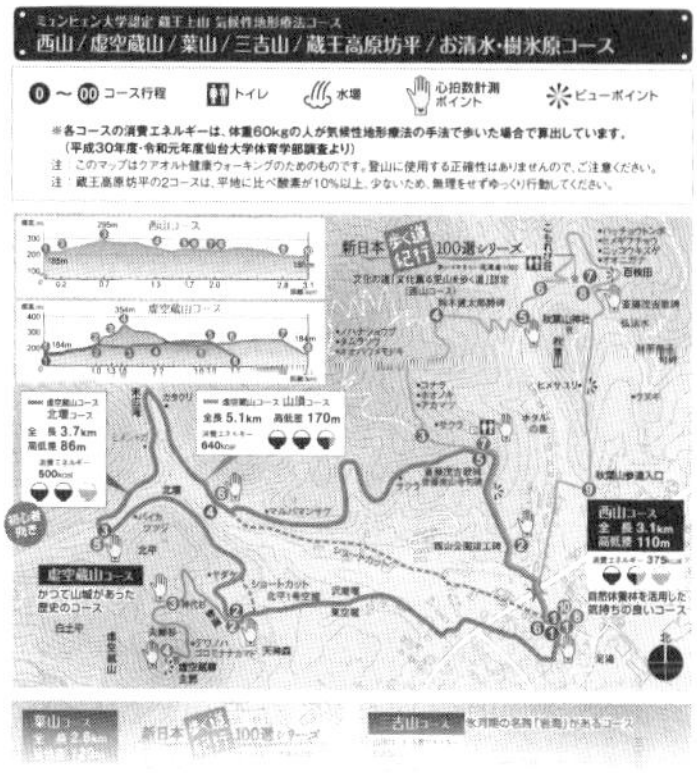

▲コースマップも見ることができます

お弁当コレクション ～クアオルト弁当～

クアオルト弁当は、「食事バランスガイド」（厚生労働省・農林水産省）を基本に、カロリーや塩分、栄養素だけではなく、うま味や機能性、その地域に根ざしている食文化をも盛り込み、地元の人も観光客も、再び食べたくなる内容を目指します。日本クアオルト研究所では、下記の項目を満たす弁当を、クアオルト弁当と考えています。

- 地場産品を2品以上使用すること
- 塩分・カロリーに配慮し、健康的なもの、健康的な調理法であること
- お品書きを添付すること（極力アレルギー食材の明記）
- 見た目もきれいで、おいしいこと（うま味）
- ウオーキング時に食べることを想定し、外で食べやすいもの、持ち運びしやすいもの、運動時に適した8分目の量
- 外で食べるので、食材が傷まないこと
- 地元ならではの食べ方や食材を多くすること

健康経営や特定保健指導を始めとする栄養指導の教材としての利用などが目的の場合は、さらに以下の項目を満たせるように取り組むことで、品質の向上を目指します。

- 機能性を考えて、食材や加工法を選ぶこと（抗酸化作用の野菜他、カリウムが多く血圧を下げるような食材、食べ合わせ）
- 自然環境に優しい、廃棄物が出にくいパッケージなど
- ウオーキングだけではなく、地元の人が会議などで利用したいと思えるもの
- カロリーや塩分量を明記

※以上を基にして、各地域でクアオルト弁当の認定基準を定めています。

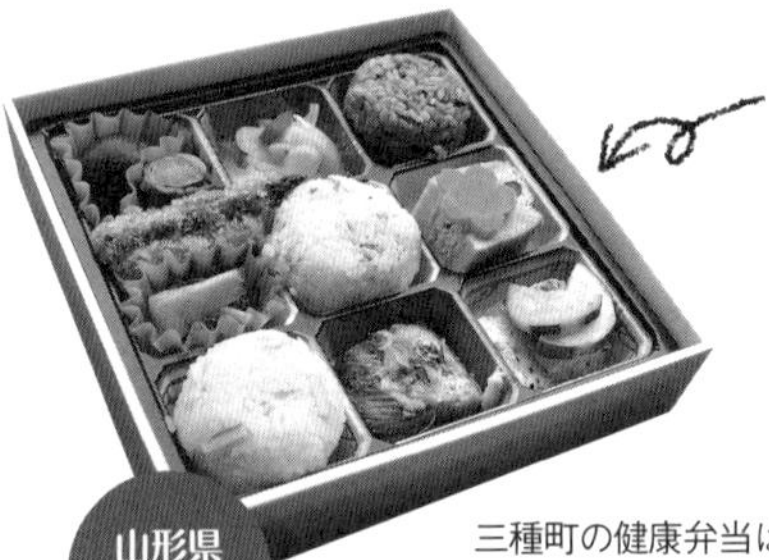

山形県
上山市

ほぼ地元産の食材を使用。郷土料理・芋煮や上山産ワインで味付けたおかずなど、上山の豊かな風土を感じるお弁当です。

秋田県
三種町

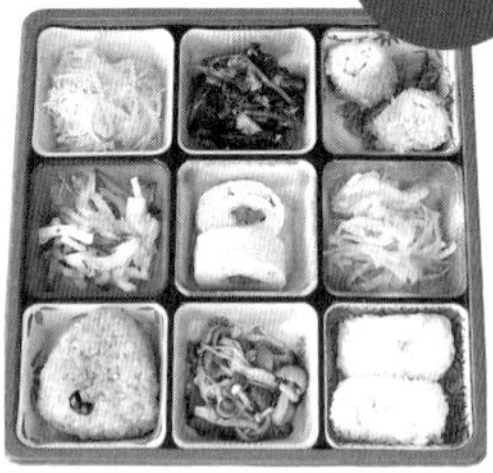

三種町の健康弁当は、カロリーが600kcal以下、塩分が3g以下としています。特産品のじゅんさいやメロンが入ることもあります。

石川県
珠洲市

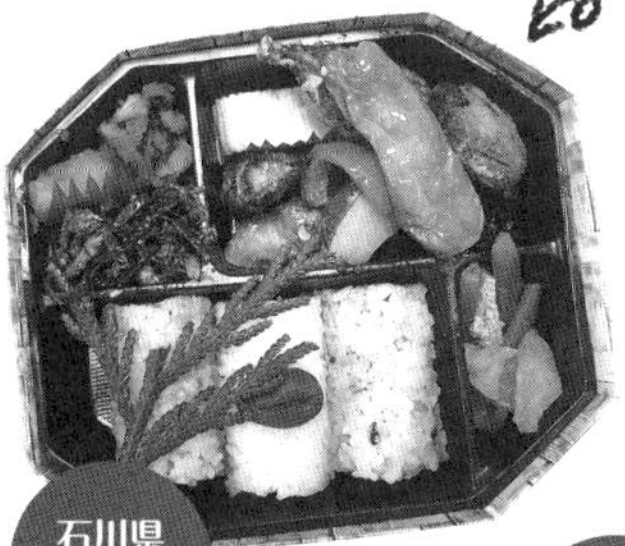

ギバサ(アカモク)・カジメ・ツルモなど海藻の宝庫。海藻を使ったおかずの他、能登産の食材で作る郷土料理たっぷりのお弁当です。

静岡県
小山町

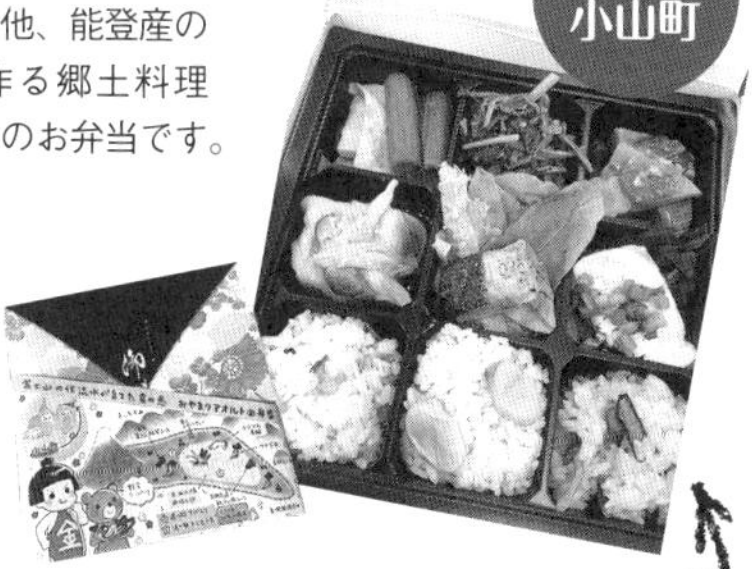

栄養成分の基準は、厚生労働省が示す健康な食事(スマートミール)を推奨。お弁当の包み紙は、町を紹介するかわいいイラスト入り。

三重県
志摩市

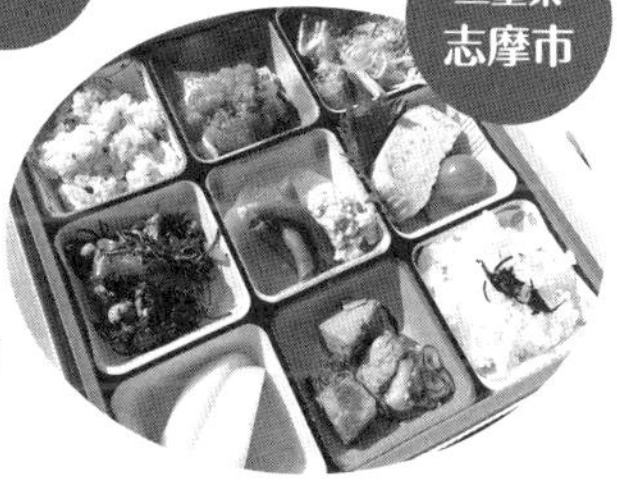

アオサやヒジキなど、志摩市を代表する海藻類をはじめ、サバやカツオを使ったおかずなど、海に囲まれた場所ならではのお弁当です。

兵庫県
多可町

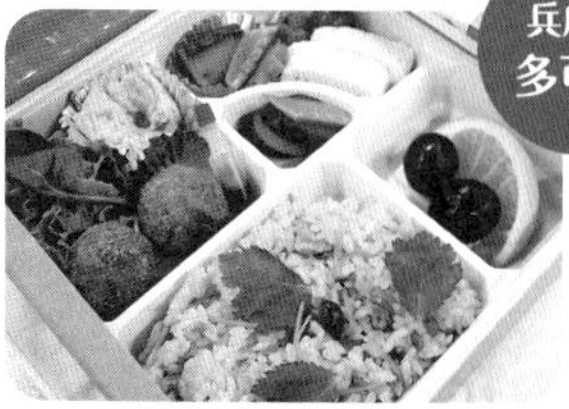

ウオーキングコース拠点のホテル・エーデルささゆりが、工夫を凝らして作るヘルシー弁当。特産品の播州百日どりが入ることも。

岡山県
新見市

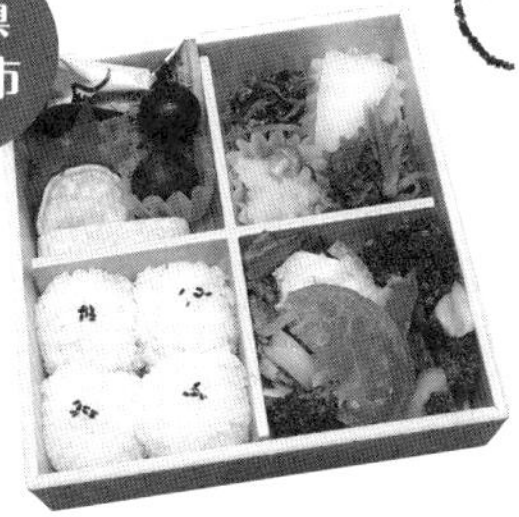

新見市A級グルメと銘打った千屋牛、チョウザメ、森林鶏などを食材とした自慢のお弁当。旬の時期にはブドウのピオーネも入ります。

宮崎県
延岡市

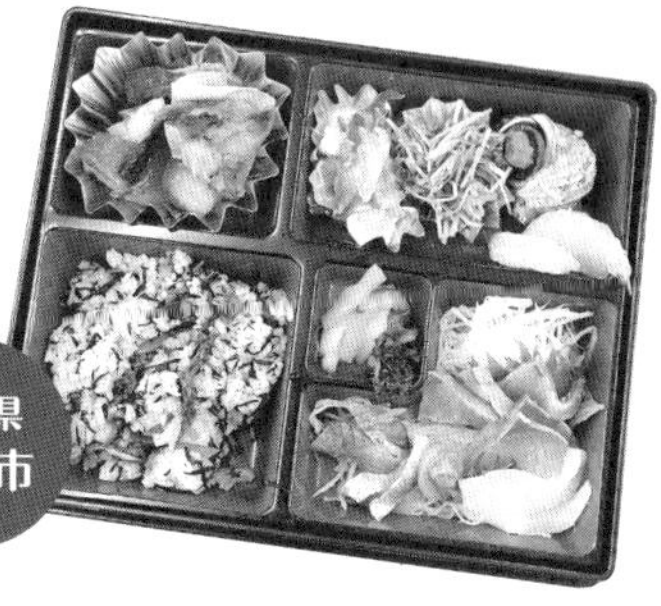

ウオーキングガイドの甲斐さんは民宿を営む漁師。朝捕りで鮮度抜群、旬の魚の刺し身の他、海の幸満載の御膳です(宿で提供)。

※ここでご紹介しているお弁当は、各地域で提供している一部です。また、Facebookページ「全国のクアオルト健康ウオーキング」にはカラーで掲載しています。併せてぜひご覧ください。

01

上山市・山形県

▼ミュンヒェン大学認定8コース 他

日本で唯一、独ミュンヒェン大学認定コースを保有
20以上のコースで参加者を飽きさせない

上山《かみのやま》市は、江戸時代に上山藩の城下町や羽州街道の宿場町として栄えたまち。そんな歴史的背景を感じながらリフレッシュできるのが、かみのやま温泉です。宿のご主人と一緒に歩く「葉山コース」は旅行者に人気。アスリートの高地トレーニングにも活用される「蔵王高原坊《ざおうこうげんぼう》平《だいら》コース」では、冬に樹氷を見るプログラムもあり、市内にはミュンヒェン大学認定8コースをはじめ、多彩なコースがそろっています。

また、「こんにゃく番所」のこんにゃく創作懐石、フルーツ王国・山形の名の通り、季節ごとに多種多様な果物など、豊かな「食」を堪能できるのも楽しみの一つです。

地元をよく知るガイドからのオススメ

ミュンヒェン大学認定 蔵王高原坊平コースは、標高約1000mの準高地に位置し、ナラやカエデなどが茂る森を歩けば、鳥の声、風の音が聞こえ、木漏れ日が心地よく五感をくすぐります。コース最上部、蔵王山信仰の出発点だった「お清水の森」の神聖な雰囲気のなか、清冽な伏流水が疲れを癒やしてくれます。壮大な自然を感じられるコースです。

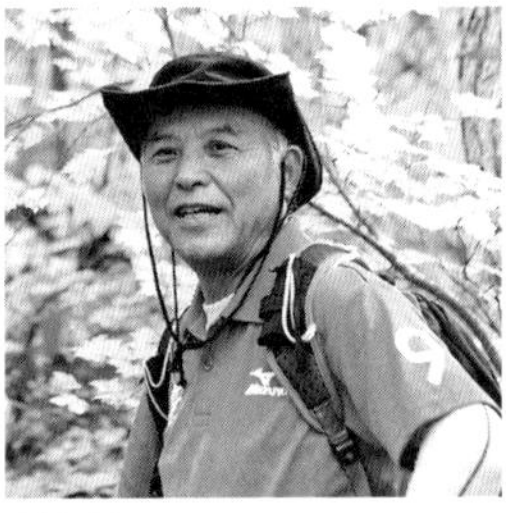

木村秀泰さん

ミュンヒェン大学認定 蔵王上山 気候性地形療法コース

蔵王高原坊平コース／お清水・樹氷原コース

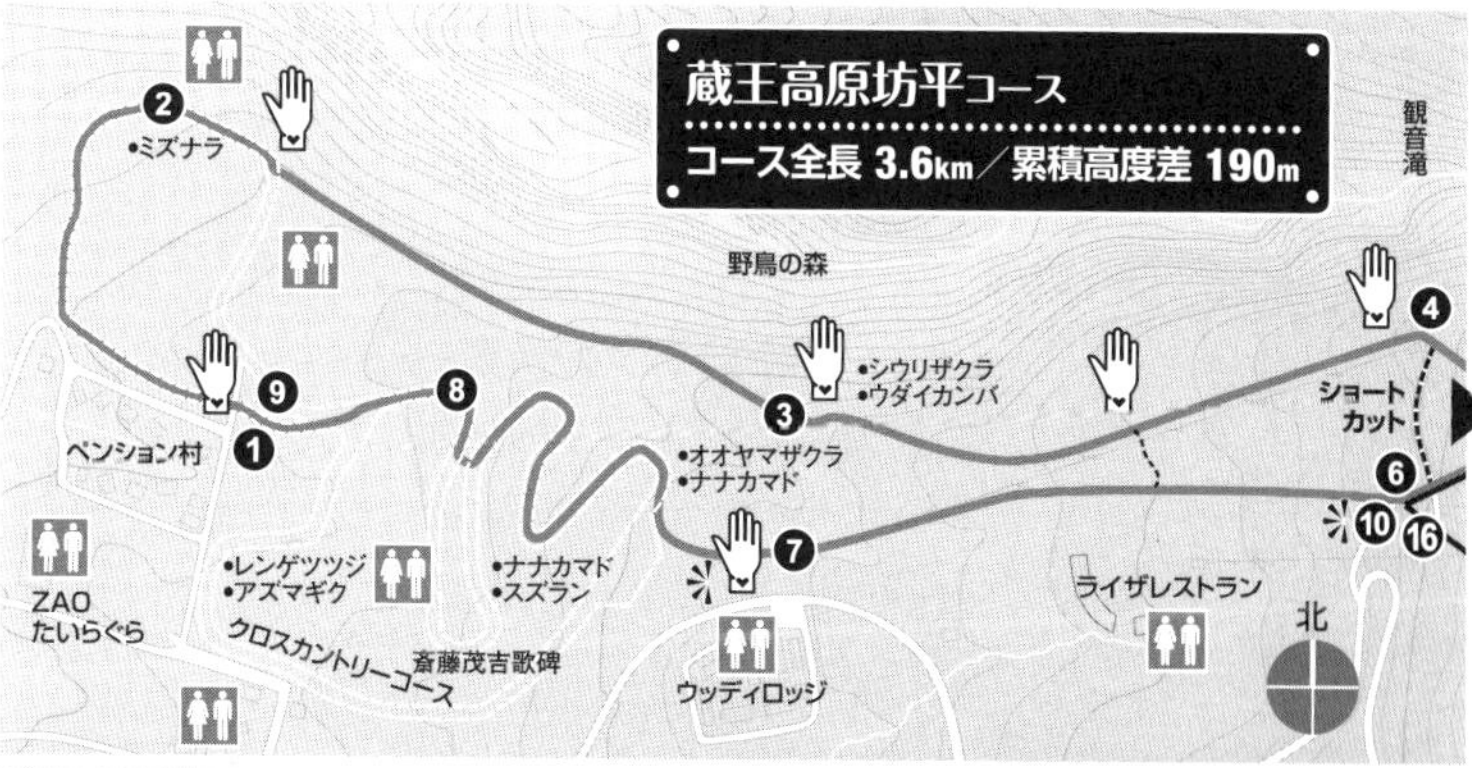

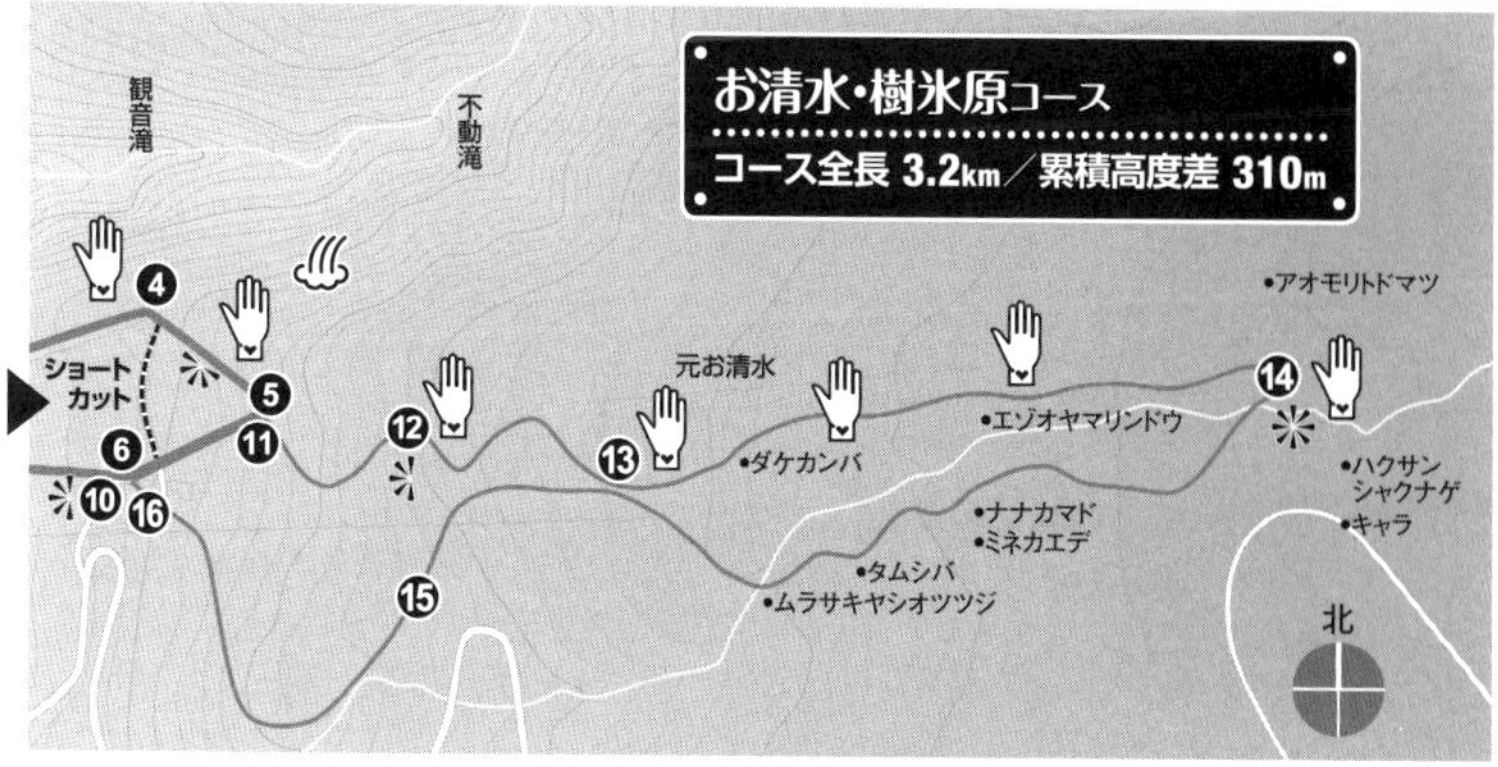

高低差グラフ

【蔵王高原坊平コース】

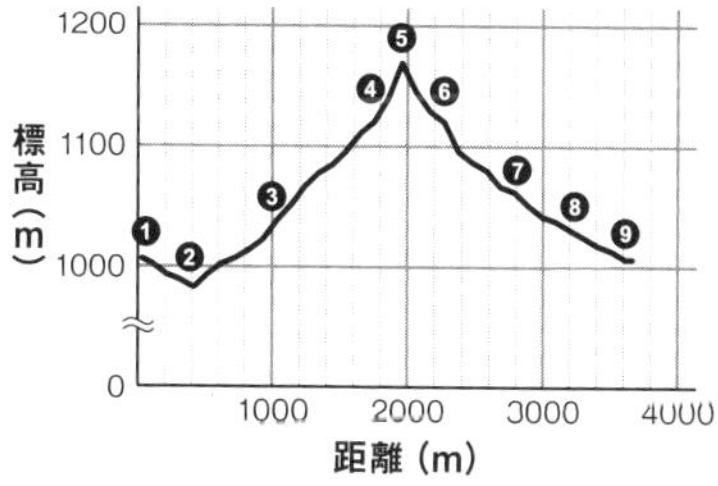

【お清水・樹氷原コース】

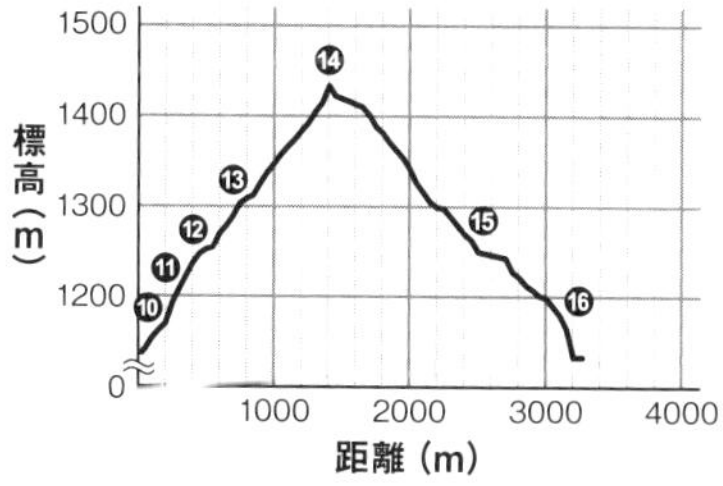

上山市の健康への取り組み例

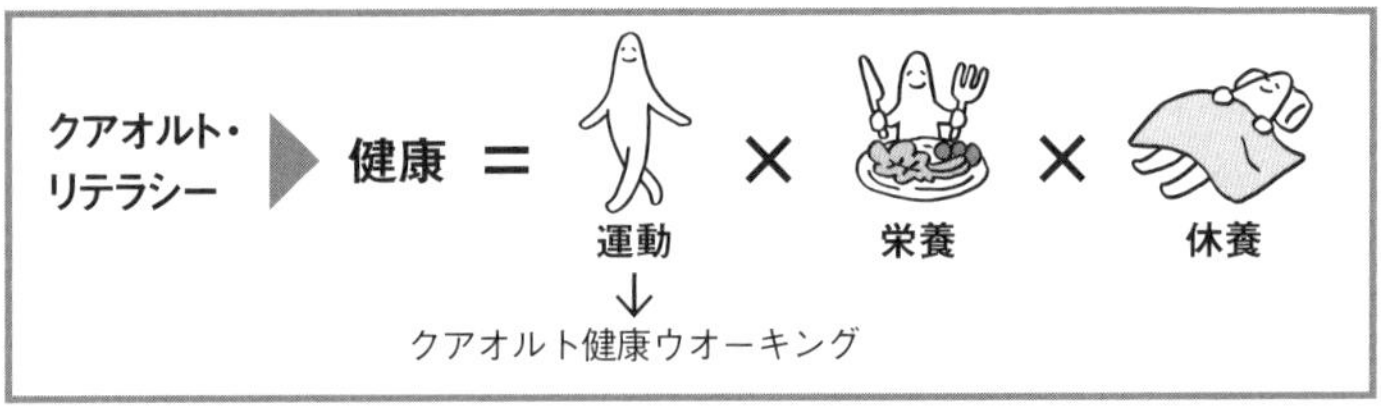

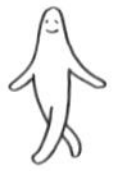

運動

医療機関、学術機関などと連携し、健康増進効果の検証を行っている。
●クアオルト健康ウオーキングの継続実施による効果について連携調査(医師会・山形県立保健医療大学・仙台大学)
●毎日ウオーキング継続参加者の医療費推移について分析調査(健康支援技術研究所) 他

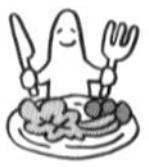

栄養

市内の旅館や飲食店で、地元食材を生かし、栄養バランスやカロリー、塩分に配慮した「クアオルト膳」「クアオルト弁当」(172ページ参照)を提供している他、玄米菜食やマクロビオティックを基本とした食事など、こだわりの食事を提供する店舗も。

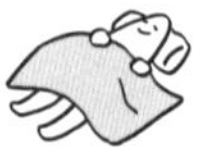

休養

●宿泊型新保健指導(スマート・ライフ・ステイ)ツアー：保健師・管理栄養士などが多業種連携で行う、地元観光資源を活用した「体験型」の保健指導(特定保健指導対象者、生活習慣の改善が必要な人を対象)
●各種ヘルスツーリズムツアー：行動変容につながる健康への気づきの旅(企業および個人が対象)

TOPICS

●ヘルスツーリズム認証／上山市内で5プログラム
●主な受賞歴:第4回ヘルスツーリズム大賞(2011)、第3回健康寿命をのばそう！アワード 厚生労働省健康局長 自治体部門 優良賞(2014)、第1回 ジャパン・ツーリズム・アワード 国内・訪日領域・地域マネジメント部門部門賞(2015)、第1回やまがた健康づくり 大賞(2015)、ディスカバー農山漁村(むら)の宝(第6回)準グランプリ(コミュニティ部門選定)(2019)

■上山市温泉クアオルト協議会 構成団体

商工会、観光物産協会、医師会、温泉旅館組合、蔵王テラポイト協会、山形銀行、観光果樹園協議会、市内地区公民館、市内ワイナリー、市内旅館・飲食店、青年会議所、スポーツ協会、全国健康保険協会山形支部 他

02 三種町 ● 秋田県

▼森岳温泉石倉山コース
▼琴丘クアの古道コース
▼釜谷浜サンセットコース

生産量日本一のじゅんさいの産地で運動と一緒に、海山の恵みを五感で堪能

三《み》種《たね》町《ちょう》は、上山《かみのやま》市をモデルに、県の予算で三種型クアオルトの事業がスタート。秋田の奥座敷として親しまれてきた森岳温泉近くの石倉山を歩くコース、名所の一つである梅公園を歩く琴丘のコース、ずらりと立ち並ぶ風車の砂浜を歩く釜《かま》谷《や》浜《はま》のコースと、それぞれ個性豊かです。釜谷浜近くの宿「砂丘温泉ゆめろん」には、高濃度人工炭酸泉がある他「クアオルト浴室」が整備され、水中運動のプログラムを提供しています。

じゅんさい摘み取り体験や日本海の海の幸など、三種町ならではの、「運動×栄養×休養」の要素が詰まった滞在を楽しむことができます。

地元をよく知るガイドからのオススメ

美しい「琴丘クアの古道コース」はオールシーズン利用できます。山野草や小動物との出合いが道行く人の心を和ませてくれます。起伏に富んだ土の道は運動効果を効率良く高め、展望台からは素晴らしい景色と共に、運動した達成感も味わえます。心地よい自然の恵みに親しみながら運動できるコースを、ぜひ一度体感してください。

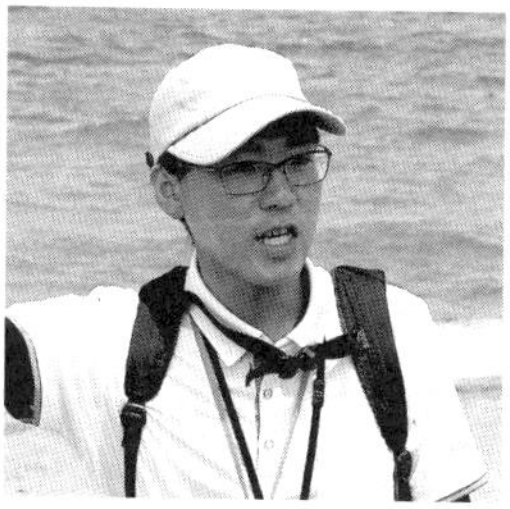

鎌田真広さん

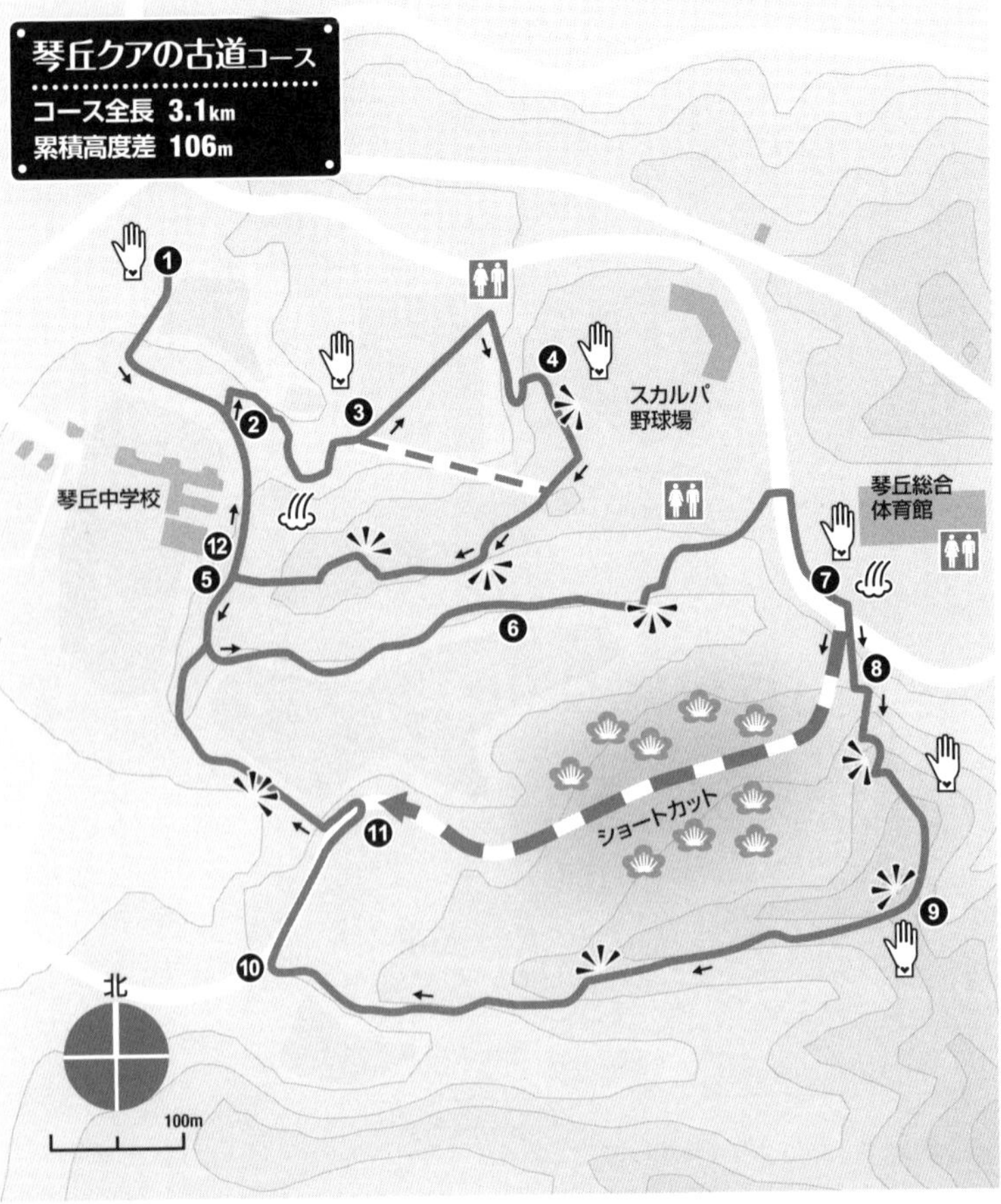

高低差グラフ

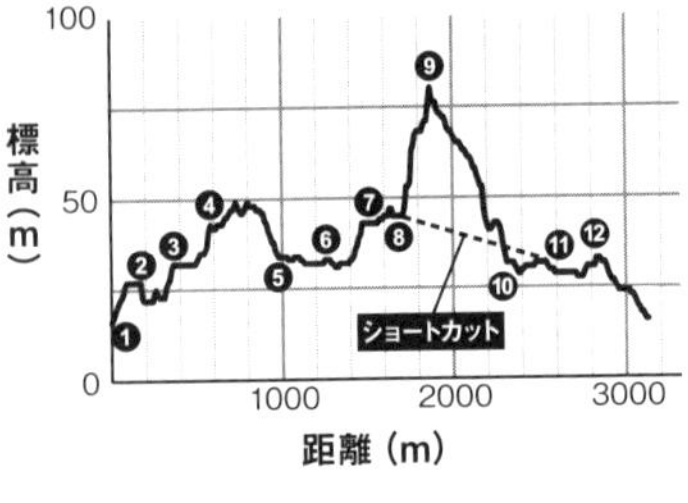

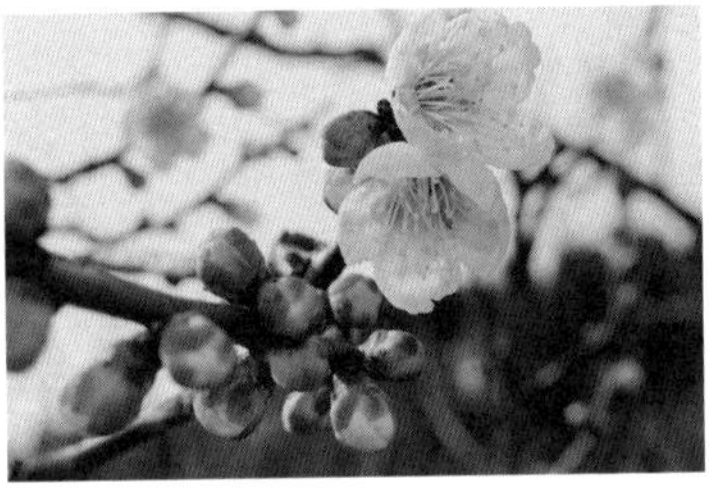

梅の花の見ごろは4月中旬

三種町の健康への取り組み例

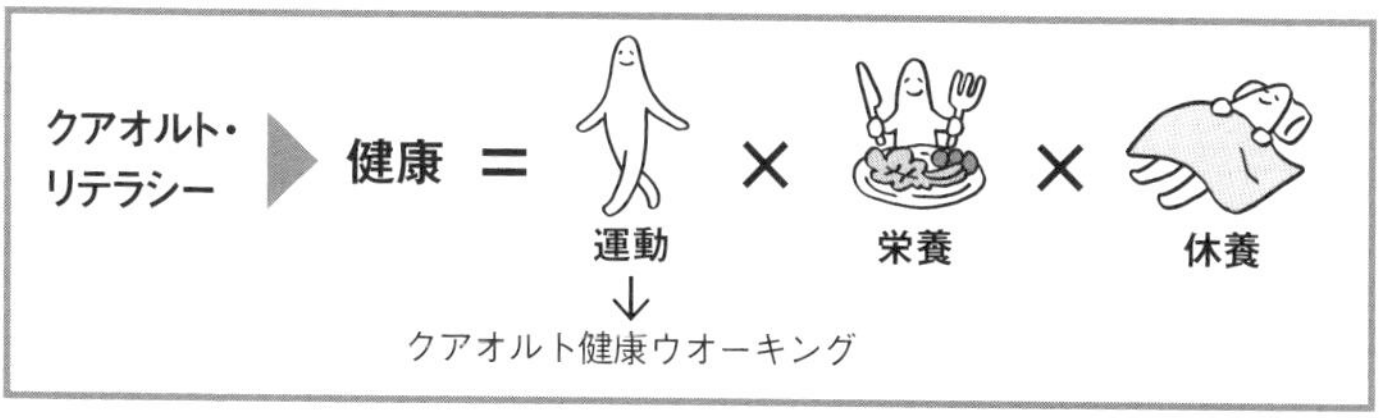

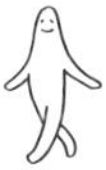
運動

「釜谷浜サンセットコース」に近い宿「砂丘温泉ゆめろん」では、クアオルト浴室とクアオルト運動室を整備。いつでも使用できる他、「温泉浴運動教室」「ステップエクササイズ」など、運動教室が開催されている。

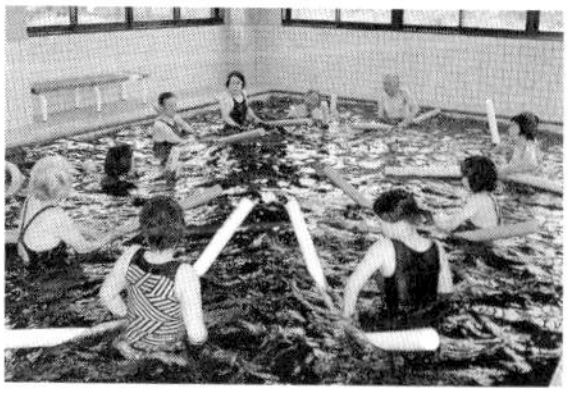

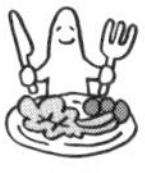
栄養

カロリー600kcal以下、塩分3g以下、地元産食材3品以上などの要件をクリアした事業者を認証し、「クアオルト健康弁当」を提供している（172ページ参照）。また、2018年に健康食認証委員会で、地元特産品のメロンを食材にレトルトの健康カレー開発に着手、カロリー178kcal、食塩相当量1.2gのカレーを開発した。今後は、製造・販売を行う予定。

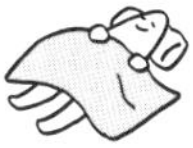
休養

町内には森岳温泉郷（森岳温泉ホテル、ホテル森山館、森岳温泉ゆうぱる）、砂丘温泉ゆめろん（20年1月に温泉利用プログラム型健康保養施設に認定）がある。いずれも、日帰り入浴での使用も可能。塩分濃度が高い、しょっぱい温泉で、体の芯から温まり、美肌効果もあるといわれている。

【宿泊補助制度】
町で有料の健康プログラムを体験し、町内温泉施設に宿泊した企業や団体、グループ（5名以上）が対象。1泊2,000円（ゆうぱるは1泊1,000円）×延べ宿泊数を補助。（上限5万円）

■三種町クアオルト推進協議会 構成団体

地元企業、農業協同組合、商工会、観光協会、スポーツ推進審議会、スポーツ推進委員会、体育協会、スポーツ少年団、統合型地域スポーツクラブ、芸術文化協会、連合婦人会、老人クラブ連合会、健康づくり推進委員会、民生児童委員協議会、社会福祉協議会、介護予防サークル、自治会、クアオルト研究会、心療クリニック 他

Column

炭酸泉の効能効果と飲泉

医学博士　浦川豊彦

炭酸泉の普及は筆者のライフワークの一つですが、ジレンマもあります。地熱の高い火山国＝日本において、高濃度天然炭酸鉱泉は少数で、全温泉のわずか2％程度。しかも、その90％は泉温が30℃以下の冷泉で、そのままでは温浴用には使えません。無加温の高濃度の炭酸温泉は、くじゅう（大分県）の七里田温泉と長湯温泉の一部などに限られ、残りは加温が必要です。加温は簡単ではありません。通常のボイラー加温では、遊離炭酸ガスの大半が気化し、浴槽に注ぐとわずかしか残らないことが

人工炭酸泉を導入した秋田県三種町の取り組み

石灰岩層が広く分布しているヨーロッパでは、カルシウムイオン（Ca^{2+}）の濃度が高い硬水が多く、飲用として好まれなかったため、ミネラルウオーターが普及してきました。特にドイツから東欧にかけては、マグマからの火山ガスである炭酸ガスを含んだガス入りの鉱泉が多く湧出しています。

ガス入りのミネラルウオーターなど炭酸ガス入りの飲料が好まれるのは、飲んだ後リラックスできるため。炭酸飲料を飲めば消化管粘膜から、炭酸泉に浸かれば皮膚から浸透します。炭酸ガスは、気体の状態より水に溶けた遊離炭酸ガスの状態の方が効率良く経皮吸収され、ドイツでは炭酸泉は特に「心臓の湯」と呼ばれます。湯中の炭酸ガスが交感神経の緊張を抑えるとともに、一酸化窒素（NO）と協働して血管拡張作用を増幅、心臓の血流量（心拍出量）を増すなどの効果が認められているためで、ドイツやハンガリーで炭酸泉が心臓療養に使われる所以です。

多い上、酸化による湯の濁りなど、高濃度炭酸鉱泉の魅力が台無しになる課題があるからです。

　そんななかで注目しているのが、日本型クアオルトを実践する秋田県三種町《みたねちょう》の取り組みです。三種町では、町の宿泊温泉施設、「砂丘温泉ゆめろん」の大規模改修時に、本場ドイツのクアオルトにならい、人工ではありますが、炭酸泉を導入しています。また筆者が考案した、遊離炭酸ガスの気化を最小限化する特殊熱交換器「カーボウォーマー」も、佐賀大和温泉ホテル アマンディ（佐賀県佐賀市）とひめしゃがの湯（岐阜県下呂市小坂町下島温泉）に設置され、浴槽でも泡付きの良い高濃度天然炭酸温泉を楽しめるようになっています（炭酸泉の魅力や可能性の詳細については、拙著『炭酸泉は未来を描く』をご一読ください。絶版ですが、筆者のシードル九州のホームページから全文ダウンロードできます）。

飲泉の可能性に気づかない温泉地の課題

「飲泉」（温泉水の飲用）も可能性の大きい温泉活用のテーマです。ヨーロッパにおける飲泉は、中世に一旦ほとんど途絶えましたが、十字軍の遠征で浸かる温泉と共に復活しました。チェコを中心とする温泉地が最も成熟しており、そこでは今でも「飲む」温泉が主流です。

　その中心地であるカルロヴィ・ヴァリには、街中に豪華な飲泉場が何カ所もあります。そこでは、多くの型と絵柄のバリエーションがある飲泉専用カップ（スパカップ）が用意され、空腹時の食前1～2時間の間に、健康保険制度下で温泉医に処方された量（日量100～500㎖）を散歩しながら、もしくはベンチに座って10～20分間かけてチビチビ飲む（英語ではsip「すする」と表現）というスタイルの飲泉文化が今も健在です。

　日本でも持統天皇の御代に、飲泉によって多くの病者を治療したという話が伝わっていますが、現在では「胃腸の名湯」四万温泉（群馬県中之条町）などを除けば、広くは普及していません。その背景には、衛生面や飲泉指導など、温泉地の課題も大だと見ています。

　筆者は現在、人気の波佐見焼の窯元（長崎県波佐見町）と協働して、大小2種類の金型を用意し、全国から直接窯元に絵柄を入れて発注できるシステムをつくっています。このスパカップが全国で活用されることを願っています。

＊プロフィルは277ページに掲載。

03 天童市・山形県

▼舞鶴山コース（ロングコース／ショートコース）
▼祈りの若松コース
▼天童高原コース

史跡、縁結びの寺、山々を見渡す高原
変化に富んだ3カ所4コース

将棋駒の産地として有名な天童市。ここではそれぞれ個性豊かなコースを楽しむことができます。「舞鶴山コース」は市民の里山・舞鶴山を中心に2コースあり、温泉街から近く、宿泊者にも参加しやすいコースです。

「祈りの若松コース」は、縁結びの寺として親しまれる若松寺と、最上三十三観音の分霊堂を通ります。最後にたどり着く山頂から見渡す景色は格別。標高約600mに位置する「天童高原コース」は夏でも歩きやすい気候で、中盤の見晴らし台（左地図❺）からは、天候が良ければ県内の主要な山々が一望できます。

地元をよく知るガイドからのオススメ

天童高原の標高634m地点では「ムサシの松（締め掛けの松）」がお出迎え。四季を通して豊かな自然に触れ合うことができ、9月中旬にはそば粉に使う「でわかおり」の花が中腹を純白に覆い、草原に醸し出される色彩は見事です。見晴らし台から望む朝日連峰、月山、葉山は絶景。歩いた後は天童温泉で体を癒やし、名物そばと鳥中華を味わうのがお薦めです。

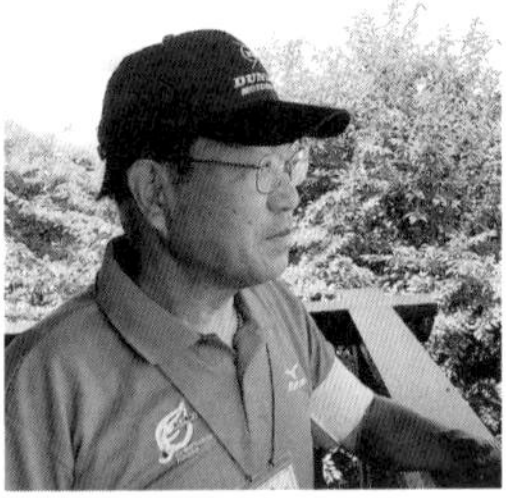

冨樫美樹男さん

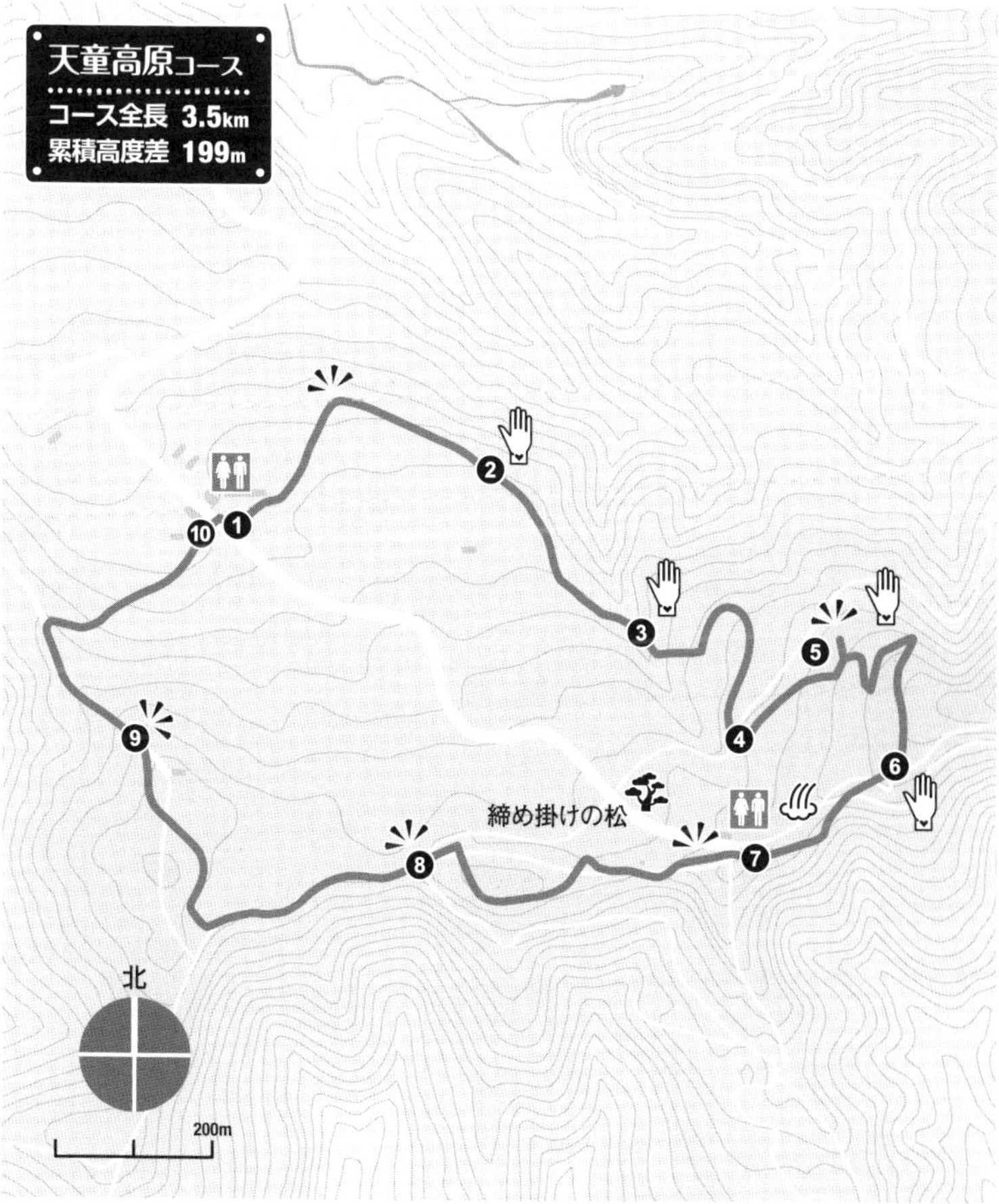

高低差グラフ

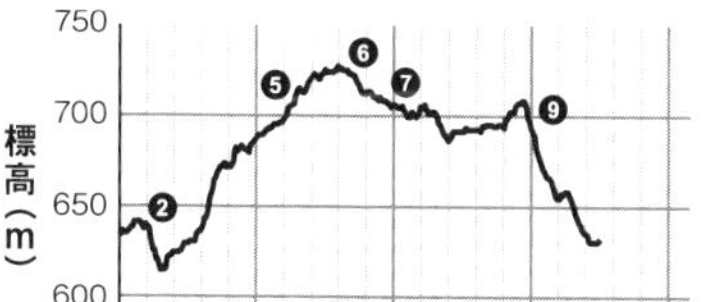

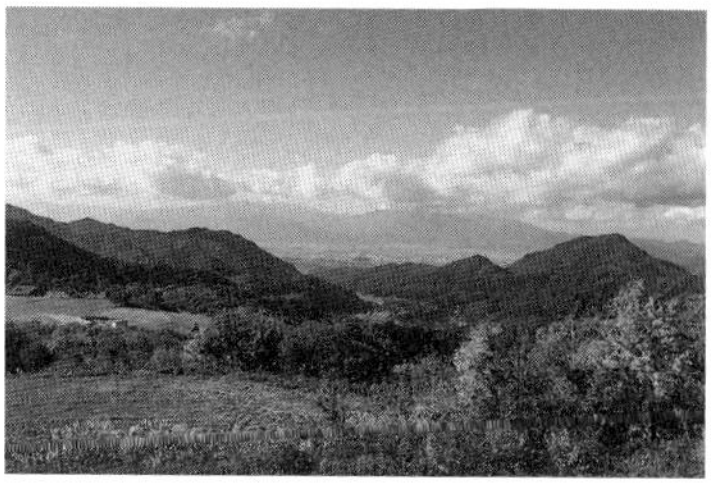

見晴らし台からの眺望（上掲地図❺）

04 西川町 ●山形県

▼一本ブナコース

ここを歩けば五感が研ぎ澄まされる 目指すは一本の巨木ブナ

西川町《にしかわまち》は、山形県のほぼ中央に位置し、山岳信仰の三大聖地の一つ、出羽三山の月山《がっさん》の麓に広がる町です。ほとんどが森林で占められ、町内には清流日本一と名高い寒《さ》河《が》江《え》川《がわ》が流れるなど、豊かな大自然に囲まれています。月山中腹にある月山志津温泉を中心にしたブナ林を歩くコースは、冬季には５ｍを超える豪雪地域です。生き物が目覚める雪解けの春から紅葉の秋まで、ブナの森林を、鳥の声や水の音、木漏れ日や風を感じ、五感をフルに活用して、巨木の一本ブナを目指して歩きます。下界の暑さを忘れ、心身共にリフレッシュすることができます。

地元をよく知るガイドからのオススメ

本コースの魅力は、五色沼をスタートし、ブナのトンネルをくぐり、シンボルツリー「一本ブナ」と出合えること。その後、沢水のマイナスイオンに包まれながら地蔵沼へ。「ヤッホ！」の声も高らかに、ブナ林での記念写真撮影も魅力の一つです。
歩いた後は、月山志津温泉で疲れた体を癒やし、山の恵を食すれば、健康年齢の若返りが期待できます。

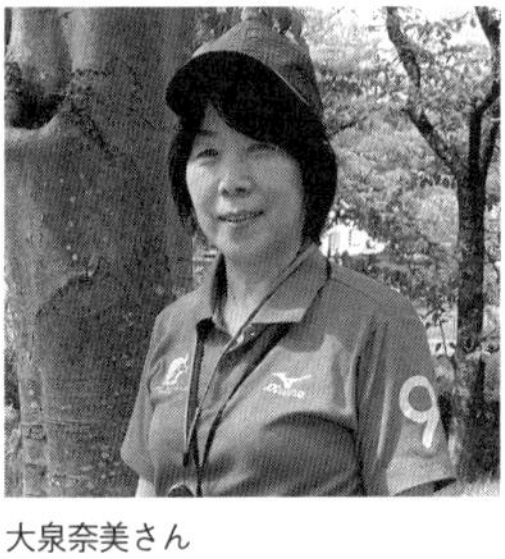

大泉奈美さん

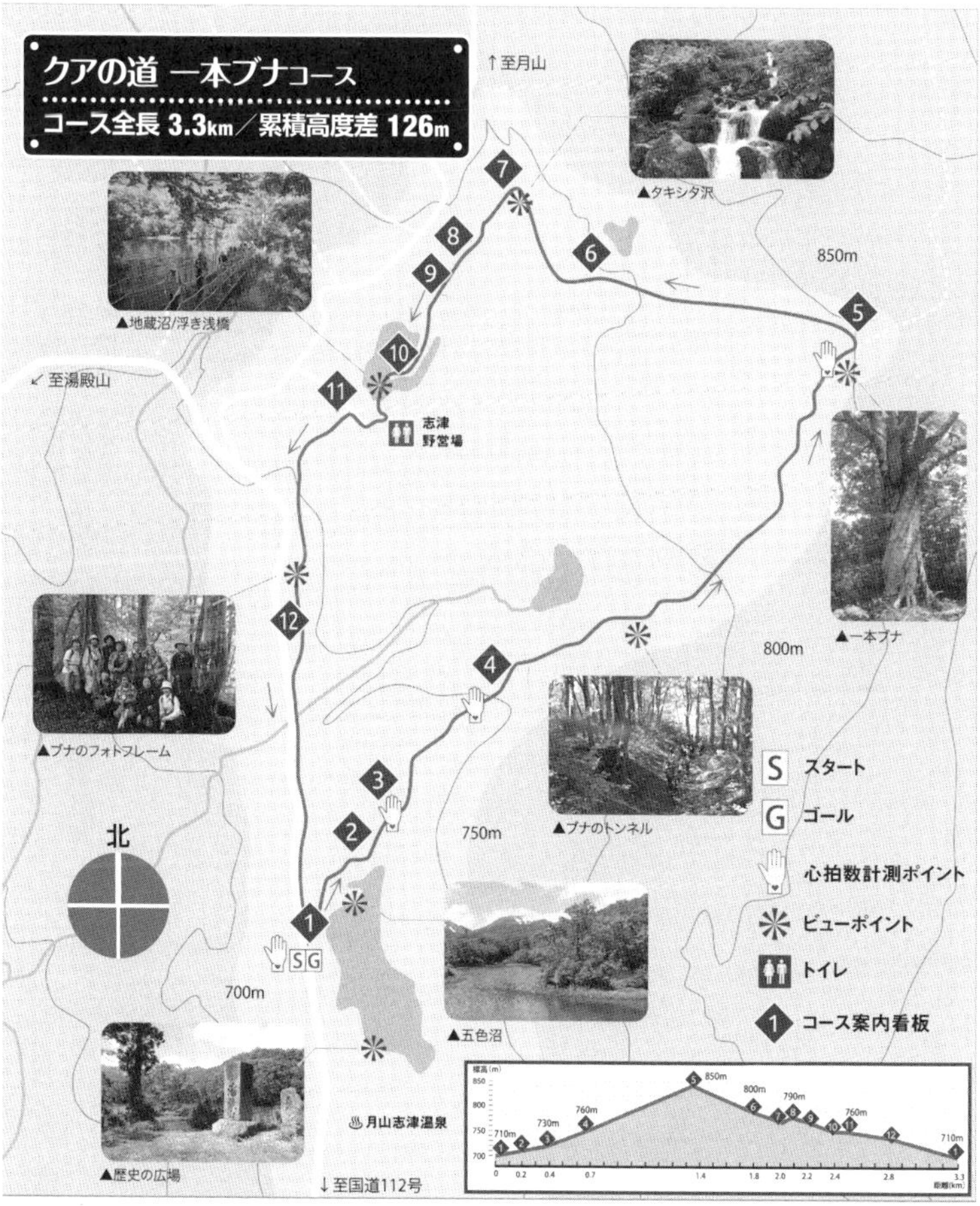

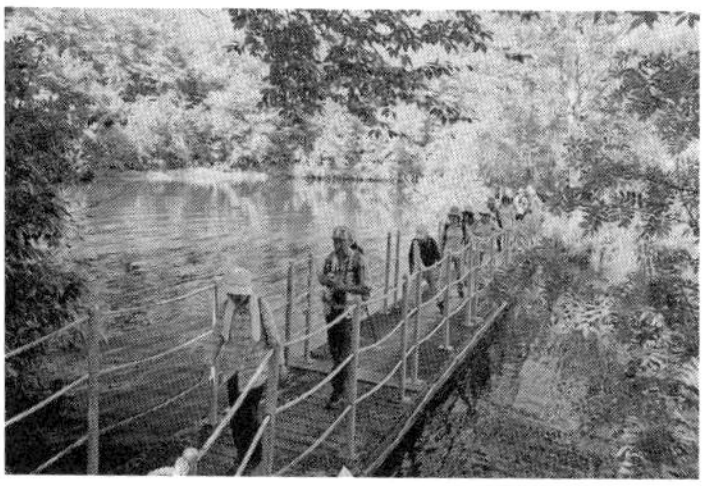

浮き栈橋

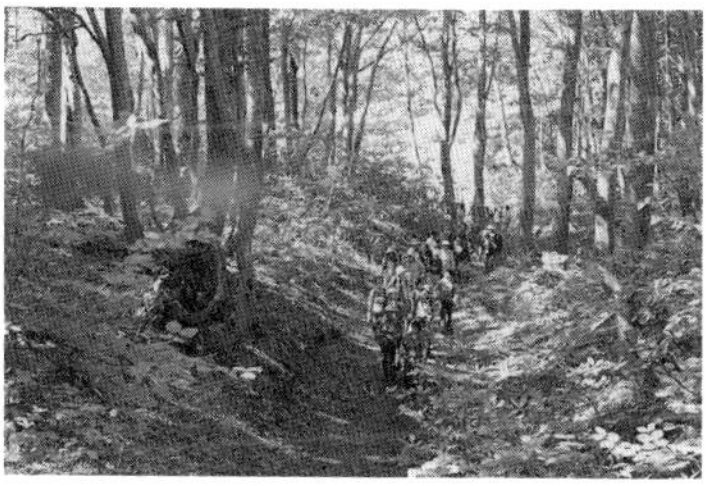

ブナのトンネル

05

青森市

●青森県

▼浅虫温泉海山クア（健康）の道

浅虫温泉の浜辺で海洋性気候を生かしてウオーキング

青森市では「旅と健康」をテーマに、商工会議所の事業としてクアオルト健康ウオーキングをスタートしました。青森銀行が健康経営で活用したり、地方創生推進事業で青森中央学院大学の学生がサポーターとして参加し、コースガイドのパンフレットを制作するなど、浅虫温泉を拠点に地元で着実に根づいています。

本コースは海と山が近接しており、山の傾斜を歩いた後、「海洋性気候」を活用して砂浜を歩きます。はだしになって海水に足を浸した後はヨガを行い、海風を吸って深呼吸。爽快感でいっぱいになります。

地元をよく知るガイドからのオススメ

『浅虫へ海も山も温泉も』と棟方志功が描いたポスターにもあるように、里山では多くの山野草を見ることができます。山頂は120mですが、陸奥湾を一望でき、天気の良い日は北海道まで見ることができます。また、山頂付近と海水浴の砂浜では、ヨガを行ってリフレッシュします。

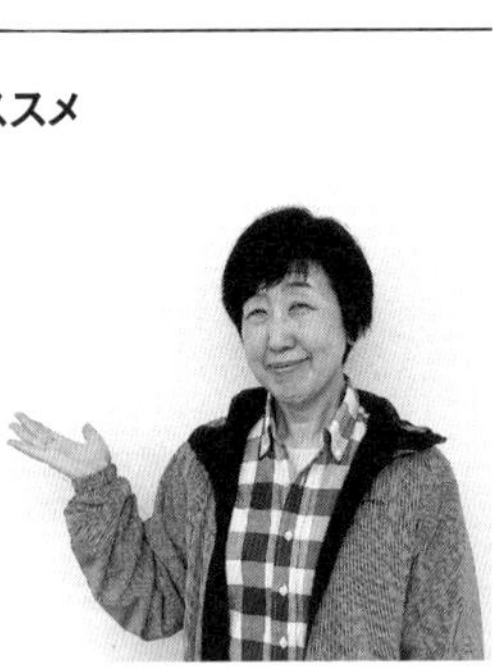

奥崎憲子さん

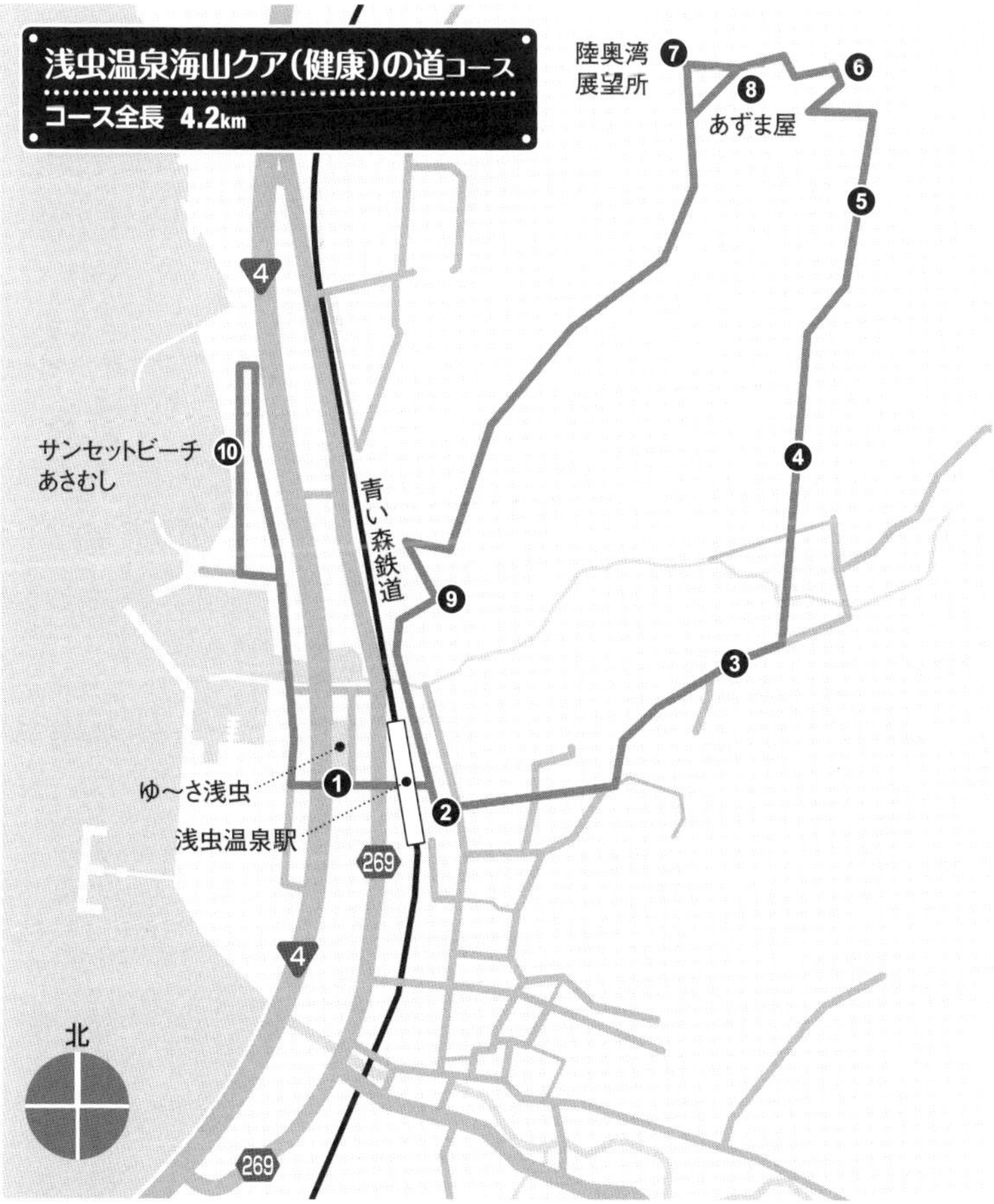

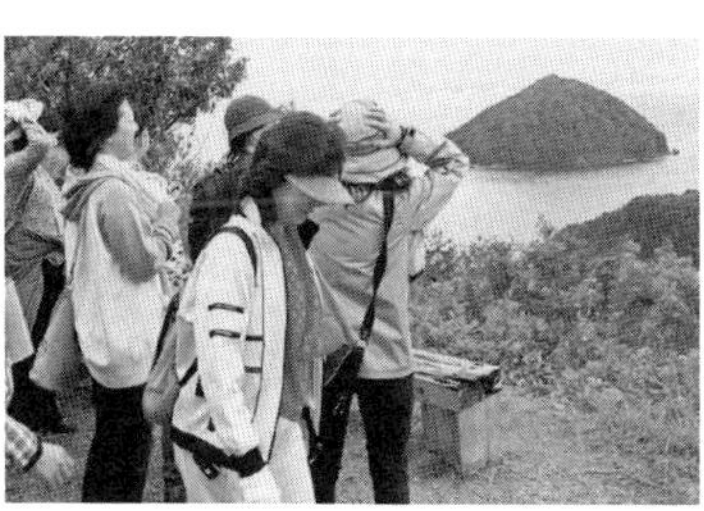
陸奥湾展望所から陸奥湾を一望に

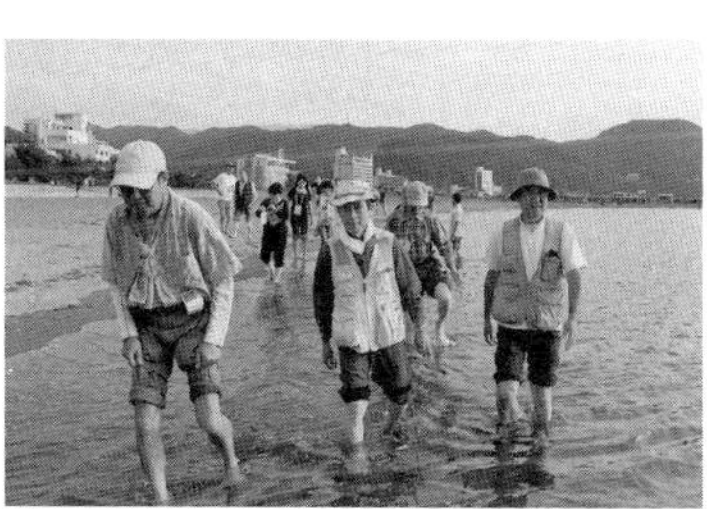
サンセットビーチで、海水の中を歩く

06

白川村・岐阜県

▼トヨタ白川郷自然學校コース（森の散歩道コース／白谷眺望コース／展望台コース）

環境保全に取り組む森でウオーキング
社員研修などの滞在型プログラムにも活用

標高７００ｍ付近に広がる、落葉広葉樹を中心とした森の中を歩くコースです。昭和40年代までは炭焼きや桑畑、焼畑、茅場《かやば》として利用されていたため、その名残の石積みを随所に見ることができます。

春にはカタクリが咲き、ギフチョウが舞う。夏にはアカショウビンやホトトギスが鳴き、秋には紅葉と虫の声に包まれる。そして、冬は一面が銀世界になり、四季の変化に富んでいます。

また、拠点となるトヨタ白川郷自然學校では、環境保全の取り組みを行っており、心と体に優しく健康増進に最適な環境といえます。

地元をよく知るガイドからのオススメ

トヨタ白川郷自然學校には3つのコースがあります。新緑や紅葉の美しさは格別で、森林浴をしたり、草花に触れたり、鳥や獣との出合いも魅力。森の散歩道コースは全長が1km強と短く、手軽に楽しめます。しっかり歩くなら白谷眺望コースや展望台コースを。時間はかかりますが、ヤッホポイントには絶景が待っていますよ！

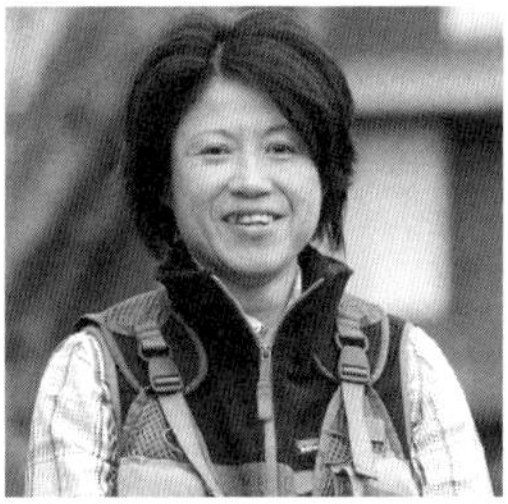

三原ゆかりさん

トヨタ白川郷自然學校コース

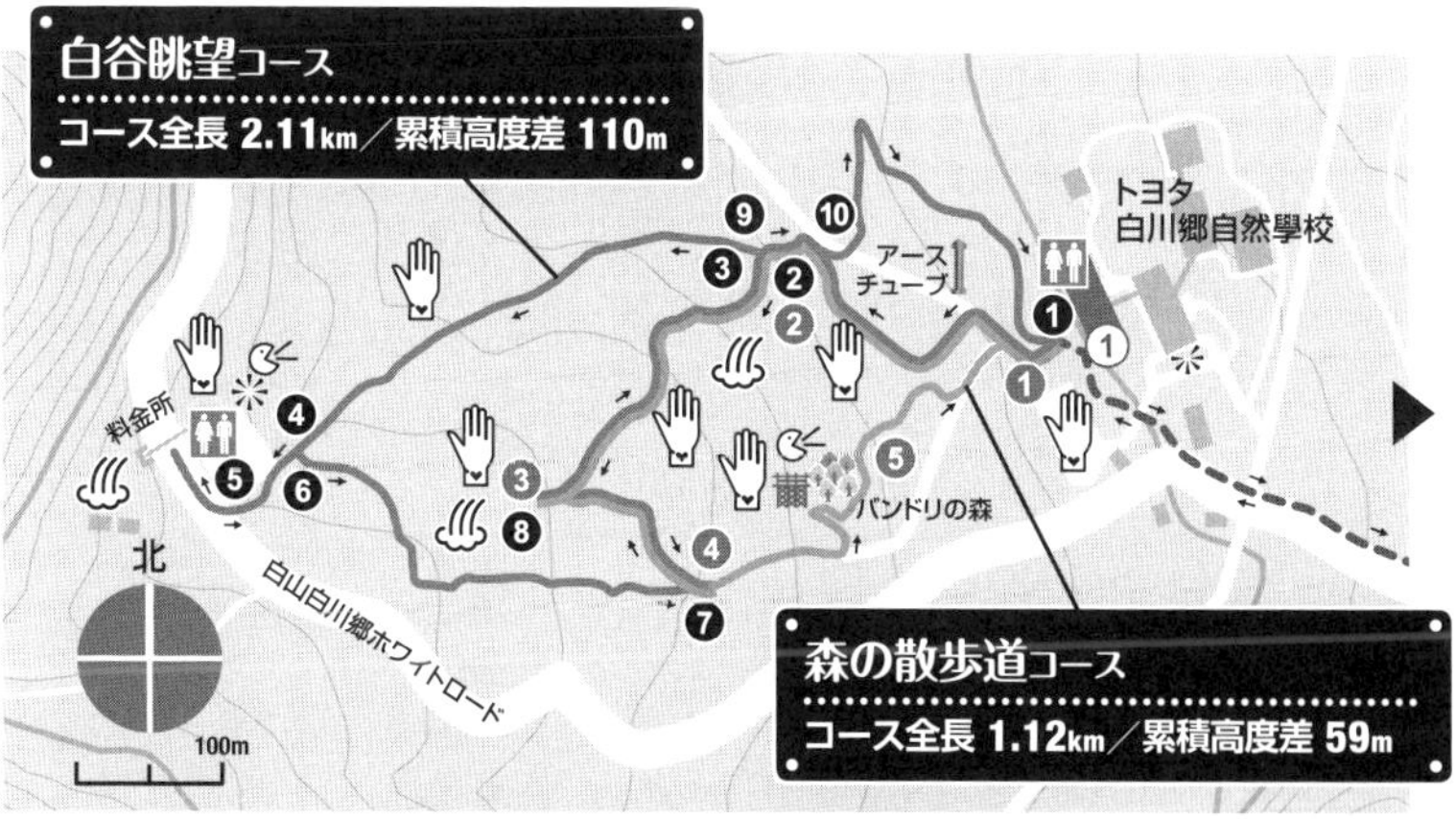

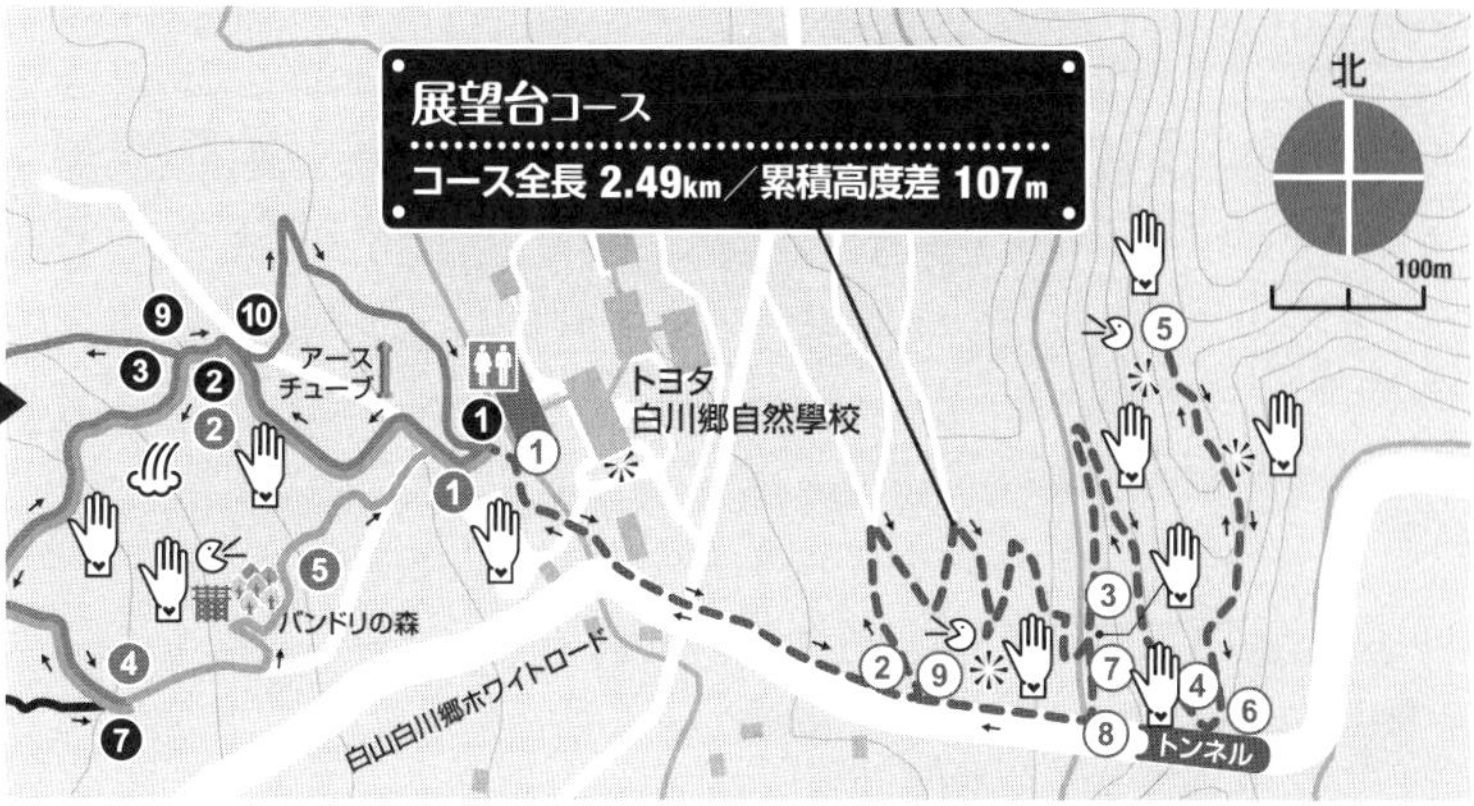

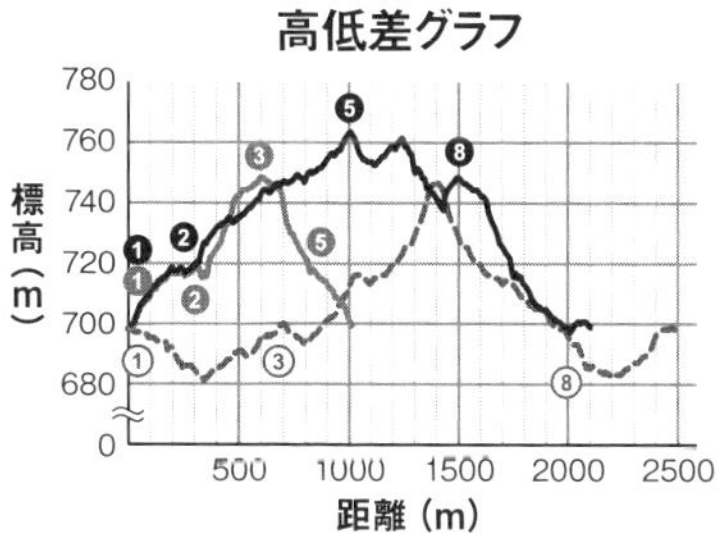

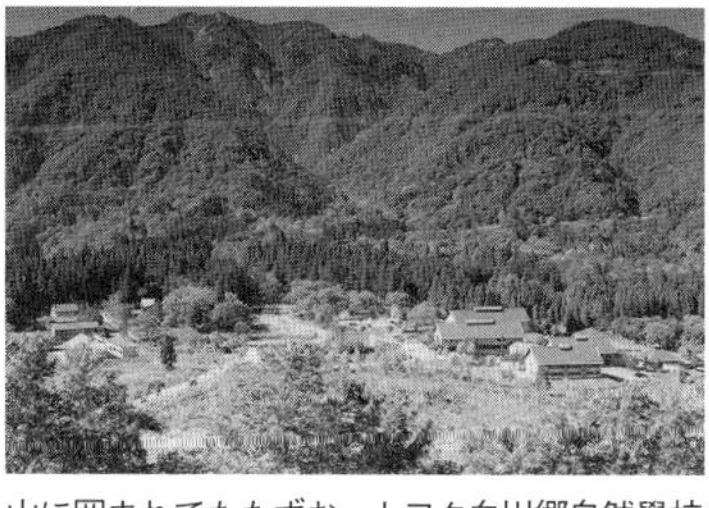
山に囲まれてたたずむ、トヨタ白川郷自然學校

— 白谷眺望コース — 森の散歩道コース - - 展望台コース

白川村の健康への取り組み例

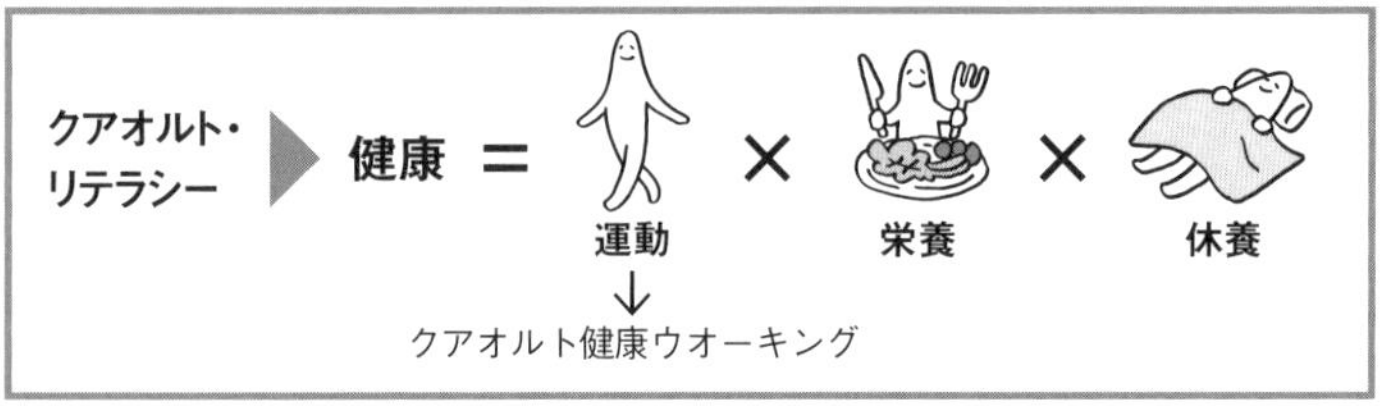

栄養

コースの拠点となる、体験型宿泊施設「トヨタ白川郷自然學校」では、富山湾氷見《ひみ》漁港から届く新鮮な海の幸、有機肥料を使用した地元のフレッシュな野菜やイワナなど、選りすぐりの素材による創作フランス料理が楽しめる。野菜をふんだんに使い、1食535kcal、食塩相当量3.53gと、カロリーと減塩に配慮したフレンチのコースを特別提供している（写真はメニューの一部）。

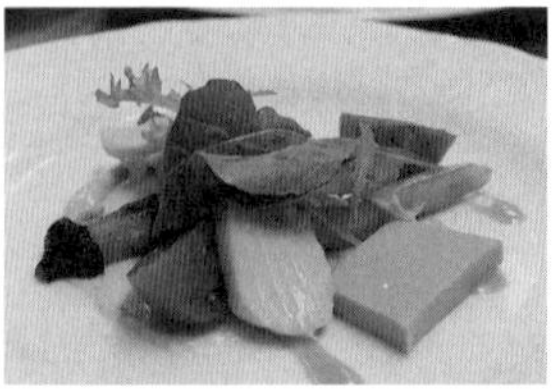

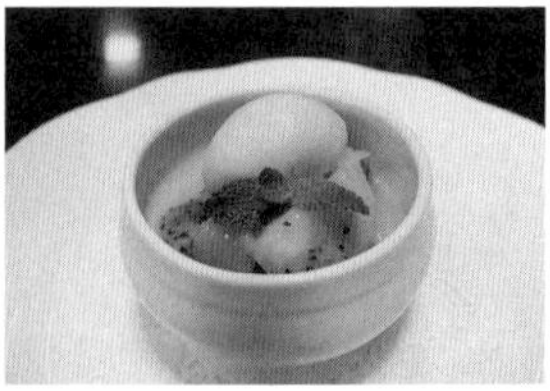

TOPICS

自然体験プログラムが充実したトヨタ白川郷自然學校は、ゲストハウスの他、催事ホール、研修室、モノづくり工房などのセミナーハウスも備えており、企業研修やワークショップに活用することができる。

2020年7月、林野庁が健康経営分野「森林サービス産業」のモデル地域を初めて選定。森林空間を活用して心身の健康づくりプログラムを開発する補助事業で、岐阜県からは白川村が選ばれた。トヨタ白川郷自然學校と日本クアオルト研究所が連携し、クアオルト健康ウオーキングのコースを活用しながら、運動×栄養×休養の視点で、20年10月にモニターツアーを実施した。

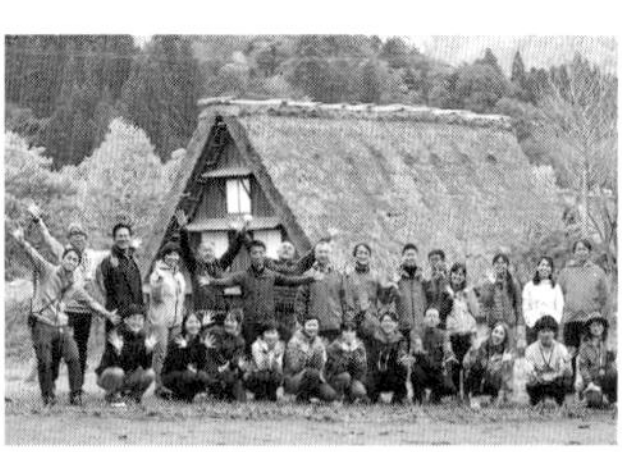

07 飛騨市・岐阜県

▼飛騨古川 朝霧の森コース
▼飛騨古川 森林公園コース
▼アルプス展望神秘の森コース

北アルプスのダイナミックな山々の風景と季節の移ろいを五感で感じる

飛騨市は、北は富山県、南は高山市、西は白川村と隣接する岐阜県最北端のまち。北アルプスの雄大な景色を望みながらのウオーキングを楽しむことができます。市の中心部にある飛騨古川駅や古い町並みは、映画の舞台になることも多く、近年ではアニメ『君の名は。』の大ヒットで、ロケ地巡りに多くのファンが訪れました。

3つのコースは表情がそれぞれ異なり、里山を楽しむコース、豊かな森の植生を楽しむコース、運動負荷が強めで山々の展望が素晴らしいコースと、何度も訪れて、季節ごとに装いを変える風景を楽しみたい所です。

地元をよく知るガイドからのオススメ

残雪の北アルプスを望み、リンゴや桃の花に囲まれる春。日に日に緑の濃さが増す夏。カツラの甘い香りに包まれる秋。静寂な白銀の世界が広がる冬。四季折々の表情を見せてくれる朝霧の森コースを歩き、そんな森に響き渡る「ヤッホ！」は最高に気持ちイイ。コース周辺には温泉、果樹園や宿泊施設もあり、健康保養地としても最適です。

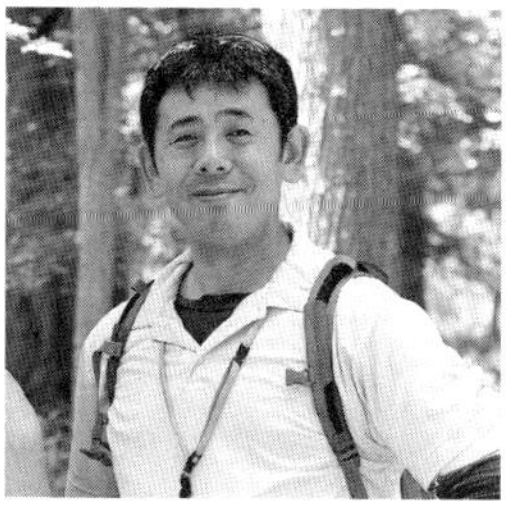

武藤浩一さん

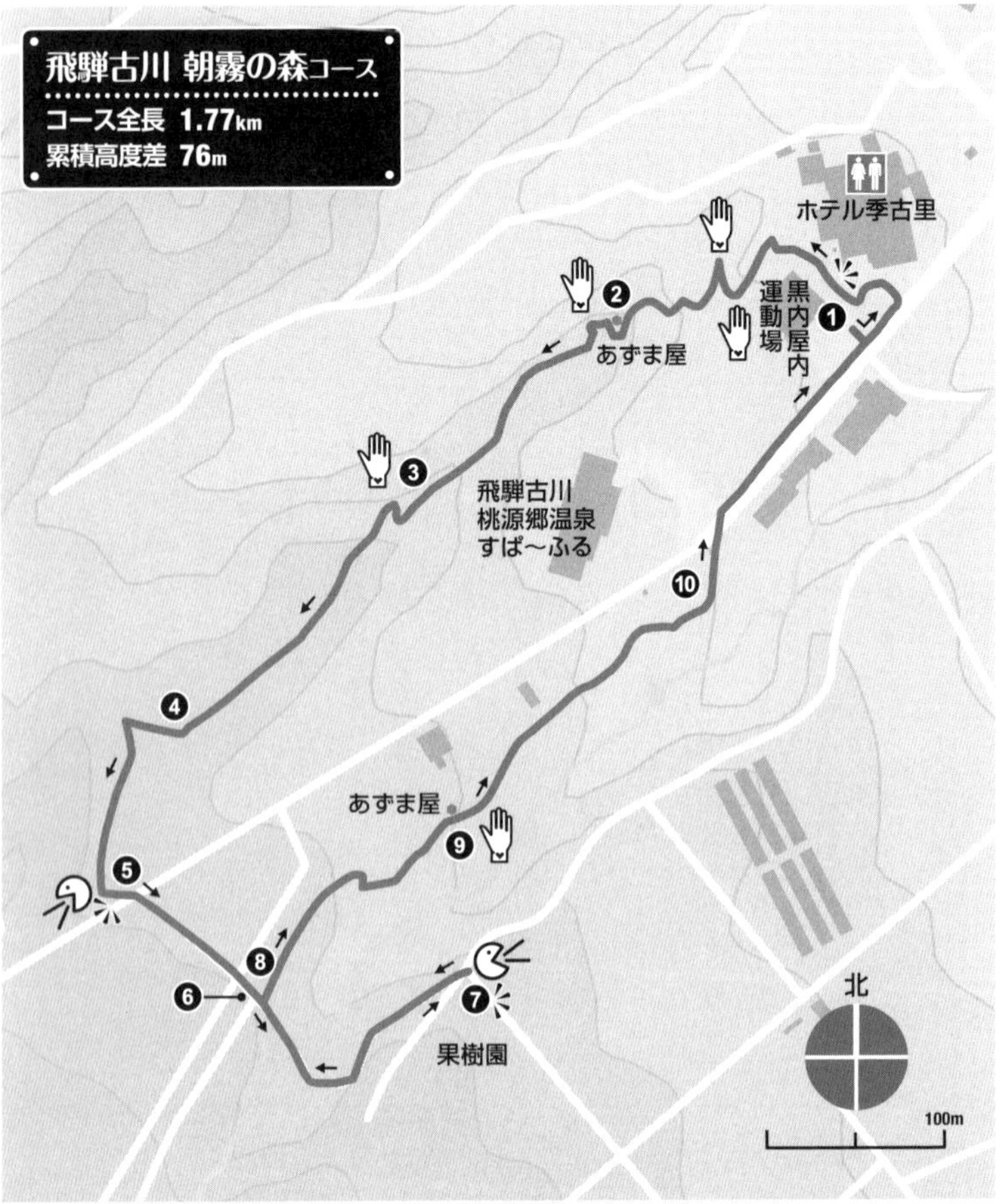

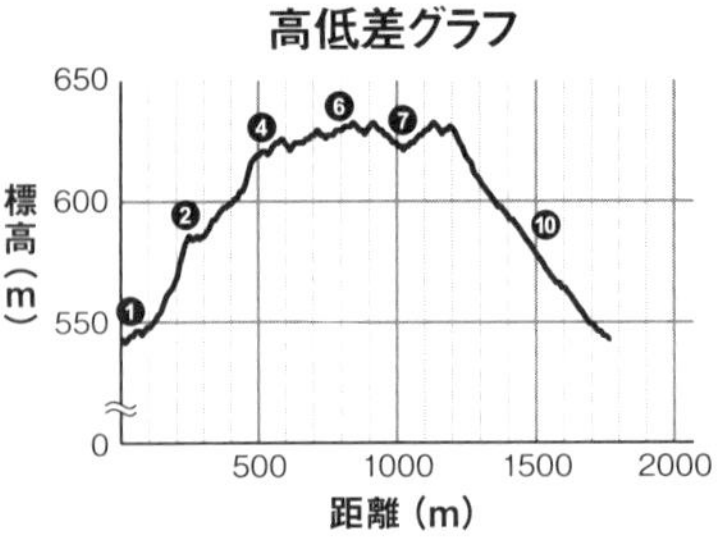

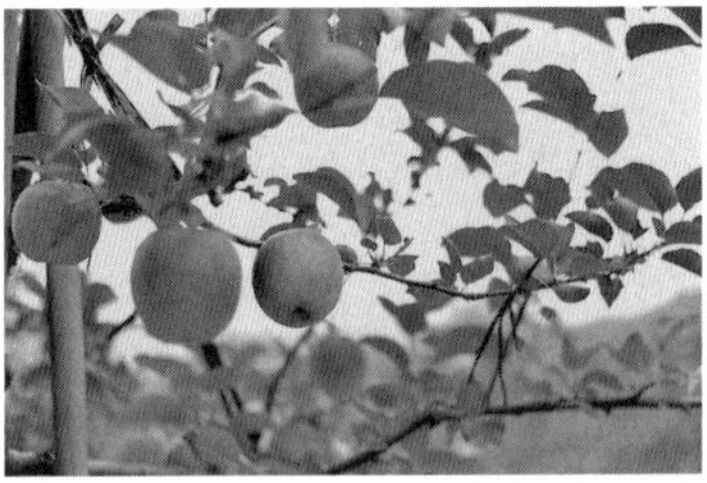
季節によって装いを変える果樹園

飛騨市の健康への取り組み例

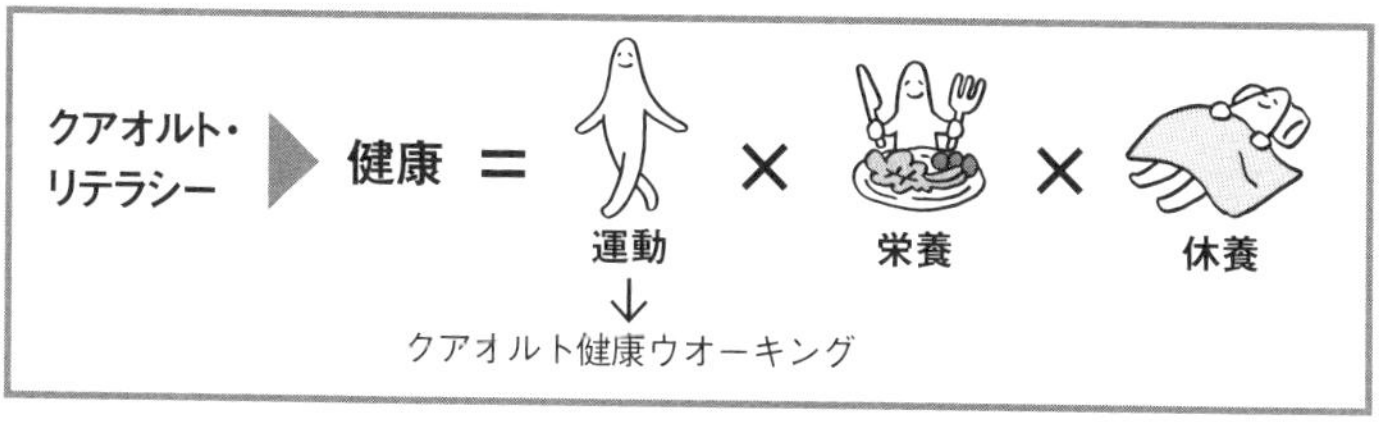

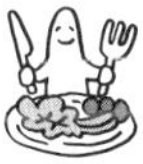

栄養

飛騨市では、官民一体となって推進するプロジェクトがある。「飛騨えごまの里推進プロジェクト」は、古くから栽培され、食されてきた「エゴマ（アブラエ）」を伝承作物として認定。近年の健康食への関心の高まりで、オメガ3脂肪酸・α-リノレン酸が多く含まれるエゴマに注目が集まるなか、郷土料理や新しい料理の開発、健康増進のために活用され、ブランド化に向けて推進活動が続いている。

「飛騨市薬草ビレッジ構想推進プロジェクト」は、245以上もの種類がある豊富な薬草資源を用いて、薬草知識の普及や活用方法の啓発を行っている。薬草体験施設「ひだ森のめぐみ」で野草茶の試飲ができる他、マイ野草茶作り、クズの花玉作り、薬草七味作りなどの各種ワークショップも行われている。また「飛騨古川 朝霧の森コース」は薬草園となっており、同推進プロジェクトが整備。森に自生する薬草や、薬草壇などがあり、ウオーキングをしながら薬草観賞を楽しむことができる。

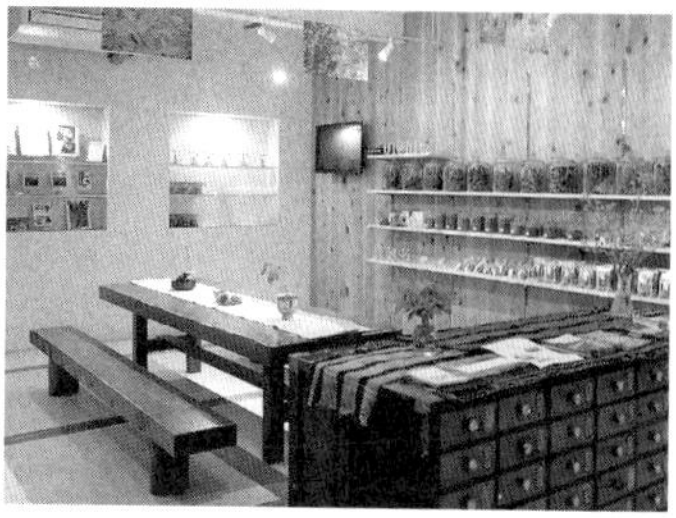

薬草体験施設「ひだ森のめぐみ」©飛騨市

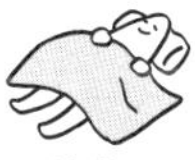

休養

2つのコースの拠点付近に温泉施設がある。ウオーキングの後に立ち寄って、ゆっくりと体を休めたい。

- 飛騨古川 朝霧の森コース：飛騨古川桃源郷温泉「ぬく森の湯すぱ～ふる」は毎日薬草湯に入れるのが魅力。ヒノキ造りの薬草風呂（月ごとに内容が変わる）に加え、大浴場でも秋にはリンゴ風呂を楽しめる。
- アルプス展望神秘の森コース：流葉温泉ニュートリノ（流葉交流センターMプラザ内）。

Column

自然と対話する美しい森で、健康づくりをサポート

飛騨市クアオルト健康ウオーキング実践指導者　武藤浩一

岐阜県最北に位置する飛騨市の森林率は93・5%。ブナやナラ、シラカバといった広葉樹の森が広がっています。ミネラル豊富な水は森の恩恵。甘いトマトやホウレン草、ワラビや山ウド、コシアブラなどを育み、住人たちの食を彩ってくれます。

飛騨市には、絵画のように美しい森を歩く、3つのクアの道があります。1つ目は、クロモジやタムシバが生い茂る「飛騨古川 朝霧の森コース」。春はリンゴや桃の花が咲き、秋には黄葉した朝霧のカツラの樹の甘い香りが広がり、四季折々の自然が満喫できます。

森の住人との出合いも楽しみ。タカノツメの大木に巣穴を掘るキッツキやクマの落とし物、森の主のニホンカモシカに出合うこともあります。私自身、秋の森でキツネと遭遇したときの感動は、何物にも代え難い宝物です。

2つ目は、運動公園を拠点にした「飛騨古川 森林公園コース」。市街地からのアクセスも良く、日々の健康づくりにぴったり。多くの人々から愛されています。

3つ目は、2020年に新設された「アルプス展望神秘の森コース」。運動負荷が高い設計は体力に自信のある人向けです。コース幅が広く、一定の距離を保ち、横並びで楽しくおしゃべりしながら歩けるのが醍醐味。これらのコースをガイドする飛騨市クアオルト健康ウオーキング実践指導者は、現役のケアマネジャーや自力整体の指導者の他、自然案内のエキスパート、ノルディックウォーキング指導員、長年林業に携わってきた森のプロなど、多彩なメンバーが勢ぞろい。それぞれが得意分野を生かしながらガイドをしています。

整体院を営む私もその一人。ガイドの際は、森の樹を利用したスト

レッチやレジスタンス運動などを盛り込んだボディケアをしながら、「自分の体と向き合う時間の提供」を心掛けています。大切にしているのが自然への畏敬の念。動物たちへの警告も踏まえ、飛騨古川 朝霧の森コースの入り口では、「お邪魔します」と叫ぶように声掛けしています。

参加者に寄り添うガイドを目指して

　自分の足で歩くことは、生活の質の向上・維持で重要なこと。ウオーキングでは、普段の体の使い方や動きの癖が顕著に表れます。また様々な疾患や虚弱などのため、長時間歩けなかったり、すぐに疲れてしまったり、腰が痛くなったりする方もいる。そもそも腰痛や膝痛の方などは、ウオーキングに参加すること自体を躊躇《ちゅうちょ》します。歩いて健康増進するどころか、歩きたくないのが本音。既にフレイルのような状態に陥っている人や、病後の人のウオーキング参加を促していくのは、非常にハードルが高いことなのです。クアの道へ出向く前に、基礎的なレジスタンス運動や体幹トレーニングの機会をつくることが必要でしょう。歩き方の指導が必要な方が少なからずいることを実感しています。クアオルト健康ウオーキングに参加する人々の年齢や症状は多種多様。働き盛りの中高年は、少し負荷が高めの運動でなければ満足されないのも事実です。そんなときは、少し難しいボディーワークを足し算し、チャレンジ精神をかき立てるなどの工夫が不可欠です。

　人それぞれ、体の事情が異なります。レベルに応じたオーダーメイドのウオーキングや健康の指導が必要。同時に運動を続けていくためにも、一人ではなく、皆で楽しく歩ける環境づくりも大切だと思います。19年に「飛騨古川 森林公園コース」で開催した、ウオーキングとヨガのコラボレーションイベント「森ヨガ」もその一環。心身共にリフレッシュできたと好評でした。

　自然豊かな最高のクアの道で、どんなウオーキングを提供することができるのか？　ガイドの挑戦は続きます。森の木陰、風、音……五感で自然を感じながら、たくさんの方に歩いていただくことを願っています。

武藤浩一
むとう・こういち●愛知学院大学法学部卒業。2002年むとう整体院開業。JARTリメディアルセラピスト。全日本ノルディック・ウォーク連盟公認指導員。飛騨市健康ウオーキングガイド協会事務局長。

08 関市・岐阜県

▼安桜山まちめぐりコース
▼板取株杉の森コース

刃物のまちで、歴史を感じる散策と悠久の自然を間近に森を歩く

関市は、日本のほぼ中央に位置し、鎌倉時代からの卓越した伝統技能が現代の刀匠に継承されている、刃物の産地です。市民の健康づくりの要である関市保健センターを拠点とした「安桜山まちめぐりコース」は、中心市街地にあります。市民に親しまれる安桜山を目指し、せきてらす（地域交流施設）、岐阜県刃物会館、春日神社、関善光寺など、様々な観光名所を巡ることができます。

対照的に「板取株杉の森コース」は、自然あふれる森のなかを歩き、樹齢４００〜５００年といわれる全国でも珍しい「株杉」の群生に出合えます。周辺には「名もなき池（通称：モネの池）」と呼ばれる名所もあります。

地元をよく知るガイドからのオススメ

「安桜山まちめぐりコース」は、刃物のまちを支えてきた関鍛冶（刀匠）ゆかりの史跡を巡ります。ウオーキング後は、「関鍛冶伝承館」など周辺の展示施設でその魅力を深掘りしてはいかがでしょうか。「板取株杉の森コース」では、長い年月で形成された、神々しいまでの株杉の群生が間近に。紙面では語り尽くせないので、ぜひ現地にいらしてください。

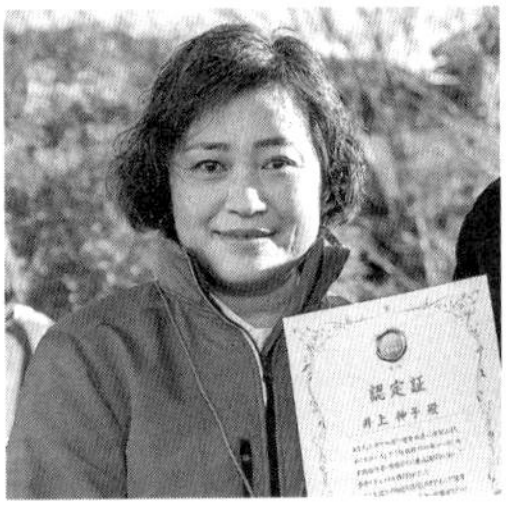

井上伸子さん

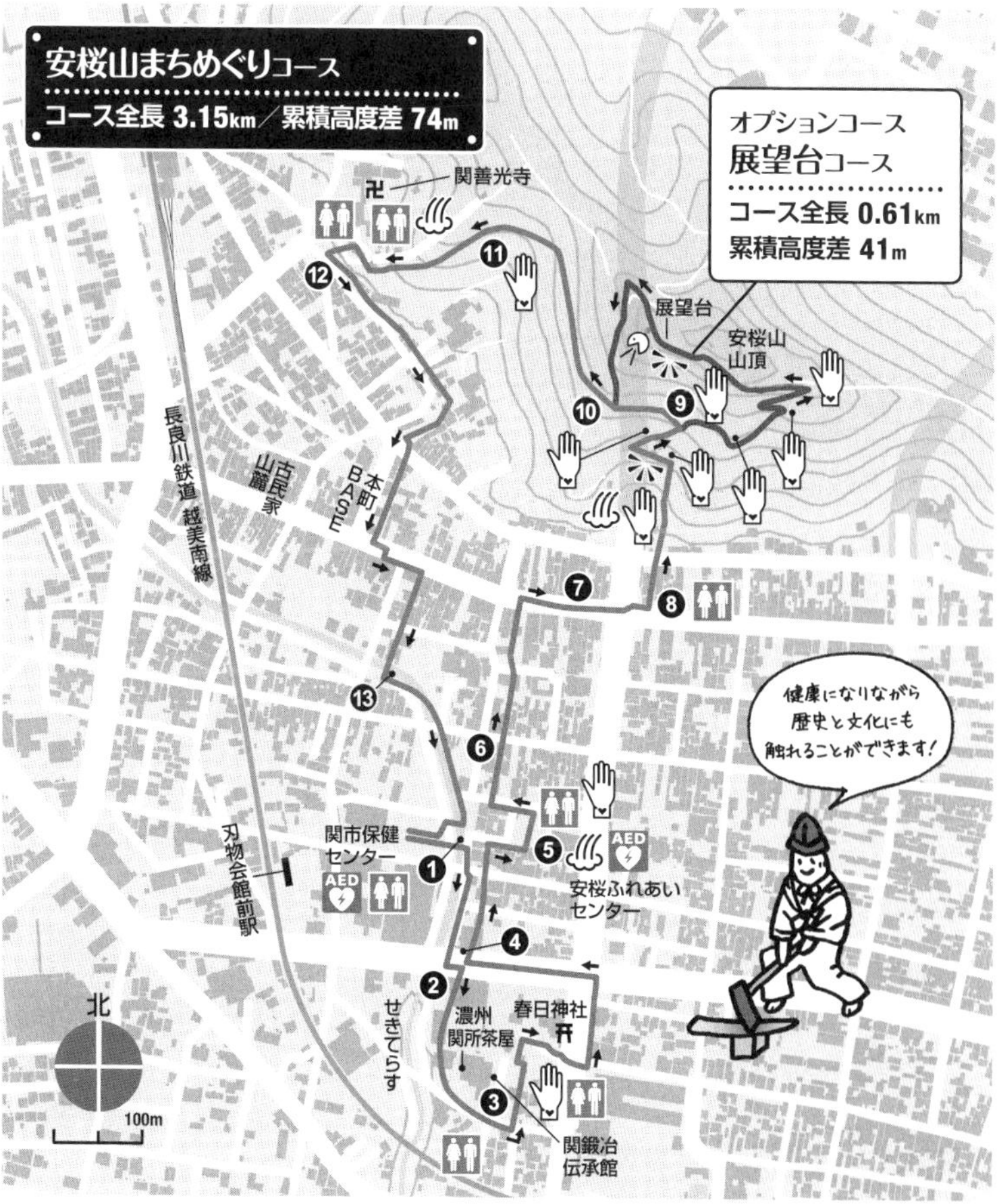

高低差グラフ

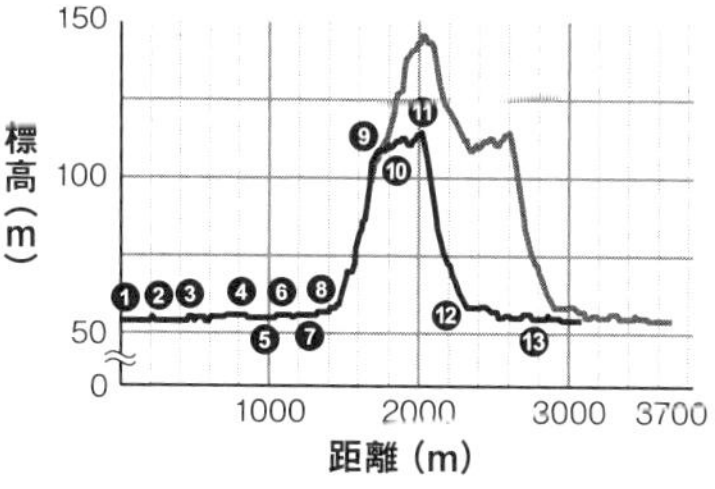

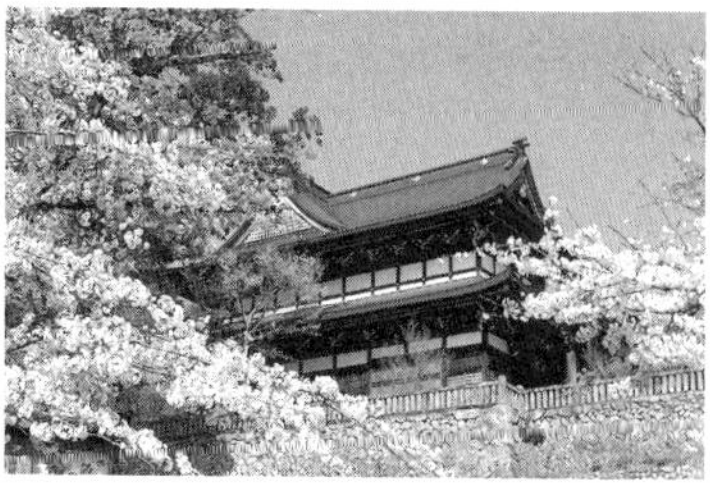
安桜山にある関善光寺（妙祐山宗休寺）

09

岐阜市

● 岐阜県

▼金華山・長良川・岐阜公園コース
▼百々ケ峰・ながら川ふれあいの森コース

どちらも楽しみたい、観光拠点のコースと静寂な森でリフレッシュするコース

市の中央に位置する金華山、その頂上にそびえるのは、織田信長が天下統一を志した岐阜城。そして眼下には鵜飼で名の知れた長良川。麓の岐阜公園を拠点とするコースは、市の観光名所をダイジェストで楽しむことができます。長良川温泉に宿泊して、古い町並みの川原町を散策するなど、滞在型プログラムの提供が期待されます。

一方「百々《どど》ケ峰《がみね》・ながら川ふれあいの森コース」は、市の北部、百々ケ峰の森をウオーキングします。そこかしこで鳥のさえずり、優しく差し込む木もれ日、多様な植生の景色など、街の喧騒《けんそう》から解放される時間に心身共にリフレッシュできます。

地元をよく知るガイドからのオススメ

清流の国、岐阜市にあるクアの道「金華山・長良川・岐阜公園コース」は、岐阜の中心街から目と鼻の先。身近な所に、こんなに良い場所がありました。金華山の自然や長良川のせせらぎをたっぷりと満喫できます。また、織田信長の居城として知られる岐阜城の麓で、歴史や文化に触れることもでき、体も心も満たされます。

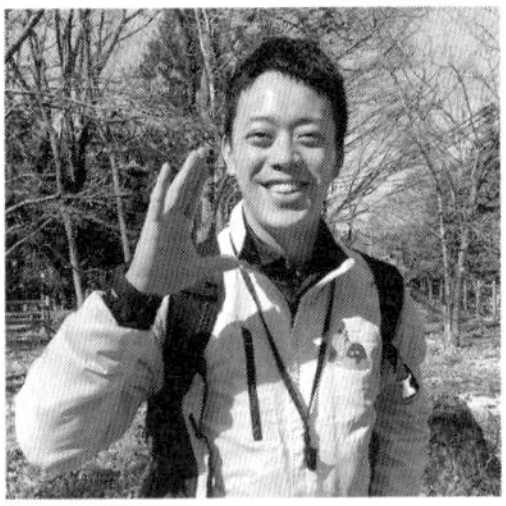

巖后顕範さん

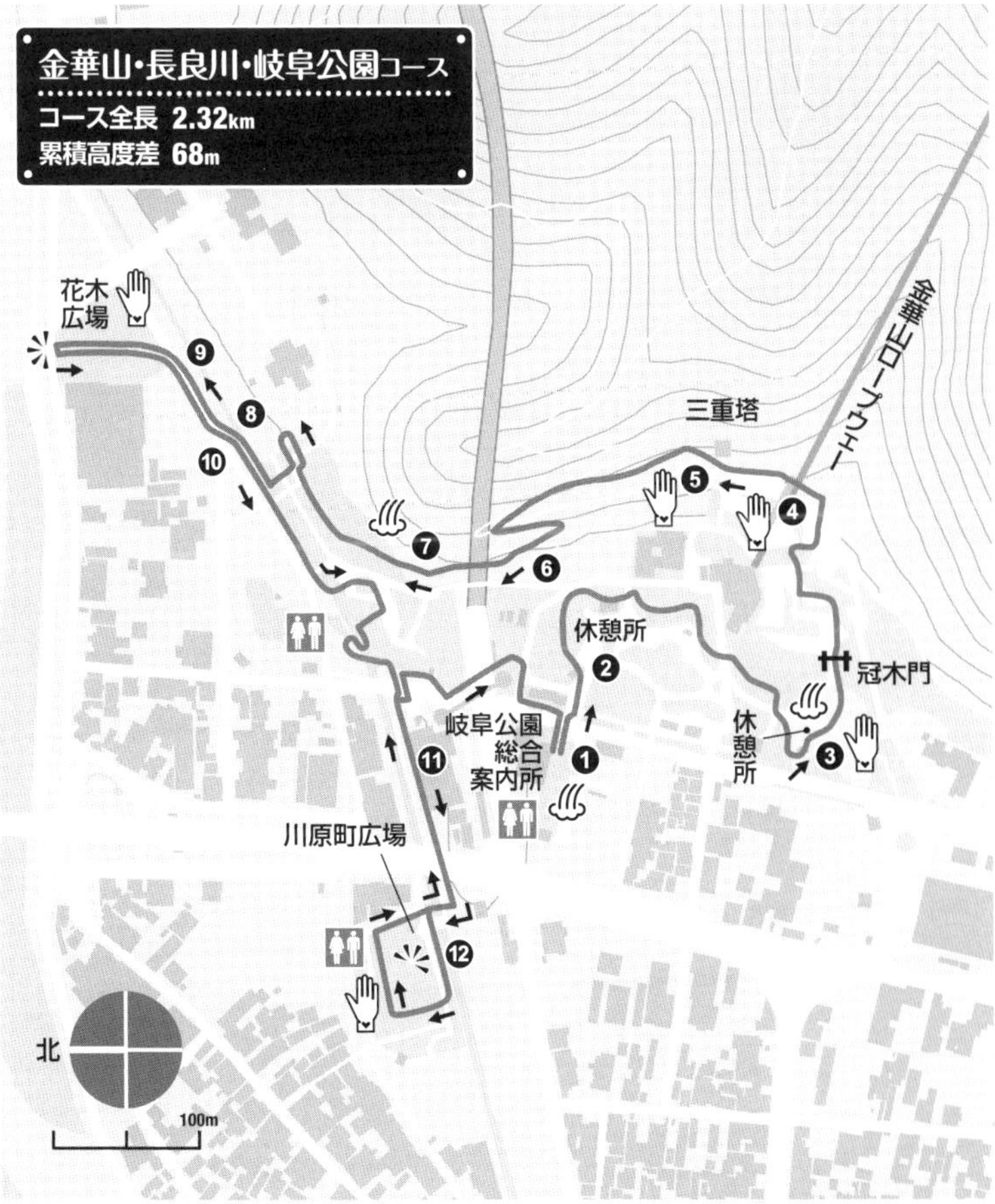

高低差グラフ

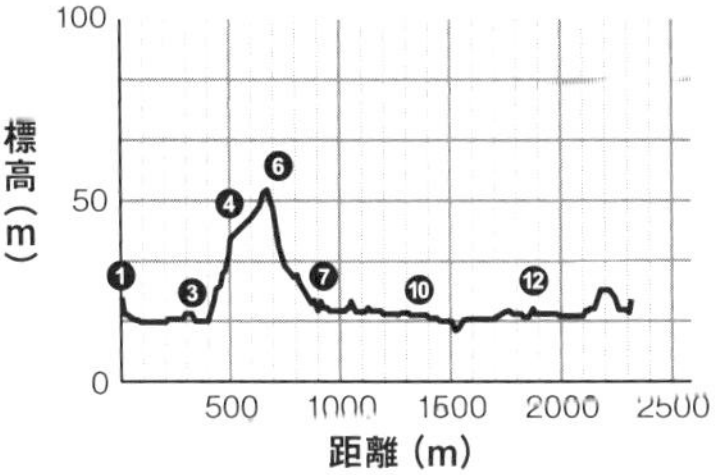

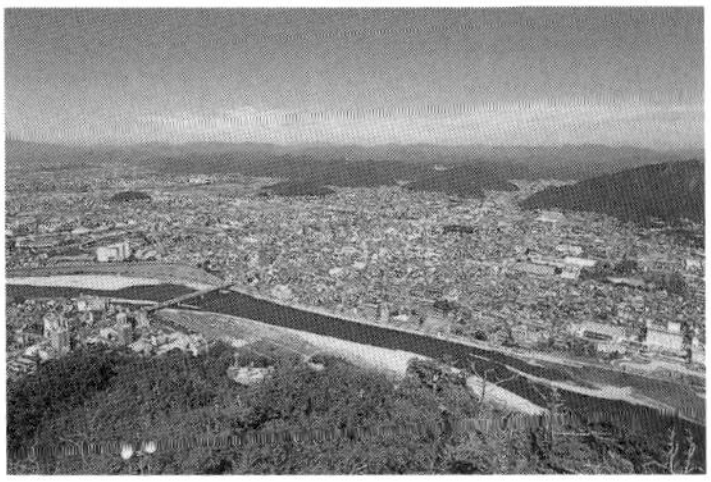
金華山頂上からは市内を一望に

岐阜市の健康への取り組み例

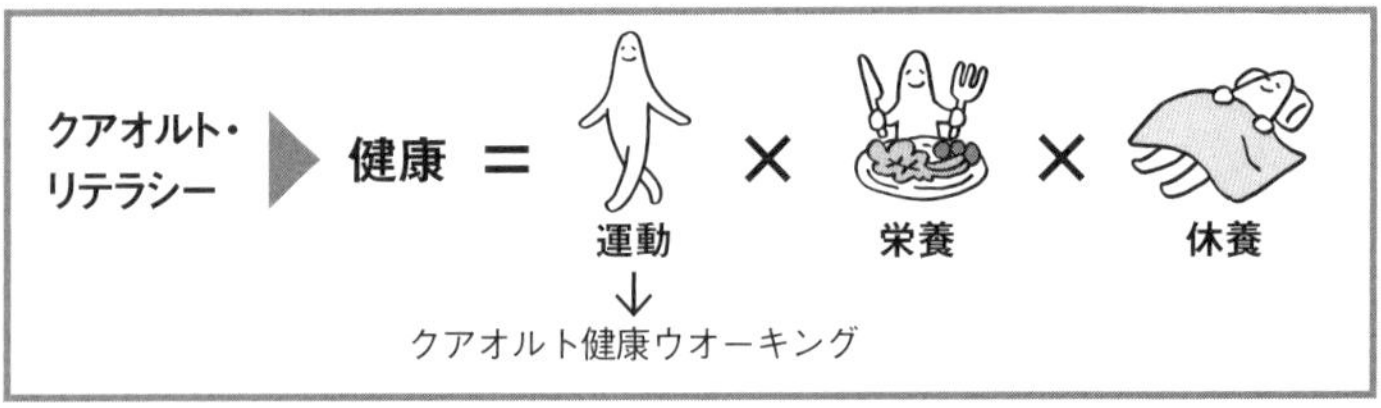

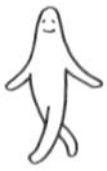
運動

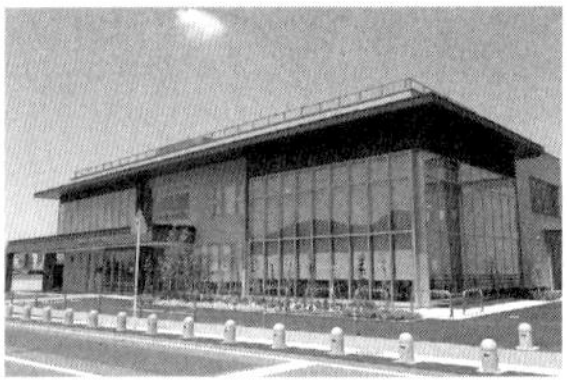

「金華山・長良川・岐阜公園コース」から徒歩15分ほどに位置する「岐阜市長良川健康ステーション」。ここでは、健康づくりに関する情報提供をしており、血圧計や体組成計など健康チェックのための機器が利用できる。また運動スペースでは、金華山と長良川を眺めながらトレーニングマシンを使用でき、健康づくり教室も開催されている。

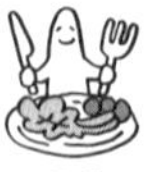
栄養

栄養成分表示や健康情報の提供を行い、健康づくりを協働で推進する飲食店などを「ぎふ食と健康応援店」として登録。登録区分：栄養成分表示の店（バランスメニュー）／栄養成分表示の店（1日の野菜1/3以上メニュー）／栄養成分表示の店／健康情報提供の店（岐阜県公式ホームページより）

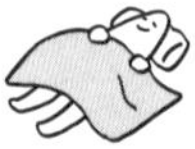
休養

「金華山・長良川・岐阜公園コース」から歩いて10分圏内に、長良川温泉の宿が複数あり、日帰り入浴も提供している。クアオルト健康ウオーキングを組み込んだランチプランや宿泊プランを提供している旅館もあり、今後、ますます協力店が広がることが期待される。

■岐阜市クアオルト推進協議会 構成団体

岐阜市医師会、岐阜市民病院、岐阜女子大学、全国健康保険協会岐阜支部、十六銀行、岐阜商工会議所、岐阜長良川温泉旅館協同組合、日本旅行業協会中部支部、岐阜観光コンベンション協会、岐阜県ウオーキング協会、岐阜市（健康増進課 他）、日本クアオルト研究所

⑩ 新見市・岡山県

▼新見富士コース
▼満奇洞コース

新見市は、県の最西北端、高梁川《たかはしがわ》の源流域に位置します。ここでは、市民が親しむ運動公園を拠点に新見富士の傾斜を生かしたコース、そして、クアオルト健康ウオーキングのコースとして日本で唯一鍾乳洞の中を歩く「満《ま》奇《き》洞《どう》コース」（156ページ参照）で、「毎週ウオーキング」を実施。新見市クアオルト推進協議会が主体となり、事業を企画・運営しており、官民連携の下、季節に応じたイベント型ウオーキングを定期的に開催しています。

また、同市は早くからクアオルト弁当の開発に取り組んでいる他、ご当地グルメも千屋牛やピオーネ、ワインなど、B級グルメならぬ「A級グルメ」と称して盛り上げています。

地元をよく知るガイドからのオススメ

春は桜の坂道を、秋は紅葉のトンネルを、そして全国唯一の鍾乳洞内を歩く「満奇洞コース」。数億年の時を刻む鍾乳石の姿は幻想的で、水面に落ちる滴の音に心が癒やされます。感動・癒やしによって分泌されるホルモンが自律神経を整え、ウオーキング後には、血圧・脈拍共に良好な変化を皆さん実感されています。

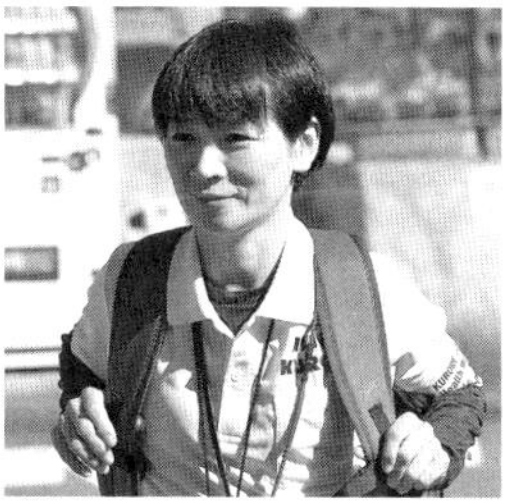

三村幸子さん

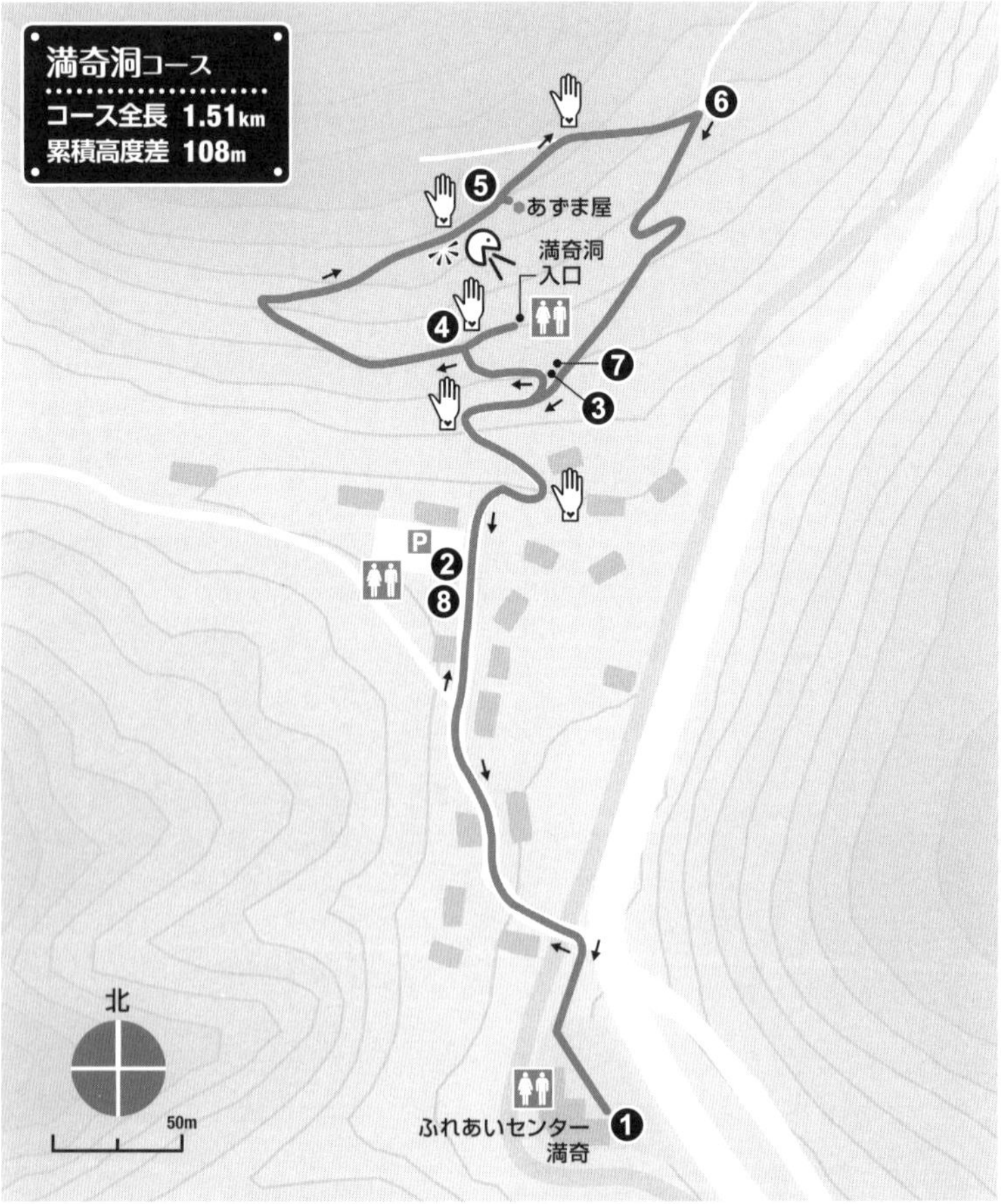

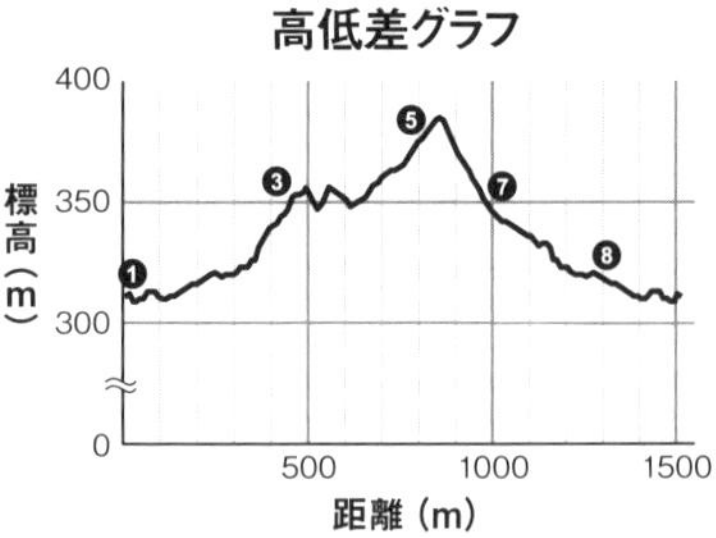

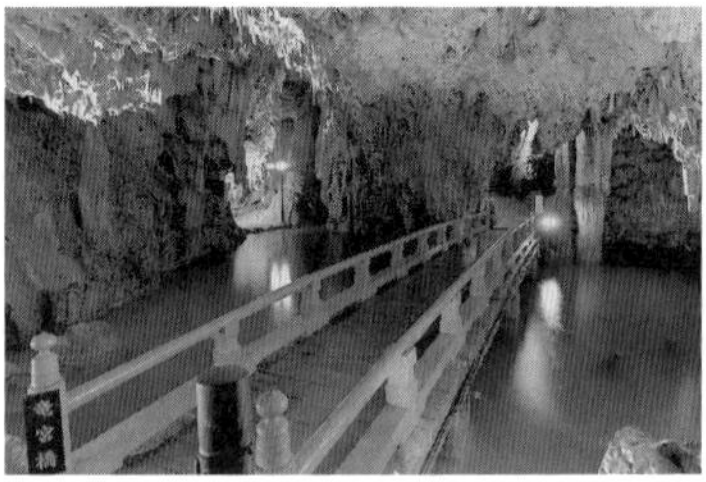
鍾乳洞の満奇洞（156ページ参照）

新見市の健康への取り組み例

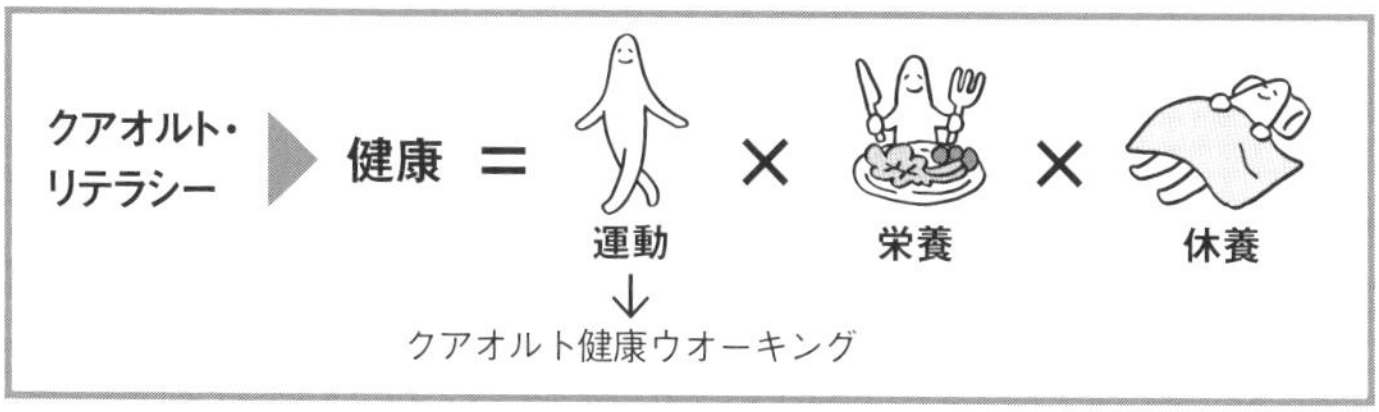

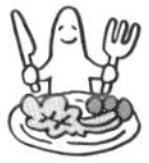

栄養

新見市クアオルト推進協議会で認定したクアオルト弁当（173ページ参照）は、地元食材などを活用し、以下の条件をすべて満たす、栄養バランスに配慮した体に優しい弁当となっている。

①新見産米を使用すること ②新見産の食材を使ったおかずを2品目以上入れること ③お品書きを添付（新見産記載）すること ④1食当たり、600kcal程度以上700kcal未満、塩分2.5g以下で、野菜（いも類を除く）を120g程度使用すること

TOPICS

新見市ではクアオルト健康ウオーキングの普及を目的として、イベント型のウオーキングを開催している。「作る」「食べる」「学ぶ」の行動と地域資源を掛け算する体験プログラムと組み合わせたもの。狙い通り、イベント内容に惹かれて参加した人から、今後もクアオルト健康ウオーキングに参加したいという声が寄せられ、「毎週ウオーキング」の参加者増加に貢献している。

実施イベント例：クリスマスリース作り／ミニ門松作り／そば打ち体験／ソーメン流しなど

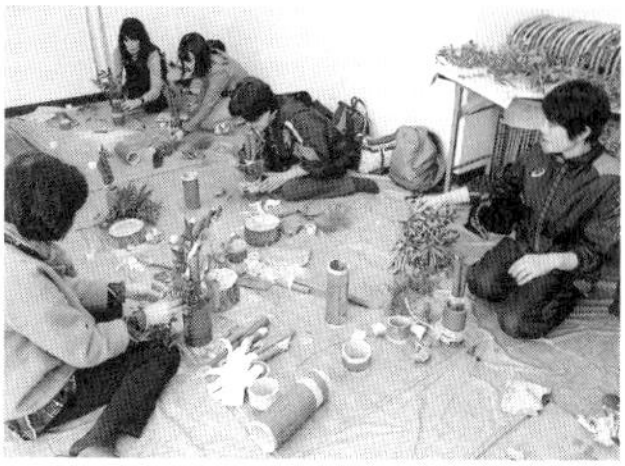

ミニ門松作りの様子

■新見市クアオルト推進協議会 構成団体

公立大学、医師会、観光協会、スポーツ推進委員協議会、新見ふるさと塾21、かのさと体験観光協会、ふれあいセンター満奇運営協議会、クアオルト健康ウオーキング普及員・実践指導者、保健所、産業部、福祉部、教育部

Column

森林《もり》に向かう〜クアの夢とかのさとの夢〜

備北新聞社 代表　仲田芳人

グリーンツーリズムの企画受け入れ団体、かのさと体験観光協会を運営して20年近くになります。

自然や農林業、生活文化を生かした体験プログラムには、岡山県倉敷市を中心に県南から多くの参加があります。「山から元気を頂いて、また明日から頑張ります」という参加者が大勢いらっしゃいます。CMのうたい文句を借りるならば、「自然は大きなホスピタル」。自然は人間の五感を刺激し、「想像力と創造力」をかき立てる場所だと思ってきました。

クアオルト健康ウオーキングは、かのさとの心にも符合します。

新見市がクアオルトに取り組んでから2年目の夏、官民協働組織・新見市クアオルト推進協議会に組織改編を提案。クアオルトの推進・定着を図るため、専門領域で活躍し、企画・立案や現場運営のできる人材からなる「企画実行部会」を協議会内に設けました。

イベント型づくりの要諦

企画実行部会は、①クアオルト普及・啓発のための企画・立案②イベント型クアオルト健康ウオーキングの企画・運営を使命としています。部会員には森林インストラクターの他、人材ネットワークを持ち、環境や食文化、クラフト活動に長けた人など、新見ふるさと塾21の塾員や関係者を中心に、現場企画系の最高のメンバーが集まりました。

新見市のクアオルト健康ウオーキングには、このウオーキングの普及が目的の「イベント型」があります。ウオーキング後、クリスマスリース作りやミニ門松作り、そば打ちなどを企画し、人々をクアオルトに誘い込むのです。

企画力に秀でたメンバーが集う企画会議は、常に活気があります。「作る」「食べる」「学ぶ」ことと、地域資源とを掛け合わせる「かのさと流」体験プログラム作りの手法を持ち込みました。内容によっては、メンバーの情報網を生かして外部の指導者を迎えるなど、専門性の高い体験を提供し、参加者の満足感を高めています。

イベント型クアオルト健康ウオーキングは毎回、参加者が募集定員いっぱいになります。手作り系プログラムでお互いのオンリーワン作品を褒め合い、最高の笑みを浮かべます。食べ物系プログラムでは、「こんなに食べていいの」と話しながらも箸が止まりません。「笑顔」と「語らい」がイベント型の最大の魅力で、それを引き出せるかどうかが成否のポイントになります。

事後アンケートでは、「体験が楽しかった」「満足」「今後もウオーキングに参加したい」と、大部分の人が回答します。そして、「元気をもらった」「歩くテンポがいい」「話の輪が広がった」「心身共にスッキリ」と、ウオーキングの真髄に触れるような感想をいつも頂きます。

上下流往来活発化へ

少しずつ、クアオルト健康ウオーキングの輪が広がっています。新見公立大学を生かしたまちづくりで、新見市と大学は「クアオルト健康ウオーキングを通した健康と介護予防の取り組み」を検証テーマにしています。

新見市クアオルト推進協議会会長には同大学看護学科の上山和子学部長が、顧問には公文裕巳学長が就任しました。大学の専門性、知見を加えたクアオルトの発展を念願しています。

人口減少の続く中山間地域にある、かのさと体験観光協会は、都市部に農山村の理解者、ファンを増やすことを目標に活動を続けています。「源流探検」「源流ウオッチングツアー」などのプログラムを企画し、その先に高梁川《たかはしがわ》の上下流の往来交流活性化の夢を描く——。

かのさとの夢とクアオルトの夢の先は、人も自然も地域も元気なこれからの国（地域）づくりへと連なるであろうことを予感しています。

仲田芳人
なかだ・よしと●岡山県新見市生まれ。新見ふるさと塾21渉外担当。2002年かのさと体験観光協会設立。新見市クアオルト推進協議会企画実行部 会長。

⑪ 小山町 ●静岡県

▼須走・富士山眺望コース
▼足柄古道・銚子ヶ淵コース

富士山と足柄山の金太郎
町の2大シンボルを感じながら歩く

　静岡県の最北東に位置する小山町《おやまちょう》は、富士山登山の須《す》走口《ばしりぐち》があり、富士山の大きさが一段と実感できる町です。また、足柄山の金太郎・坂田公時生誕の地としても知られています。

　この2大シンボルを感じさせるコースの一つが、「須走・富士山眺望コース」。道中に「富士浅間《せんげん》神社」「道の駅すばしり」があり、景観、歴史やグルメも一度に体験できます。もう一つは、金太郎ゆかりの地を、足柄古道に沿って流れる渓流のせせらぎを聞きながら歩くコース。源頼光と金太郎が対面したとされる「頼光対面の滝」など、随所で歴史を感じられます。

地元をよく知るガイドからのオススメ

眼前に迫る富士山！「須走・富士山眺望コース」は開放感あるコースです。四季折々の景色に気分は晴れ晴れ。須走は、“登拝・巡拝・遥拝”の富士山信仰の歴史が残る東口登山道の起点。世界文化遺産の冨士浅間神社を通り、富士山に向かって緩やかに歩きます。標高800m付近に咲く日本一大きな“フジアザミ”や、サンショウ・クロモジの木々も必見です。

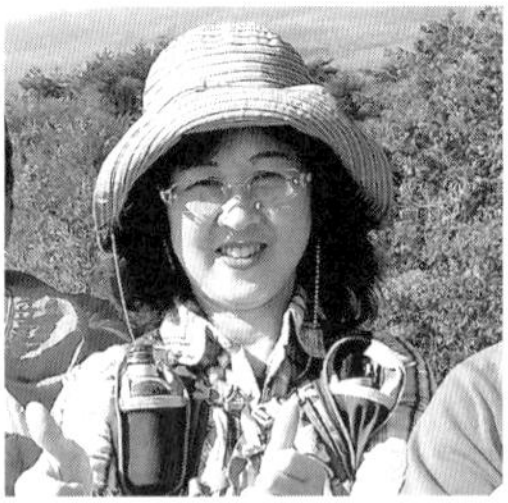

米山民恵さん

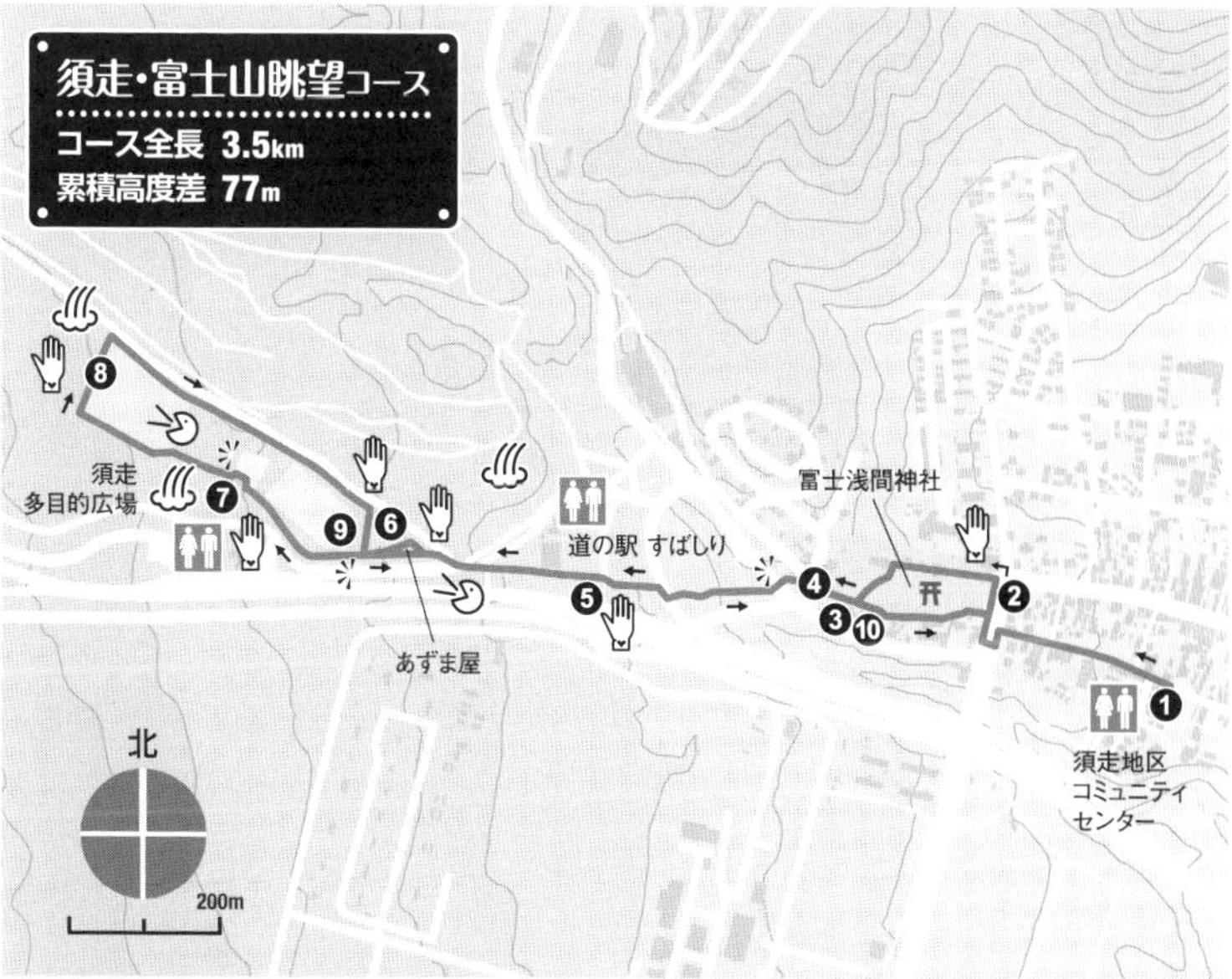

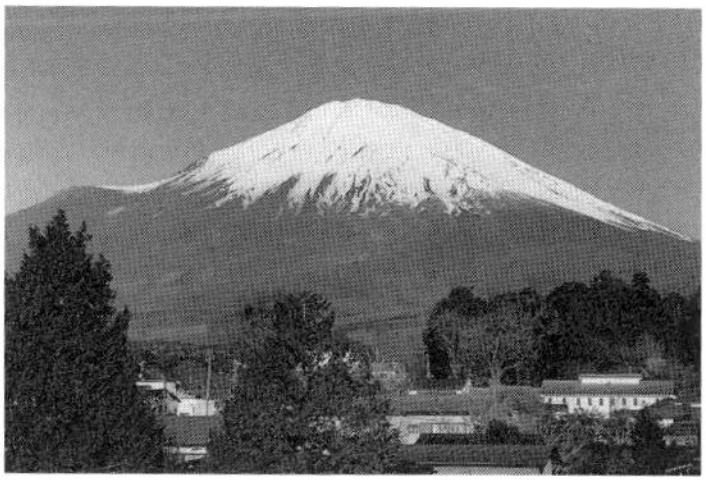

須走口付近から見る富士山

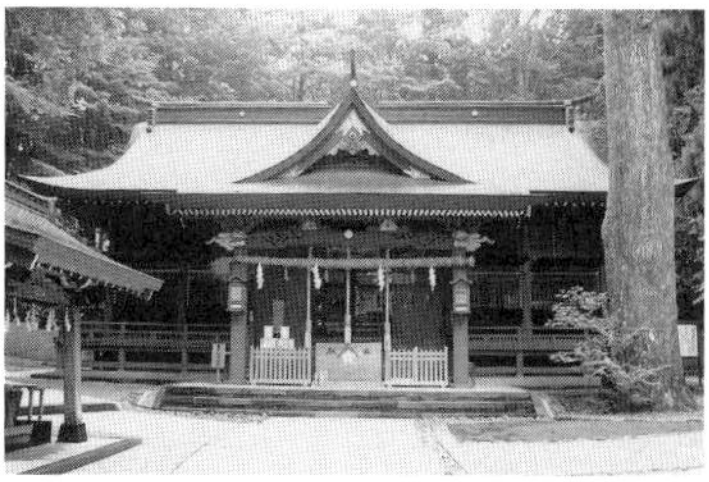

冨士浅間神社

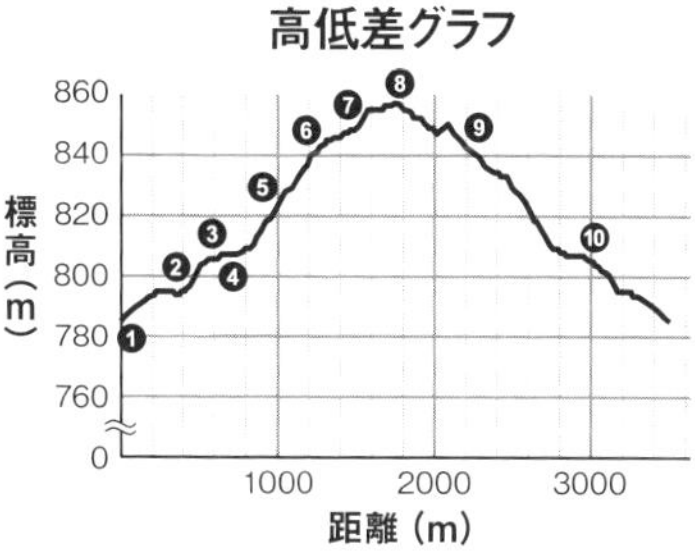

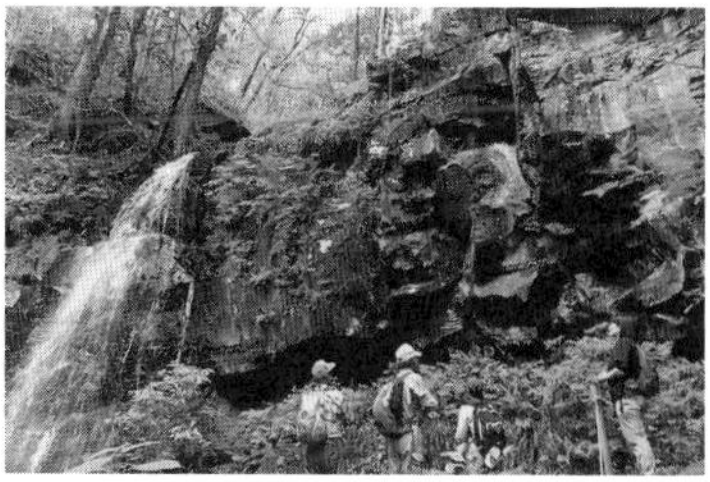

頼光対面の滝（足柄古道・銚子ヶ淵コース）

Column

保健師の視点
クアオルト事業導入からクアオルト・テラポイトになるまで

日本クアオルト研究所 保健師　米山民恵

小山町クアオルト健康ウオーキング事業導入の背景と推進

２０１５年に静岡県小山町《おやまちょう》は、健康寿命延伸のため、「お達者度向上プロジェクト」を立ち上げました。

健康づくりはまちづくりという認識のもと当プロジェクトは健康政策に位置付けられたことで、大きく推進することになりました。

当時、同町の保健師だった私は市町別「お達者度」ランキング（静岡県が健康寿命の指標として、65歳から元気で自立して暮らせる期間を算出）では、男女とも極めて低いという課題解決を担い、要介護度や死亡率の分析、アンケートを実施しました。その後、大学の先生にアドバイスを求め、庁内や住民会議に諮り、同プロジェクトとして運動と減塩を実践目標に掲げ、楽しい魅力ある健康づくりを主眼としたポピュレーションアプローチを重点施策とし、健康マイレージ事業や自主運動教室の立ち上げ支援などを展開しました。

同プロジェクト発足から3年目、人的資源や自然を生かし、行政と住民が協働で健康寿命延伸に取り組む起爆剤として、「太陽生命クアオルト健康ウオーキングアワード２０１７」に応募。優秀賞を受賞し、町は大きな勢いを得ました。

クアオルト健康ウオーキング導入にあたり、特に苦労したのが体制構築です。これまでの保健事業は、介護、国保、教育を主として商工観光、農林部門までが連携範囲。対して、クアオルト事業では、企画、地域コミュニティー、都市整備、支所などの部門も巻き込む必要がありました。そこで、行政での横串を通すために庁内会議を設置し、各部門が所掌する地域ネットワークの活用を可能にしました。

さらに不可欠だったのが、健康づくり推進協議会での合意形成と事業の周知です。医師会を含む三師会や自治組織、婦人会、シニアクラブなどで構成する同協議会と、商工会およびＤＭＯ（観光地域づくり法人）をオブザーバーに加えた運動習慣推進部会には、当初から日本クアオルト研究所がアドバイザーとして参加しました。専門的な講話や、実践例を含む説明は、関係者の理解を深めることに大変有効でした。クアオルト健康ウオーキングの導入には、このような政策としての位置付け、行政内の上下間の報連相、垣根を越えた積極的連携が重要です。

保健師としての転機とクアオルト・テラポイト

私は定年退職を機に、19年度はフリーの保健師として活動しながら、クアオルト・テラポイト資格を取得して、小山町のガイドになり経験を積んでいます。その一つが、クアオルトの先進地・山形県上山《かみのやま》市の行政視察であり、多くを学び懇親も深められる好機になりました。

クアオルト健康ウオーキング事業の立ち上げ当初、ヘルスツーリズムなどの交流人口増加による町の活性化までを担うことは、難しいと思っていました。しかし、この事業で町をより元気にするには、それが不可欠だと考えるようになった今は、その橋渡し役でありたいと思っています。行政とガイドの間を調整し、当事業の輪を広げることは自治体の健康課題を解決する一助になると確信しています。

当事業が、特定保健指導事業や介護予防事業だけでなく、医療と介護の一体的改革の担い手となることを期待しつつ、健康寿命の延伸や認知症予防に貢献し、未来の生き生きとした暮らしを支えていくと信じています。

米山民恵
よねやま・たみえ●静岡県沼津市生まれ、同県小山町在住。同町役場保健師として38年間勤務。退職後、フリーの保健師、クアオルト・テラポイトとして活動。現在、日本クアオルト研究所の事業に保健師として関わる。

小山町の健康への取り組み例

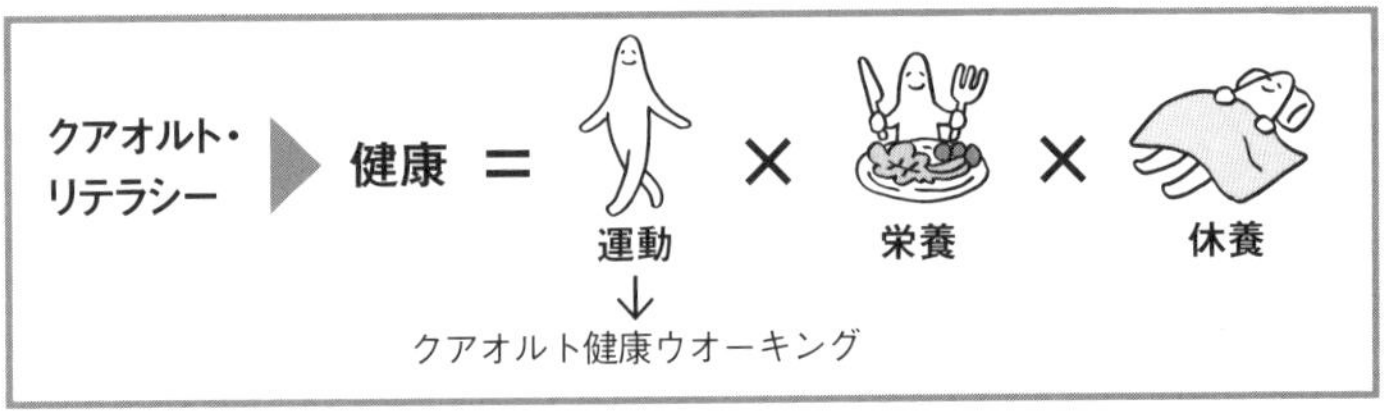

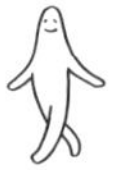

運動

小山町健康福祉会館3階「リラクゼーションスタジオ」では、富士山や自然が織りなす景色を見ながら、トレッドミルやバイクなどの有酸素運動や筋力トレーニングができる。また、インボディ（体成分分析装置）で、筋肉と脂肪の割合や部位別筋肉バランスなどをチェックし、健康運動指導士や理学療法士から個別に運動方法のアドバイスを受けることもできる（月1～2回）。

栄養

小山町のクアオルト弁当は、県の専門家派遣事業を活用。「ふじのくに食の都づくり仕事人マエストロシェフ」の称号を持つフレンチのシェフをアドバイザーとして招請し、検討会を実施。中身、パッケージ、お品書きと、すべてにこだわって完成させた。（173ページ参照）

TOPICS

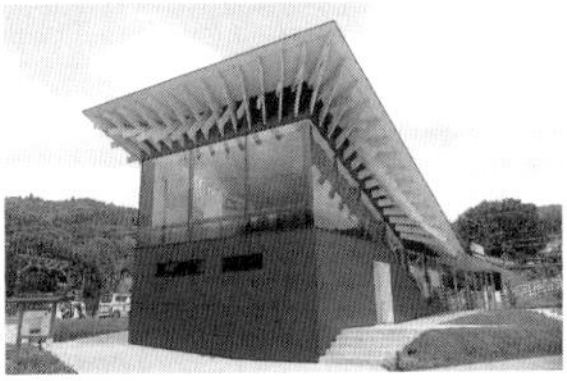

2020年7月、「足柄古道・銚子ヶ淵コース」の拠点でもあるJR御殿場線足柄駅が、観光客を迎える新たな玄関口「足柄駅交流センター」としてリニューアル。小山町役場足柄支所を併設しており、休憩所からは富士山を正面に望むことができる。独創的な形状が印象的な施設は、建築家・隈研吾氏の事務所が設計を担当。今後、近隣に大型リゾート施設の建設も予定されており、滞在型の健康プログラムも期待できそうだ。

■小山町健康づくり推進協議会 構成団体

医師会、歯科医師会、薬剤師会、町議会、区長会、保健委員協議会、校長会、連合婦人会、シニアクラブ連合会、体育協会、健康づくり食生活推進部、県健康福祉センター、教育委員会 他

⑫ 所沢市 ● 埼玉県

▼荒幡富士特別緑地保全地区コース
▼上山口堀口天満天神社周辺里山保全地域コース

四季折々の草花、昆虫、野鳥などに出合う 都心に近いながら豊かな自然のコース

所沢市は、埼玉県が推進するヘルスツーリズム産業の創出を目的として、クアオルト事業を導入しました。首都圏に初めて誕生したコースは、コース名からも分かるように、生物多様性を保護するために自然環境を守る地区に指定されている森に設計されました。そこに携わる方々の自然への愛情が、ひしひしと感じられます。「上山口堀口天満天神社周辺里山保全地域コース」は、映画『となりのトトロ』の舞台のモデルの一つといわれており、大木から小さな草花に至るまで、あらゆる生命の息吹を五感で感じ取ることができる場所です。

地元をよく知るガイドからのオススメ

都心から約30㎞。埼玉県と東京都にまたがる「緑の島」、狭山丘陵に位置する「荒幡富士特別緑地保全地区コース」。閑静な住宅街の緑の森からは、木々のざわめきと鳥の声以外は聞こえず、町の喧噪《けんそう》を忘れさせてくれます。山頂からの富士山やスカイツリーなどの眺望も魅力。桜やアジサイ、紅葉など四季の移ろいを感じながら、一緒に歩いてみませんか。

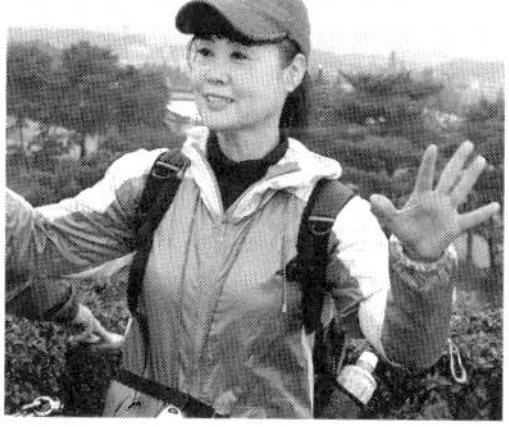

山本和子さん

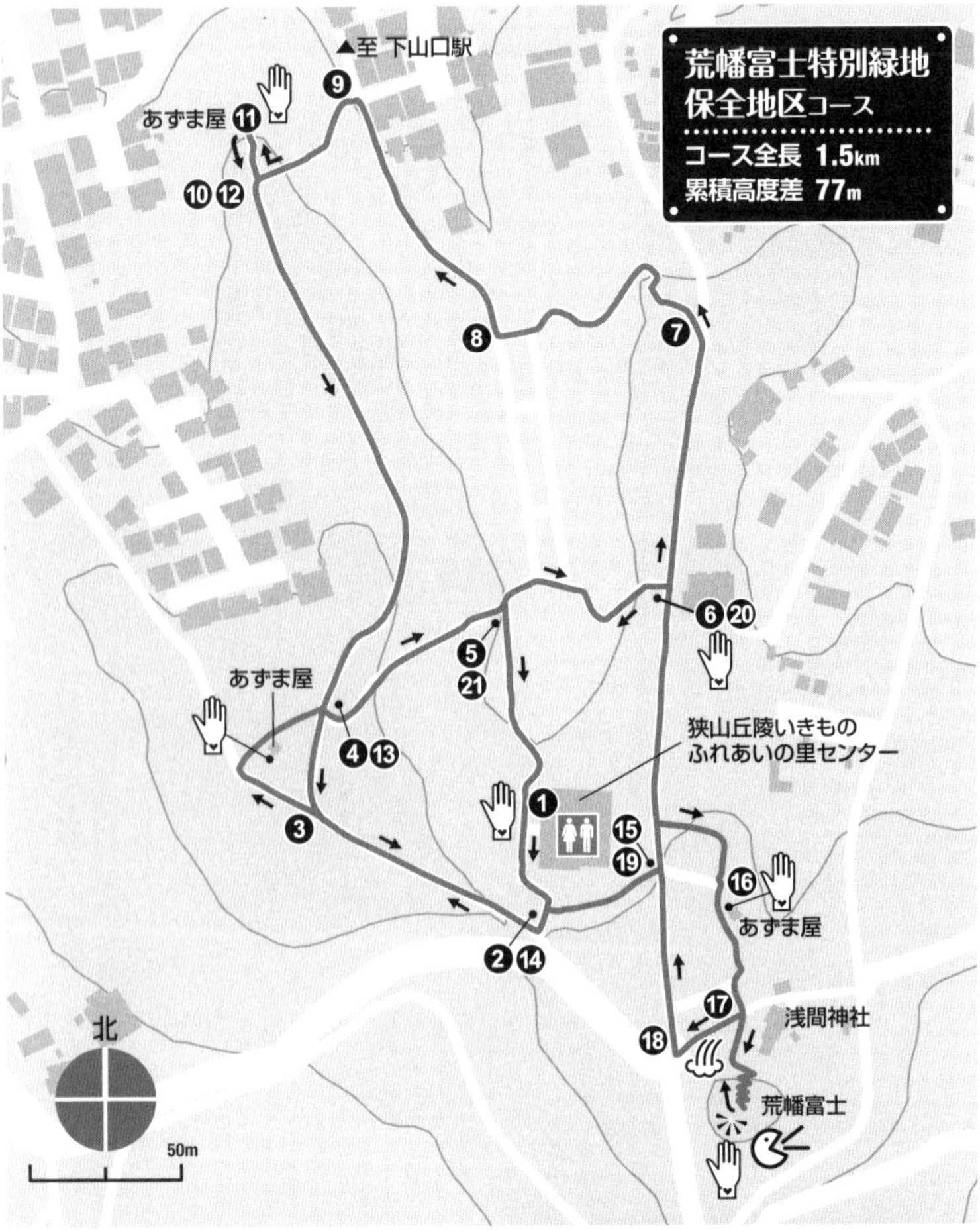

高低差グラフ

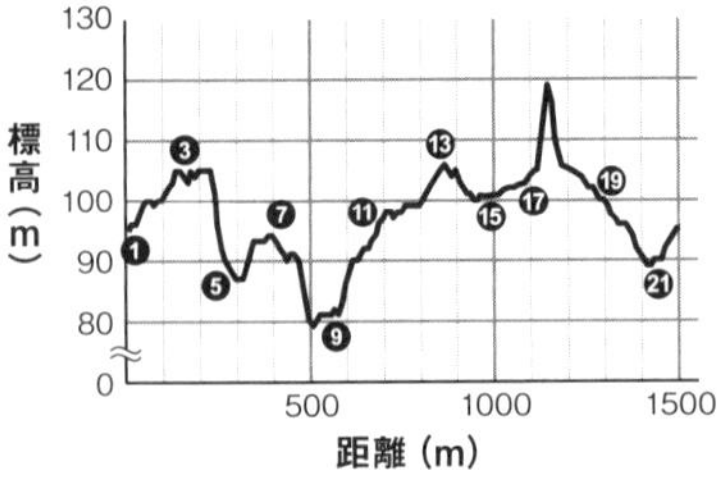

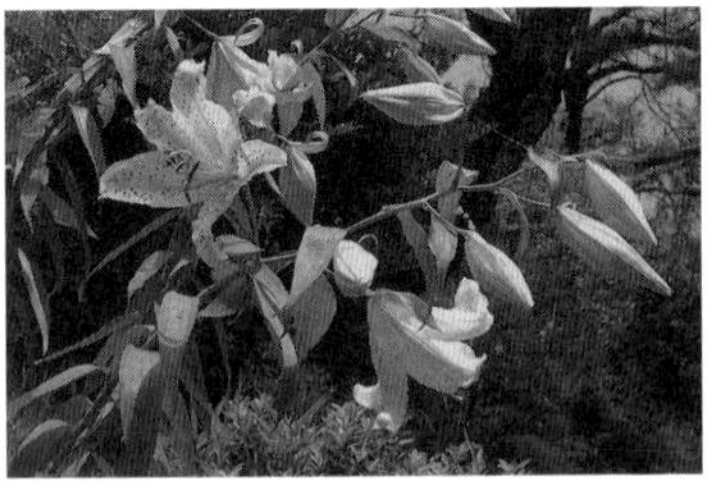
美しい花を咲かせるヤマユリ(7月頃)

所沢市の健康への取り組み例

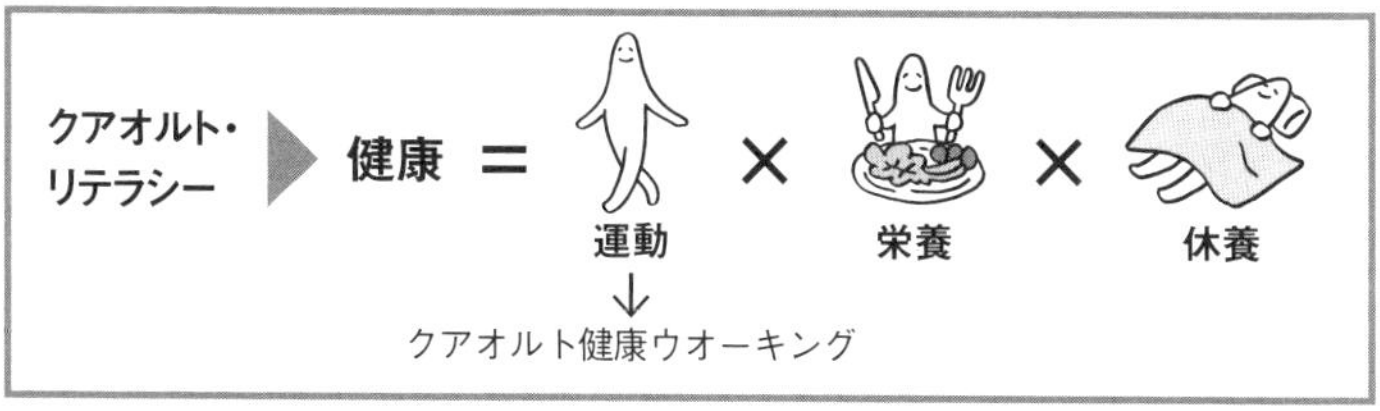

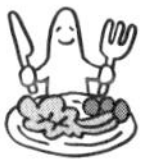

栄養

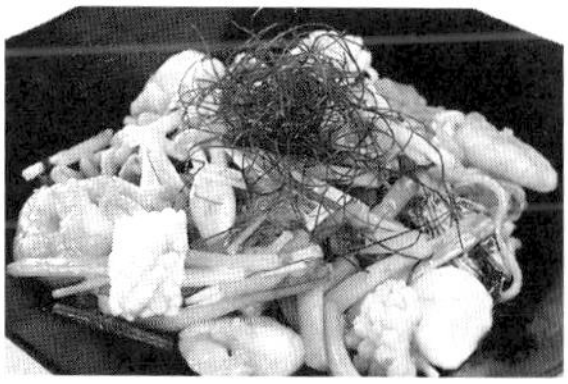

「荒幡富士特別緑地保全地区コース」から近い旅館「掬水亭」とコラボレーションし、所沢市のB級グルメ「所沢醤油焼きそば」をヘルシーな海鮮ベースにして、クアオルト健康ウオーキング参加者向けに開発した（ウオーキング参加の有無を問わず注文可）。

また、同旅館では日帰り入浴もできる。展望風呂から見える多摩湖の景色を眺めながら、地元の狭山茶を使った「狭山の茶湯」にゆっくり浸かり、運動の疲れを癒やしたい。

TOPICS

市内のフィットネスクラブ「わらわら」の健康運動指導士など専門知識を持つスタッフをガイドとして養成。同ウオーキングを企業の健康経営に活用してもらうために、理学療法士や管理栄養士など専門家を招いた健康講座をウオーキングと組み合わせたプログラムの他、ウオーキング後にスタジオでヨガの講座を行うなど、企業のニーズに即したプログラムを企画し、実施していく予定。

■所沢市クアオルト推進協議会 構成団体

早稲田大学、医師会、商工会議所、ウォーカーズクラブ、産食プロジェクト、西武鉄道、埼玉県（商業・サービス産業支援課、みどり自然課）、所沢市（健康づくり支援課、産業振興課、商業観光課、スポーツ振興課） 他

⑬

横瀬町

●埼玉県

▼花咲山公園コース
▼根古屋城址コース

巡礼の道は健康への道
日本二百名山・武甲山を背景に歴史を巡る

標高１３０４ｍの武甲山がシンボリックに存在する横《よこ》瀬《ぜ》町《まち》。２つのコースそれぞれに秩父観音札所があり、「花咲山公園コース」には札所五番の語歌堂、「根《ね》古《ご》屋《や》城《じょう》址《し》コース」には札所八番の西善寺が存在しています。

花咲山公園は、四季折々いつでも花を楽しめるように、花木約６０００本を植えて整備を進めており、年々美しく成長する姿を見せてくれることでしょう。

根古屋城は戦国時代に築かれた山城で、城址は町指定の史跡。手入れされた針葉樹と苔むした巨石が出迎えてくれます。

地元をよく知るガイドからのオススメ

花咲山公園は四季を通じて楽しむことができるように多種多様な花木が植えられており、道のりすべてが見どころと申し上げたいです。なかでも藤棚の長いトンネルは、名所の一つになること間違いなし。山頂の展望台では、広い空に武甲山がそびえ、爽快感でいっぱいに。「ヤッホ！」と大きく叫んで日ごろの疲れを吹き飛ばし、リフレッシュしてください！

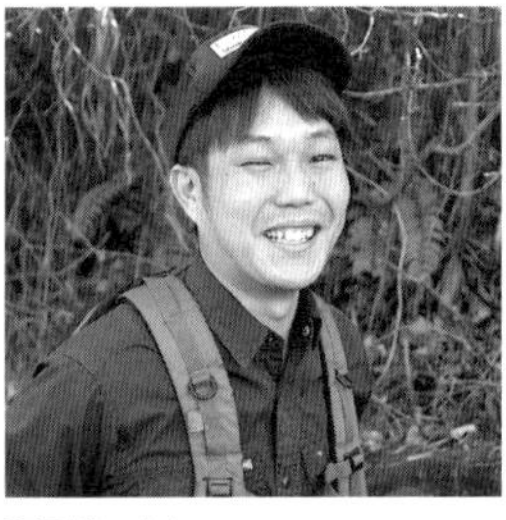

町田修一さん

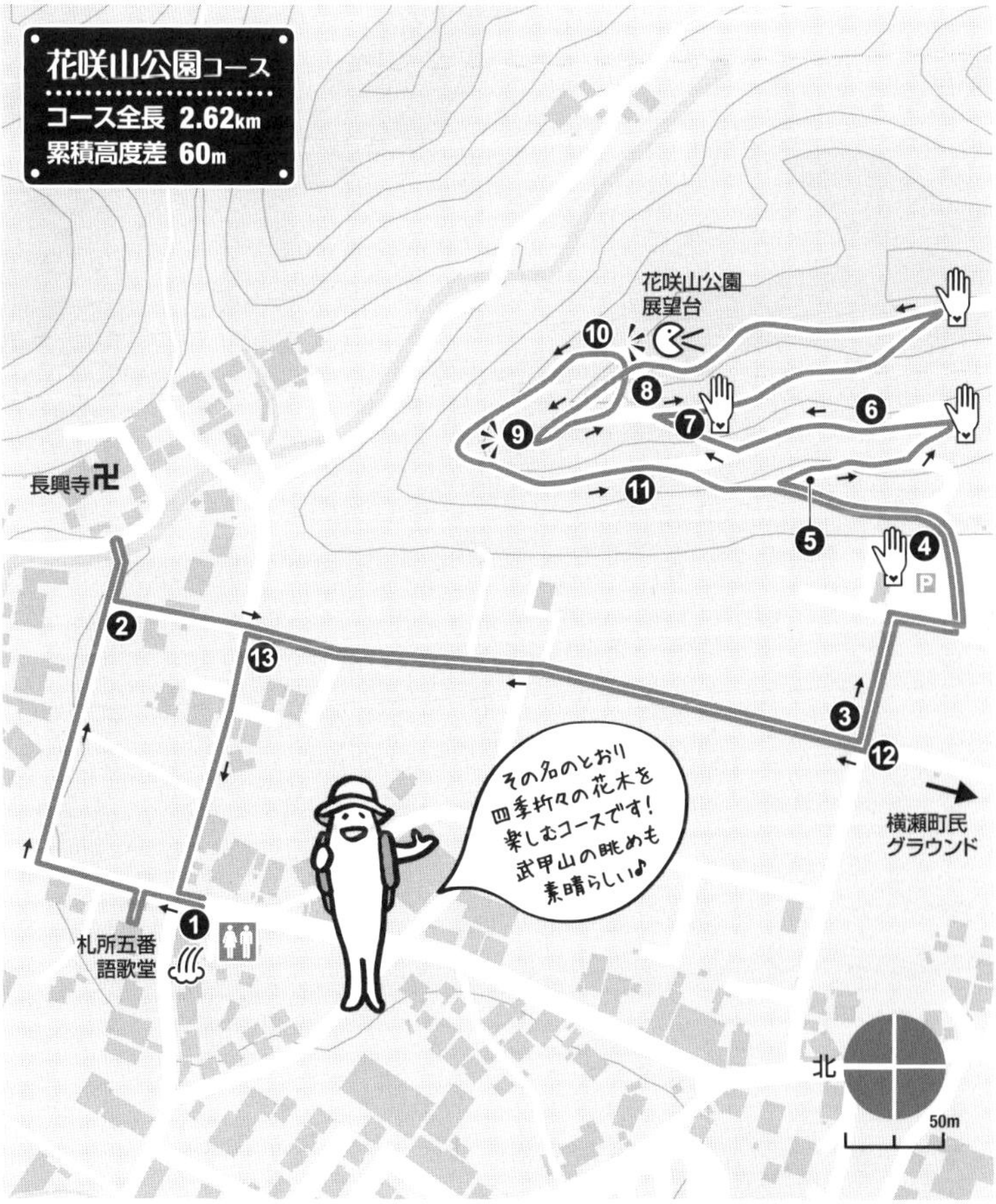
花咲山公園コース
コース全長 2.62km
累積高度差 60m
花咲山公園
展望台
長興寺
札所五番
語歌堂
その名のとおり
四季折々の花木を
楽しむコースです！
武甲山の眺めも
素晴らしい♪
横瀬町民
グラウンド
北
50m

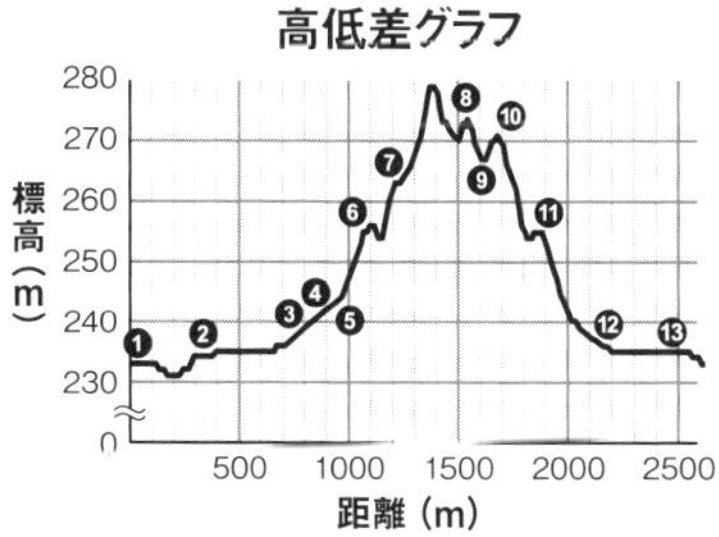
高低差グラフ
標高（m）
280
270
260
250
240
230
0
距離（m）
500
1000
1500
2000
2500

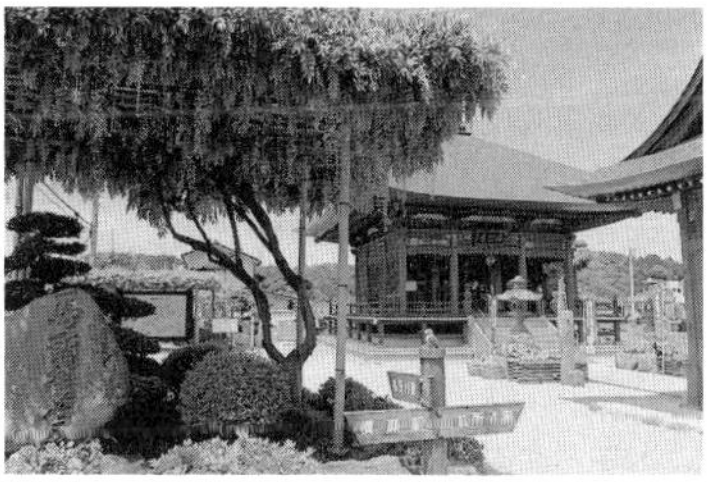
札所五番「語歌堂」

⑭ 志摩市・三重県

▼横山天空コース
▼ともやま公園コース

天空と英虞湾の造形美を前に深呼吸
伊勢志摩国立公園を歩く

「横山天空コース」は、複雑なリアス海岸の英虞《あご》湾を一望できる横山展望台を目指します。上りの山道の先に絶景が出現、思わず両手を広げ、海から吹き上がる風を全身でキャッチ。展望台は3カ所あり、上に行くほど、湾の眺めを独り占めしたような気分になります。

「ともやま公園コース」は、海をさらに近くに感じることができます。志摩市の名産アオサの養殖場を見ることができ、海に詳しいガイドが、地元ならではの話を聞かせてくれます。

観光地としても人気の志摩市、ゆっくり滞在して、新鮮な海の幸も堪能したいところです。

地元をよく知るガイドからのオススメ

太平洋、伊勢湾、的《まと》矢《や》湾、英虞湾が一望できる「横山天空コース」。国立公園ならではの恵まれた環境を堪能するなら、横山天空カフェテラスなど点在する展望デッキがお薦めです。冬には富士山も望める雄大なパノラマビューは必見。また、コース周辺にアクティビティが充実した「ともやま公園コース」では、天然温泉や満天の星空を満喫できますよ！

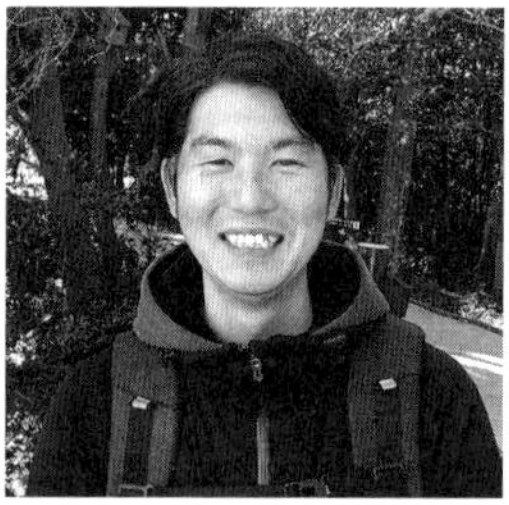

大山純輝さん

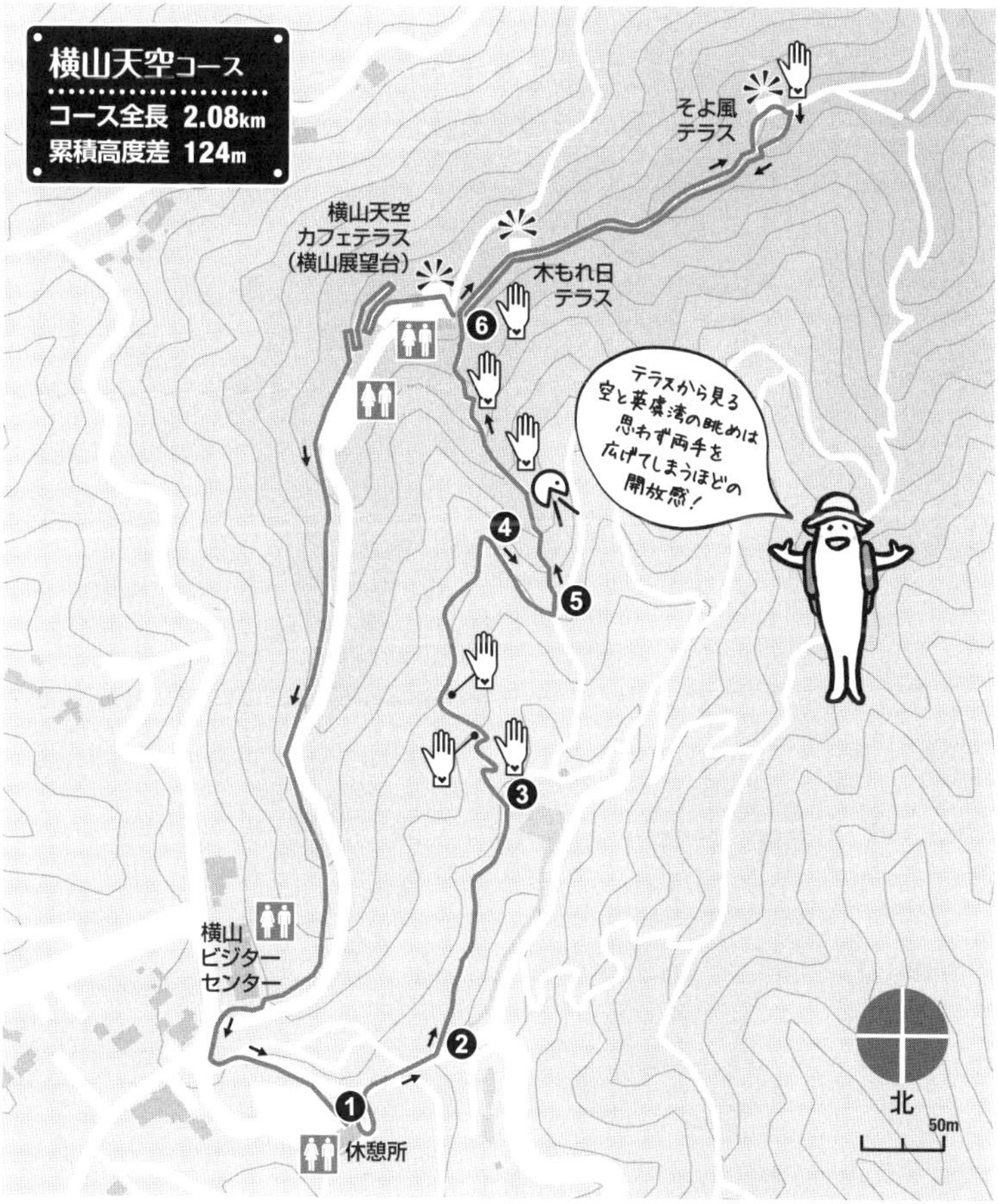

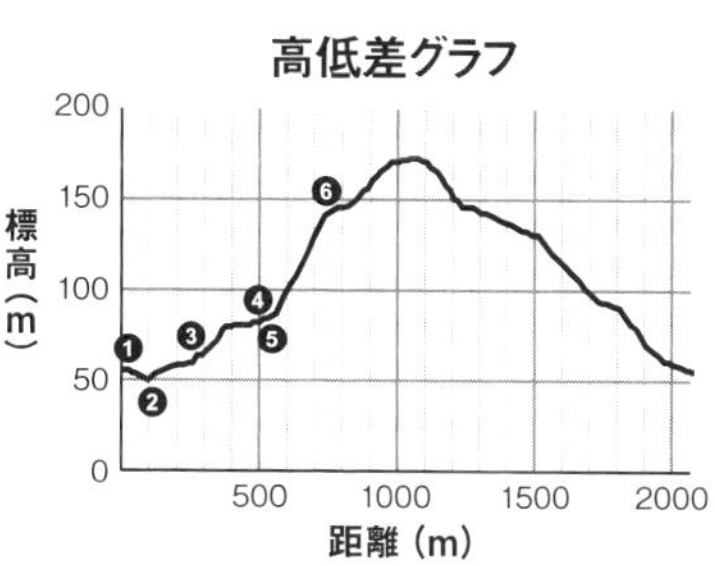

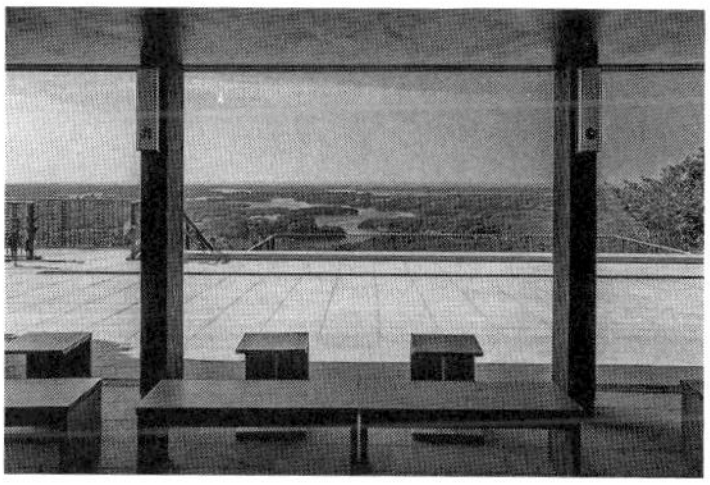
横山天空カフェテラス（©志摩市）

志摩市の健康への取り組み例

クアオルト・リテラシー ▶ 健康 ＝ 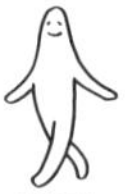 運動 ×  栄養 × 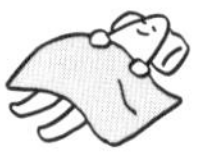 休養

運動 ↓ クアオルト健康ウオーキング

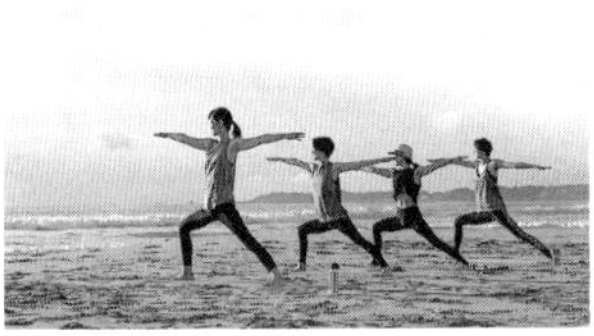

運動

志摩市のクアの道は、いずれも海を前にしたコース。クアオルト健康ウオーキングとヨガを組み合わせて、海洋性の気候（156ページ参照）を活用するプログラムを開発中。

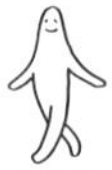

栄養

2017年から、三重大学と連携して地域食材の活用に向けた取り組みを続け、19年に民間事業者との連携により、志摩の魚や海藻を用いた「御食国（みけつくに）志摩の健康食材弁当」（173ページ参照）の販売を開始。クアオルト健康ウオーキングをはじめとする、市内でのスポーツイベントなどで販売している。

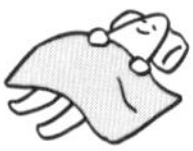

休養

古くから、海の恵みを楽しむ三重県の観光地として人気の志摩市。英虞湾を見ながら入浴できる温泉施設もあり、日帰り温泉を楽しめる宿も複数存在する。

●志摩市観光協会webサイト　www.kanko-shima.com

TOPICS

●企業との連携（2019年～）

百五銀行の健康経営の取り組みとして、志摩市のクアオルト事業を従業員の健康づくりに活用することを中心に、双方が連携して健康経営の充実と地域活性化を図ることを目的とした覚書を締結。

■志摩市クアオルト推進協議会 構成団体

志摩医師会、志摩自然学校、志摩市食生活改善推進協議会、志摩市商工会、志摩市観光協会、早稲田大学、近畿日本鉄道、百五銀行、第三銀行、いそべスポーツクラブ、浜島スポーツクラブ、志摩スポーツクラブ、環境省、志摩市（政策推進部・健康福祉部・産業振興部）他

⑮ 多可町 ●兵庫県

▼エーデルささゆりガルテンコース
▼なか・やちよの森ヴァルトコース

庭園が美しい森のホテルを拠点に ドイツの森を感じさせるコースを歩く

兵庫県の中央に位置する多《た》可《か》町《ちょう》は、敬老の日発祥の地。健康寿命延伸を目指し「一般社団法人多可の森健康協会」を中心に、様々な健康づくりの活動をしています。所属するガイドさんも個性豊かで朗らか。心温まる時間を過ごすことができます。

「なか・やちよの森ヴァルトコース」では、川の水で腕を冷やす、はだしになり足裏を刺激する、木のベッドに横たわり空を見上げるなど、楽しみながら健康になるウオーキングが待っています。もう一つのコースの拠点、ホテル「エーデルささゆり」は、ガーデンウエディングで人気の庭園が自慢で、ワーケーションにもぴったりです。

地元をよく知るガイドからのオススメ

「なか・やちよの森ヴァルトコース」は四季の変化を楽しめることはもちろん、立ち並ぶ針葉樹の隙間から光が差し込んで、とても気持ちが良い所です。ウッドチップの道や展望台からの絶景、木のベッドなど、ここでしか体験できないことがいっぱいで、言葉では伝え切れない魅力が満載！比較的緩やかで歩きやすく、何度来ても飽きないお薦めのコースです。

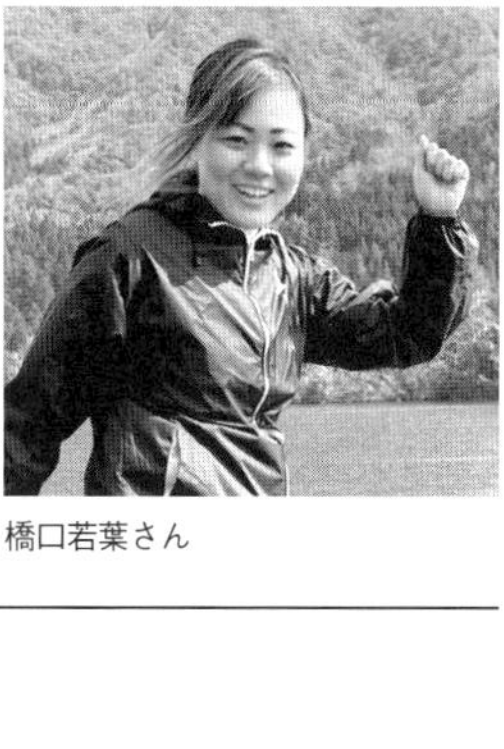

橋口若葉さん

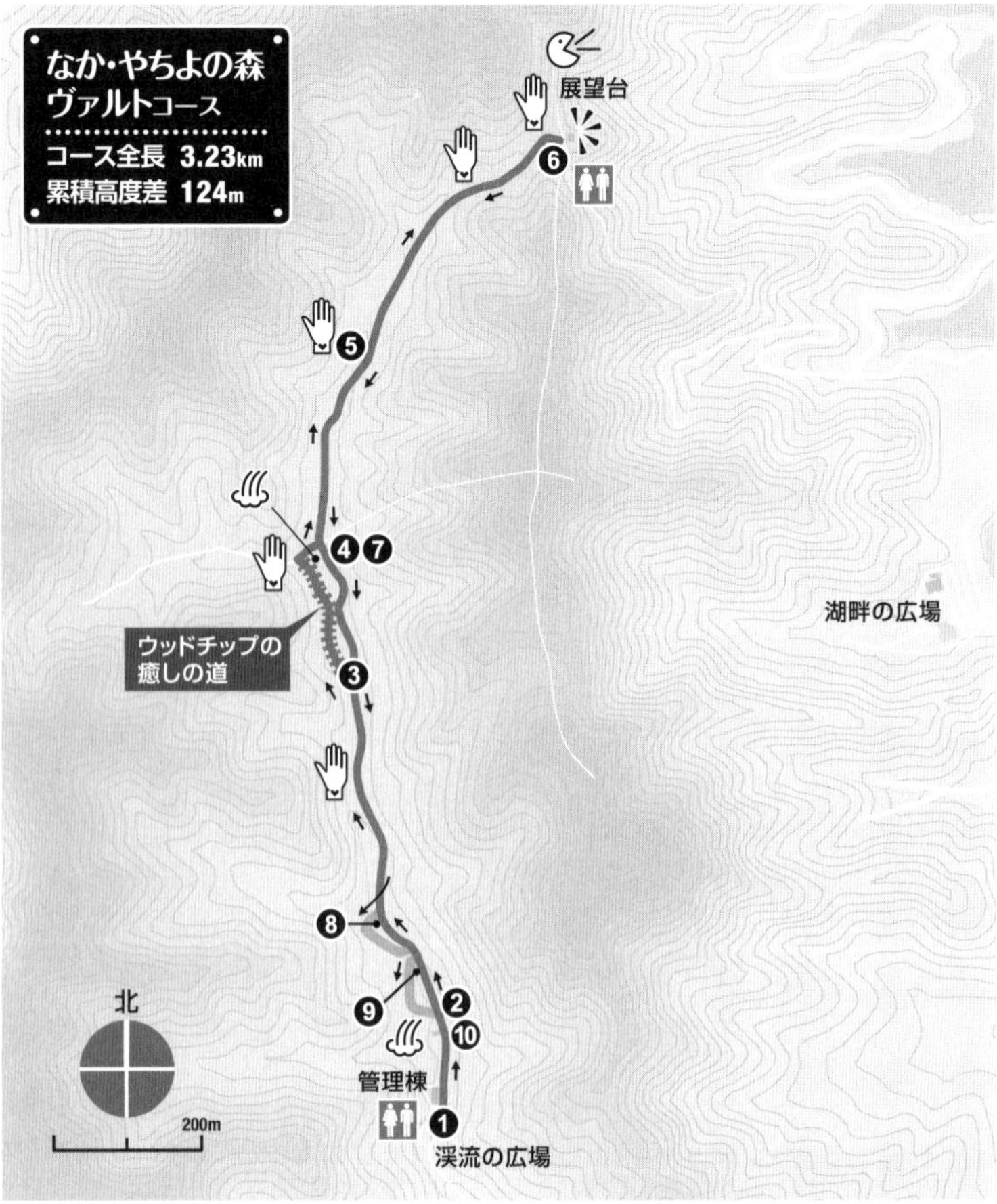

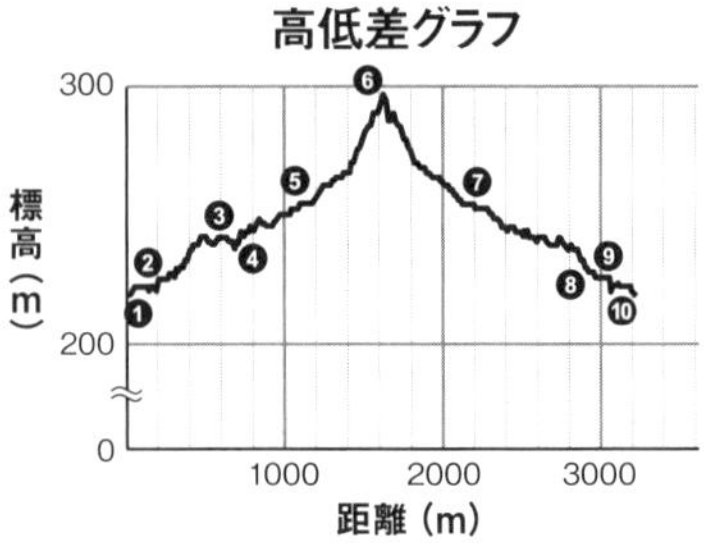

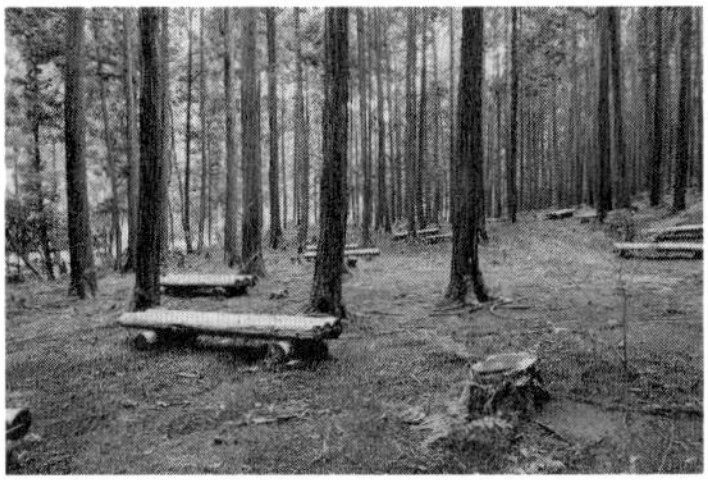
木のベッドで、ゆっくり森と対話

多可町への健康の取り組み例

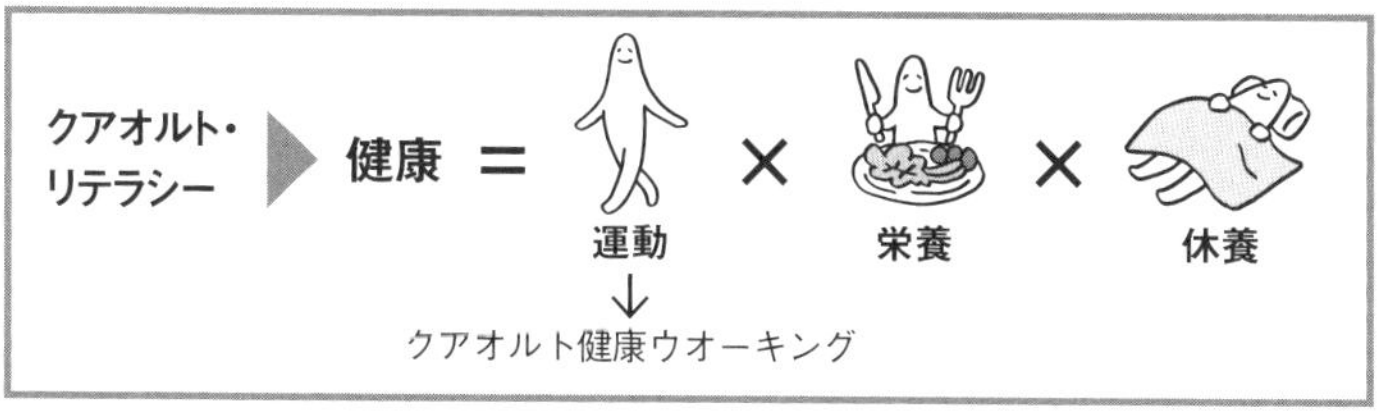

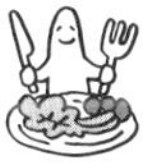

栄養

森のホテル「エーデルささゆり」が、ヘルシーかつおいしいをコンセプトに、旬の食材満載の「ヘルシー弁当(173ページ参照)」を開発。予約型ウオーキングなどで利用されている。また、同ホテルのレストランでは豆腐ハンバーグを提供しており、レストランの通常メニューとして誰でも注文できる。その他、保健師(または栄養士)によるミニ健康セミナーを開催し、栄養について学ぶ場も提供している。

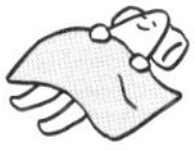

休養

西日本最大級の、「ラベンダーパーク多可」が、無農薬で栽培・抽出した精油をウオーキング事業に活用。ウオーキングの途中、コースに装備された木のベッドで休むときなどに使用している。また、敬老の日発祥の町として毎年敬老の日に、健康寿命延伸につながるプログラムで、イベントを開催。2019年は「健康寿命延伸と睡眠」をテーマに、兵庫県立リハビリテーション中央病院医師の講演を行った他、運動とリラクセーションを体感する、ヨガとウオーキングを組み合わせたイベントを開催するなど、独自のプログラムを企画・提供している。

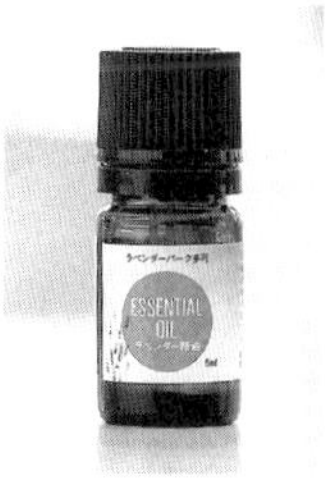

TOPICS

●ヘルスツーリズム認証プログラム
「不老長寿の道」多可の森健康ウォーキング
クアオルト健康ウオーキングの専門コースを含む、17コースのウオーキングプログラムが、ヘルスツーリズム認証(第2期)を取得。
●ヘルスツーリズムの宿泊型プログラムを企画
ガイドの一人が、「滋賀大学ウエルネスツーリズムプロデューサー養成講座2019」を受講。現在、多可町での実現を目指して、宿泊型プログラムを企画中。

---

⑯ 延岡市・宮崎県

▼金堂ヶ池コース
▼須美江コース

県内屈指の工業都市も国定公園と水郷の自然豊かなまち

延岡《のべおか》市の東海岸は日豊《にっぽう》海岸国定公園に含まれます。「須美江コース」は環境省が日本の水浴場88選、快水浴場百選に選定するほどの美しい海辺がコースの一部となっています。

「金堂《かなどう》ヶ池コース」は西階《にししな》運動公園内にある金堂ヶ池周辺を散策。町なかにありながら、静かな森のように自然を満喫できます。

またガイドも、アウトドアのスペシャリスト、民宿を営む漁師、須美江コース拠点の「須美江家族旅行村」のスタッフ、観光協会の職員など、延岡市での滞在を数倍楽しくしてくれる個性豊かなメンバーがそろっています。

地元をよく知るガイドからのオススメ

「須美江コース」は、四季折々の里山と国定公園で快水浴場百選の海岸が同時に楽しめる、国内唯一のコース。里山のヤッホポイントからの景色は最高で、やまびこもよく響きます。海岸では、心地よい海風や美しく足腰に優しい砂浜が体験できるのに加え、コース付近の民宿「紺碧」では、朝捕り魚介を使ったクアオルト膳を提供しています（173ページ参照）。

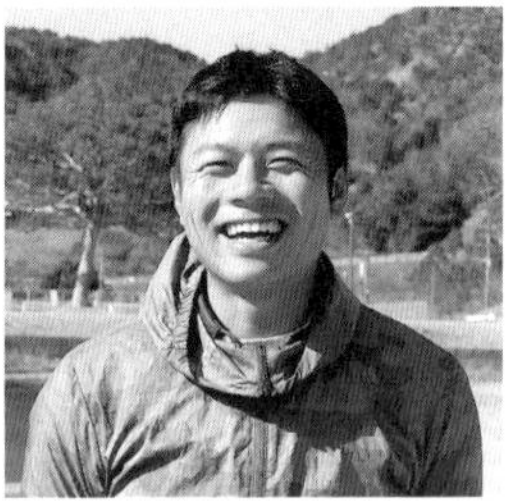

甲斐宏明さん

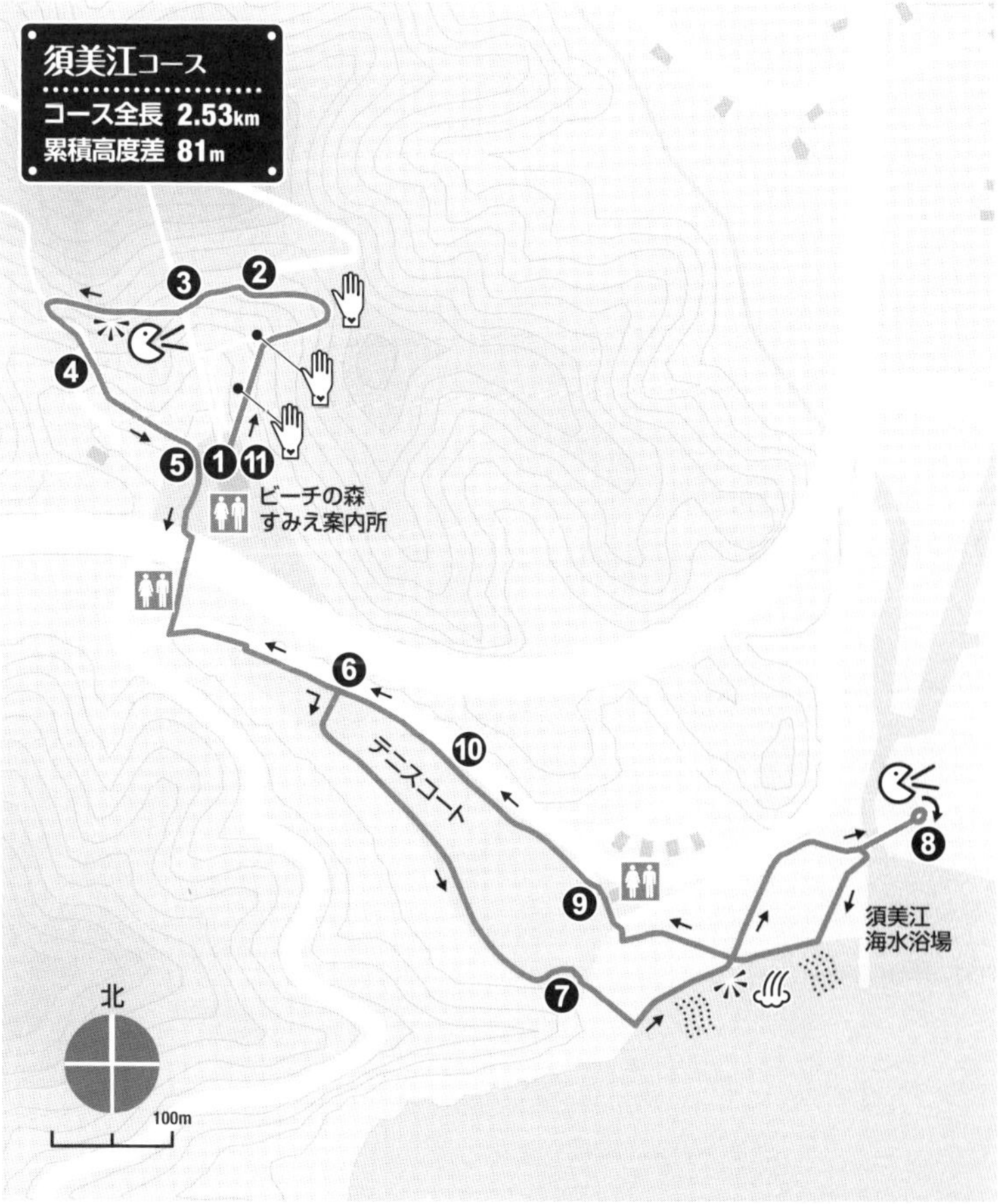

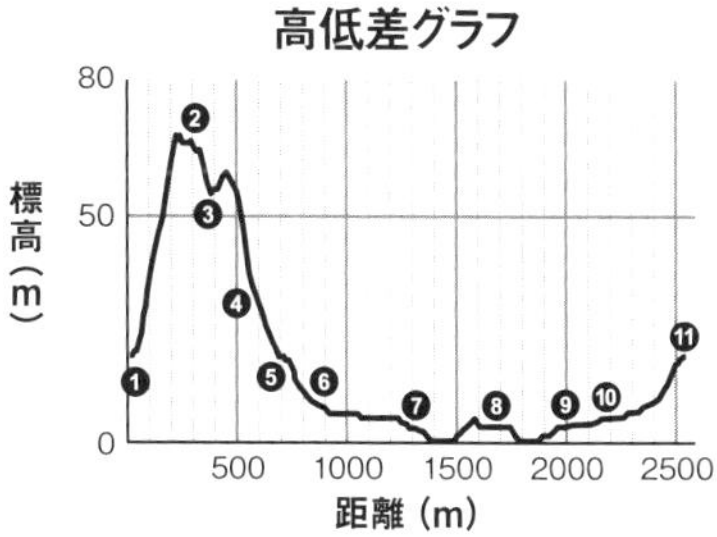

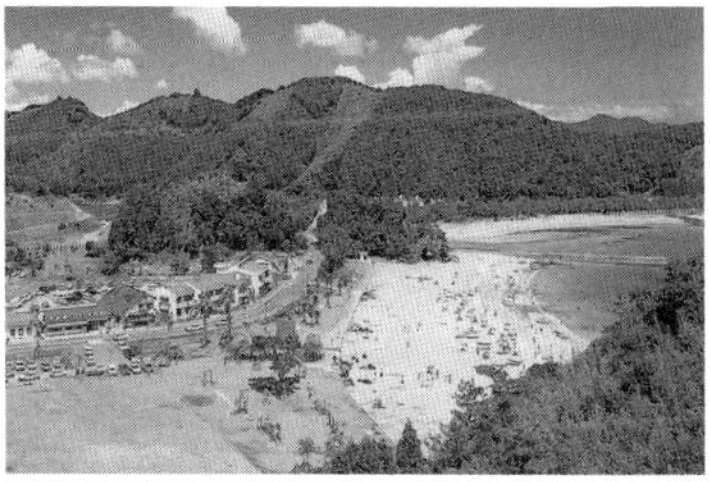

須美江海水浴場（須美江家族旅行村全景）

⑰ 由布市・大分県

▼大《おお》杵《ご》社《しゃ》コース

ドイツのクアオルトをお手本にまちづくり 日本型クアオルトの発祥の地

多くの人が訪れたいと憧れる温泉地・由布市。その所以は全国に先駆けて1971年に「由布院クアオルト構想」を掲げたことから始まります。環境保全や景観形成、条例の制定など、まち全体を保養地として育て、音楽や美術など、保養地に欠かせない「滞在を楽しむ」という視点で地域の文化を盛り上げ、来訪者をもてなす保養地の姿を日本で初めて具現化したことにあります。

日本型クアオルトの推進地として、ウオーキングだけでなく、温泉を生かした水中運動などを行う施設の整備と、地域の医療機関と連携した高品質な保養が楽しめます。

地元をよく知るガイドからのオススメ

由布院といえば、温泉地として多くの方がご存じだと思います。「大杵社コース」は、まちの中心部から少し足を延ばし、のどかな里山の風景を見ながら、国の天然記念物「大杵社の大杉」を経由するコース。由布院が本来持っている魅力や、意外な歴史を知っていただく機会にもなるかと思います。ぜひ、私たちと一緒にウオーキングを楽しみましょう。

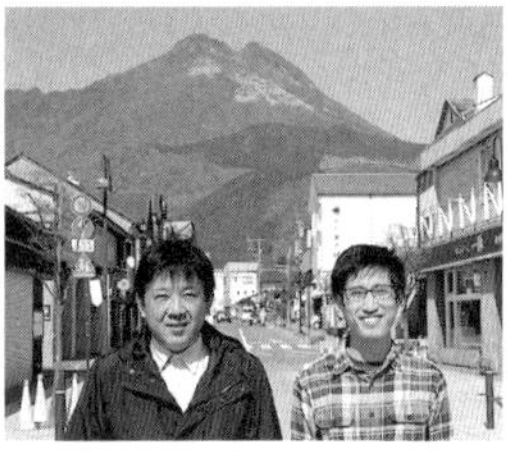

生野敬嗣さん(左)と
グエン・ホアン・ナムさん

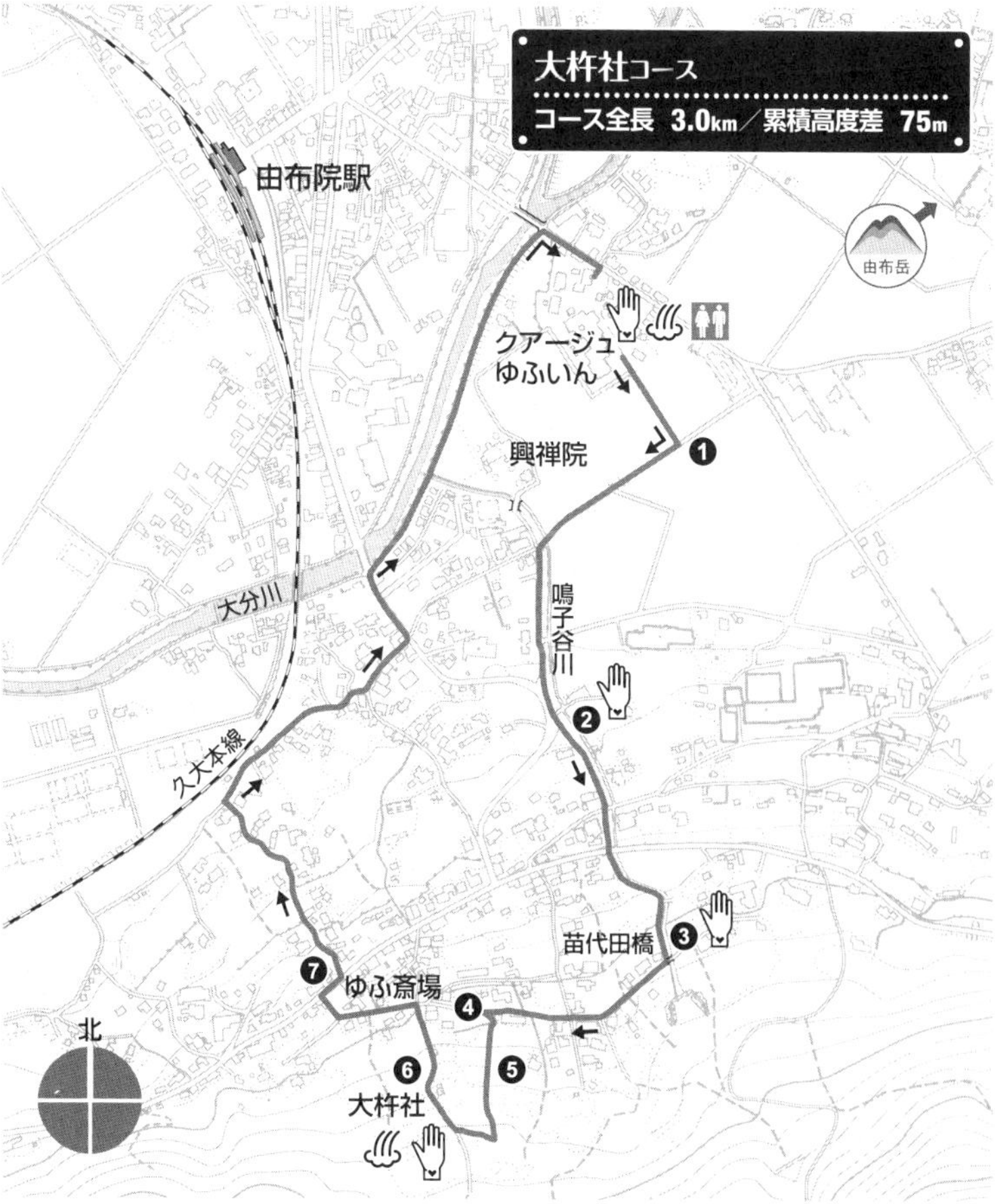

高低差グラフ

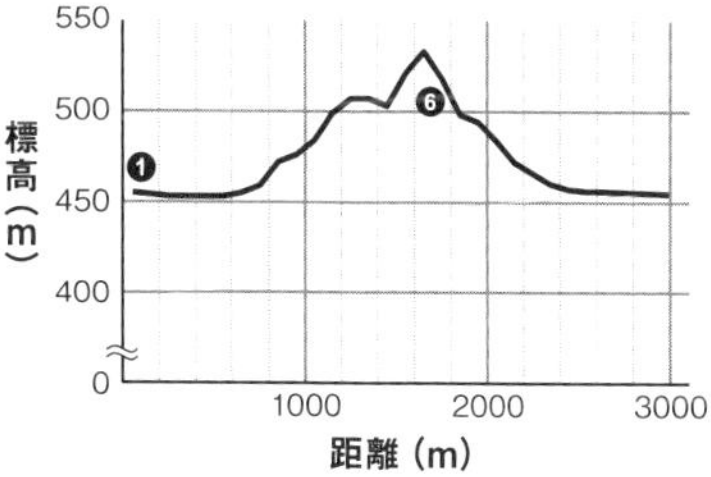

シンボリックに存在する由布岳

由布市の健康への取り組み例

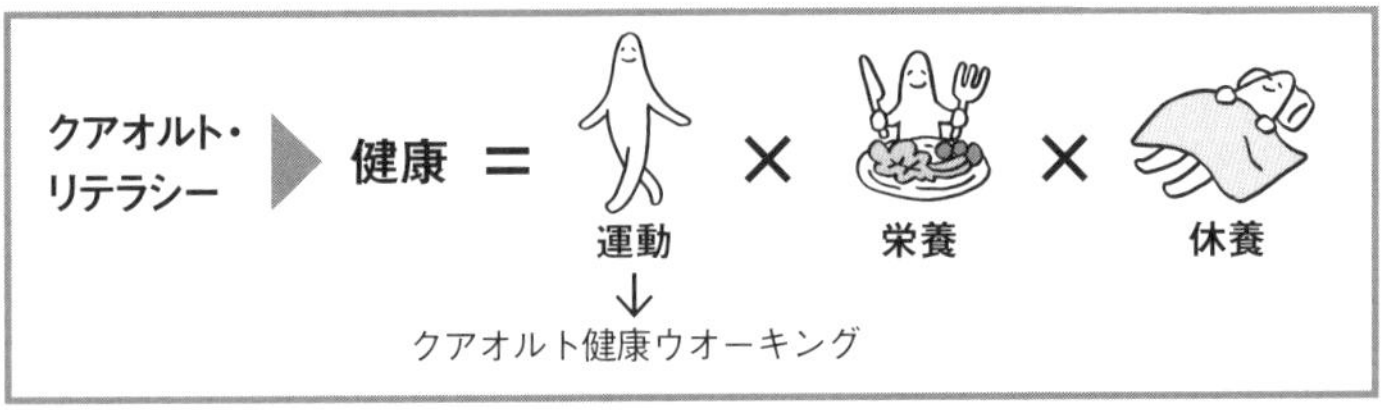

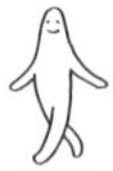

運動

由布市の豊富な温泉資源を生かして、ドイツ式温泉療養の考え方を取り入れた健康温泉館「クアージュゆふいん」。水着（レンタル有）を着て、運動浴、ジャグジー浴、打たせ湯、冷水浴などの様々な入浴法を体験できる。また、保健師による入浴相談も実施している他、定期的に「水中運動教室」も開催。男女別の温泉も完備されており、立ち寄り湯としての利用も可能。

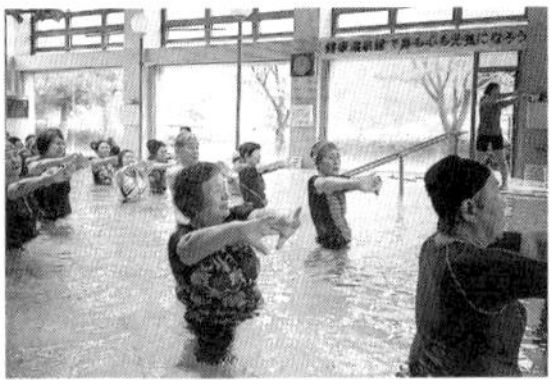

栄養

由布院駅から徒歩2分の農産物直営所の中にある「陽だまり食堂」。新鮮な地元の食材を中心とした郷土料理、定食を提供している。運営の中心は、平均年齢70歳以上の地元高齢者。まさに、健康寿命延伸でイキイキと働く人々の姿がそこにある。

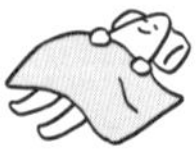

休養

由布院温泉のシンボル「由布岳」、東洋のチロルとも称される「由布川峡谷」など、自然豊かで美しいスポットが市内に点在する由布市。そして由布院温泉は、国内第2位の温泉湧出量を誇り、宿泊施設のほとんどが自家源泉を保有しているため、立ち寄り入浴が可能な施設も多く存在している。良質で個性豊かな宿も多いので、湯巡り、宿巡りをしながらの保養滞在を楽しみたい。

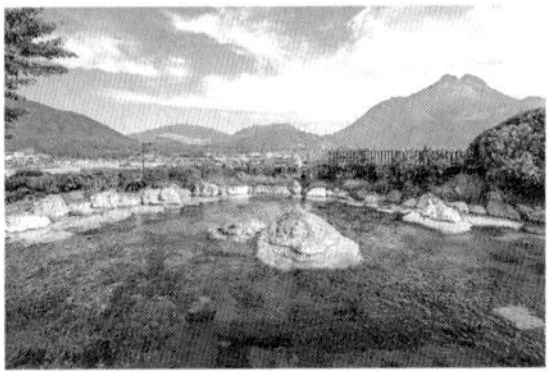

由布院温泉（山のホテル夢想園）

■由布市クアオルト研究会 構成団体

地元病院（一部）、地元観光協会・旅館組合、地元健康づくりグループ、地元自治会 他

⑱ 珠洲市・石川県

▼クアの道 鉢ヶ崎コース（里海コース／里山コース）
▼クアの道 木ノ浦コース

日本海からの海風を活用しながら奥能登の美しい自然をウオーキング

珠洲《すず》市を含む「能登の里山里海」は、世界農業遺産に登録されています。人の営みと共にある農山漁村の景観は、単に美しいだけでなく、私たちの心に染み入るぬくもりが感じられます。

県内でも有数の透明度を誇る「鉢ヶ崎海水浴場」周辺のコースには、松林と砂浜を歩く「里海コース」、松林の中を散策する「里山コース」があります。能登半島国定公園内にあり、森の中を歩く「木ノ浦コース」は、眺望が開けるポイントが複数ある気持ちの良いコースです。

また、豊穣《ほうじょう》な海の恵みにも注目。魚はもちろん、海藻の種類が豊富で、お土産にお薦めです。

地元をよく知るガイドからのオススメ

日本海に突き出た能登半島最先端に位置し、三方を海に囲まれた珠洲市。コースはいずれも海洋性気候を生かしたものです。「クアの道 鉢ヶ崎コース」周辺にはホテルやケビンなど、「クアの道 木ノ浦コース」周辺にはコテージ形式の宿泊施設があり、中長期な滞在も可能です。

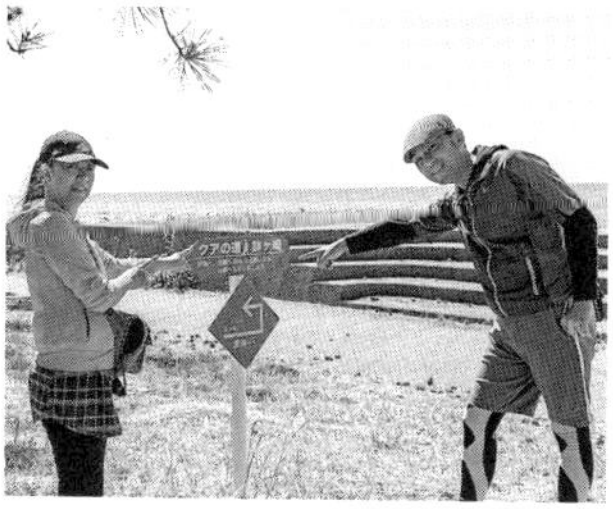

道下奈緒美さん（左）と東 丈晴さん

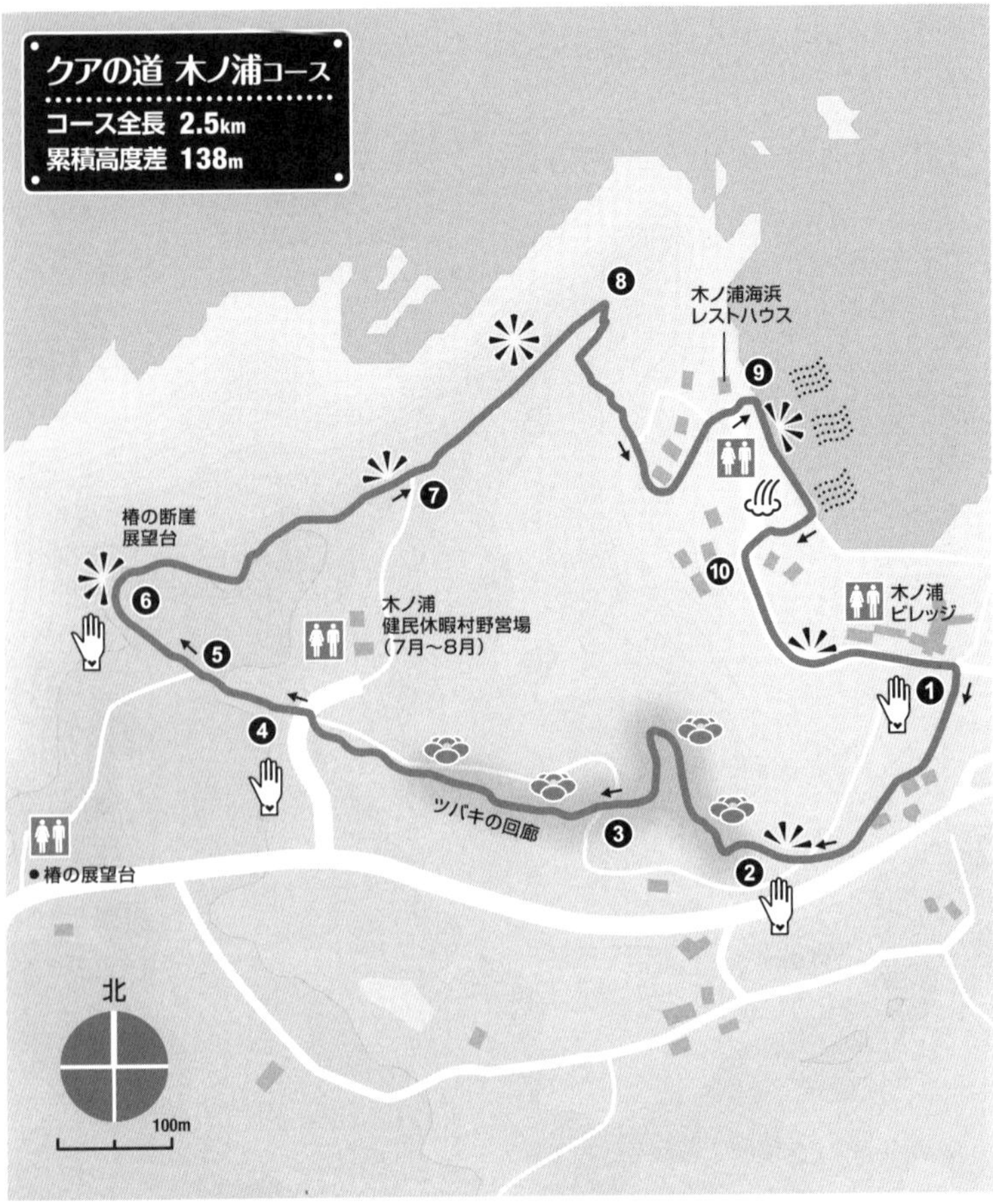

高低差グラフ

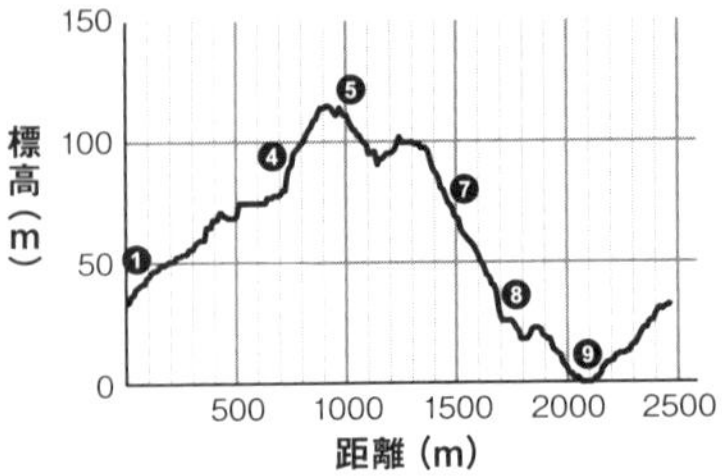

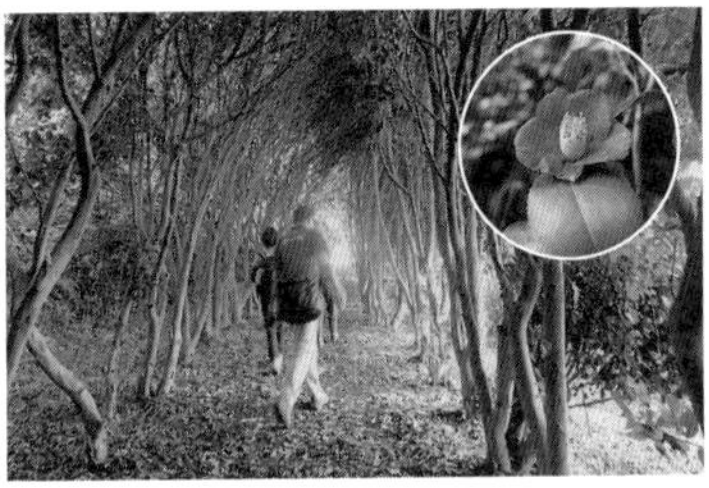

ツバキの回廊(見ごろ：2月下旬～3月)

珠洲市の健康への取り組み例

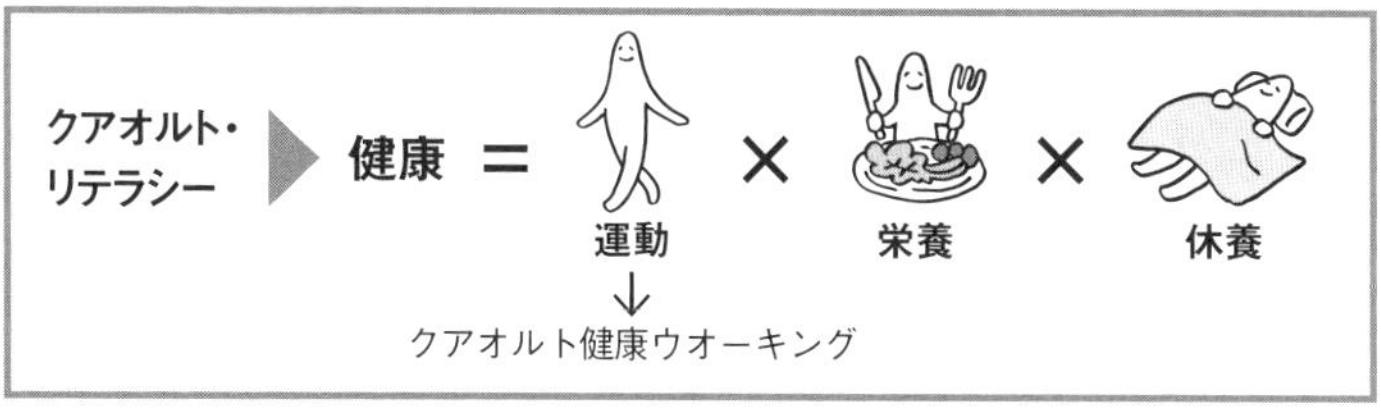

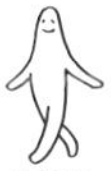
運動

地元のスポーツクラブと連携し、ノルディックウォーキングや水中運動教室などを実施。連携しているスポーツクラブのスタッフは、クアオルト健康ウオーキングのガイドとしても活動している。
その他、金沢大学の協力を得て、砂浜および林間でのウオーキングの運動特性について効果測定を行った。その結果、珠洲市のコースを歩くことで、心身に良い効果が得られることを実証した。

栄養

「珠洲の暮らしをお弁当に」をコンセプトに、「スズ弁」(2018年)を開発。ターゲットを30～60代の感性や健康意識の高い女性として、主な食材に古代米、カジメ(海藻)、能登かぼちゃ、原木しいたけ、タコなど(173ページ参照)を使用。

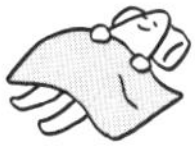
休養

鉢ヶ崎コース近くにある珠洲鉢ヶ崎温泉「元気の湯」には、日帰り入浴でゆっくり休養できるロッキーサウナや露天風呂などがある。「元気の湯」内の「元気の部屋」では、定期的に健康運動教室や介護予防教室も実施。

TOPICS

「元気の湯」にはタニタ食堂メニュー提供店「ゲンキ食堂」があり、ヘルシーランチ(数量限定)を楽しめる。かみ応えを残した調理がコンセプトの一汁三菜定食スタイルで、野菜をたっぷり使い塩分とカロリーにも配慮。またタニタヘルスリンクと連携し、活動量計などを用いた「タニタ健康プログラム」を実施するなど、同社と連携した事業を展開している。

■珠洲市クアオルト研究会 構成団体

金沢大学先端科学・社会共創推進機構、地元NPO法人、地元宿泊施設、地元企業、珠洲市総合病院地域医療連携室、珠洲市(福祉課、企画財政課、観光交流課) 他

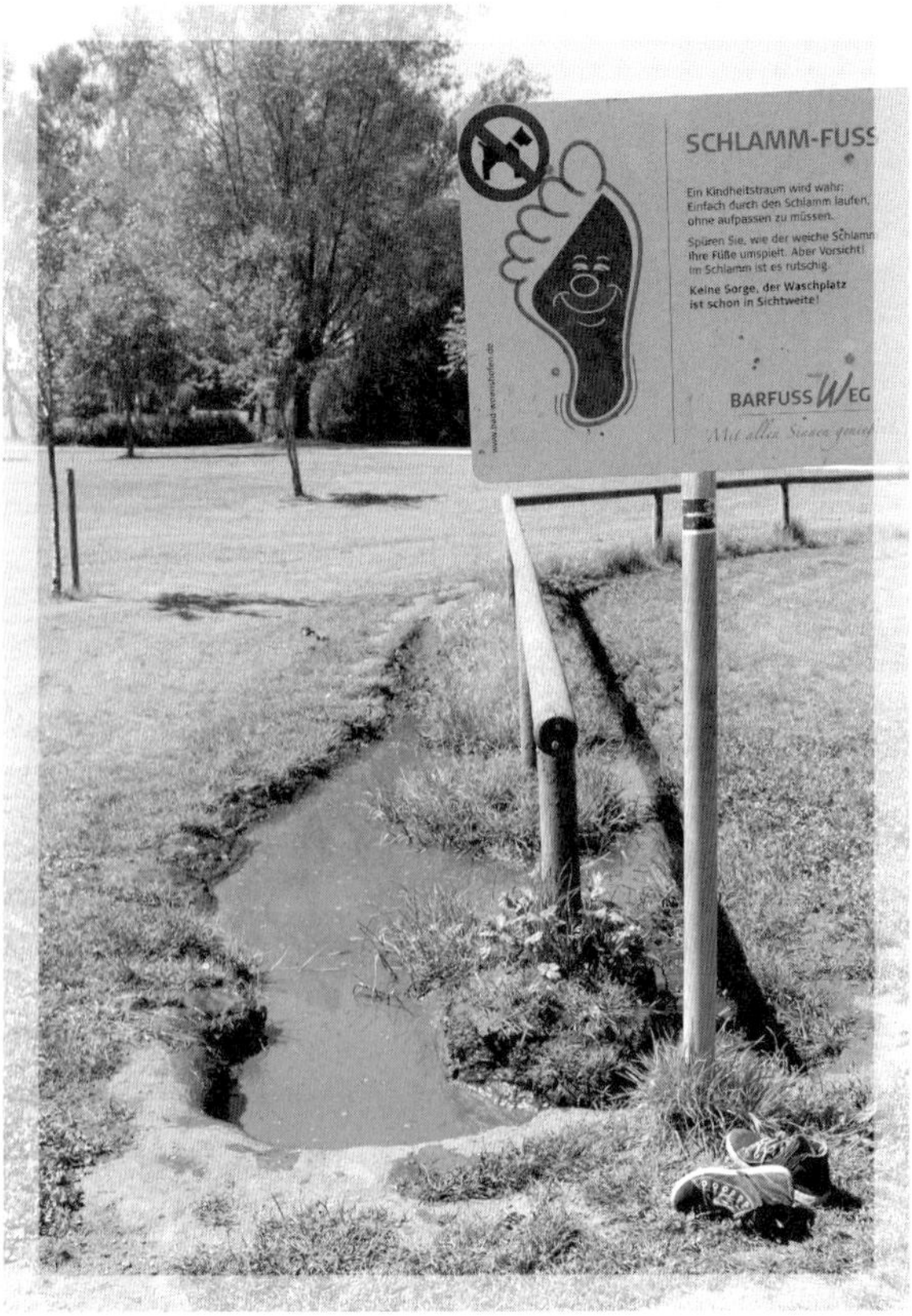

ドイツ、クアパークでの一コマ。
立て看板のメッセージはこうです。

「どろんこあんよ」
子どもの頃の夢が叶う！童心にかえって、泥の中を
歩くだけです。柔らかい泥が足にじゃれてくるのを
感じてください。調子に乗ると滑りますよ。
でも心配ご無用、洗い場は目の前です！

第4章 クアオルト×健康経営

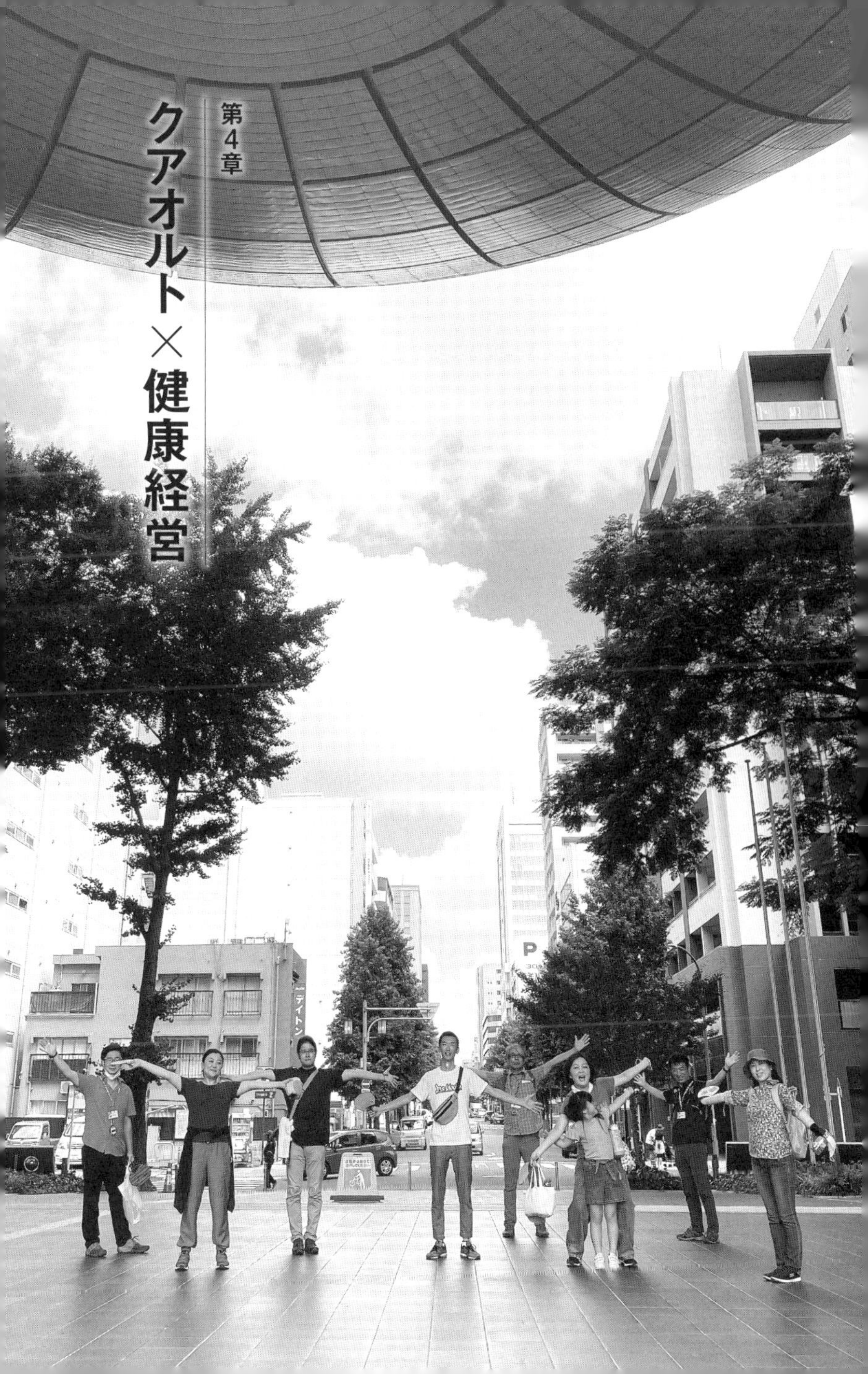

Q

クアオルト健康ウオーキングを健康経営に活用している例を教えてください。

A クアオルト健康ウオーキングを健康経営※に活用した太陽生命保険の取り組みをご紹介します。活用の目的は、健康指導を実施することで健康増進を促し、早期の生活習慣病の予防を図ることにあります。これまでに、林野庁が取り組む「森林サービス産業」において、健康経営分野のモデル地域に採択された山形県上山《かみのやま》市で、クアオルト健康ウオーキングを組み込んだ「宿泊型新保健指導（スマート・ライフ・ステイ）プログラム」（39ページ参照）などを実施し、４５５人が健康増進に取り組んでいます。スマート・ライフ・ステイプログラムは、産業医が定めた基準（脂質・血圧・血糖値・腹囲など）を基に、生活習慣病リスクが高いと判断された人が対象です。同社で同プログラムを行った人の参加6カ月後を調査すると、体重は平均４・８kg減少、腹囲は平均５・６cm減少したそうです（２０１６年10月参加者実績）。

このような結果を背景に、20年度は、全国の専門コースで６４０人の従業員が体験見込みだと聞きます。この取り組みは令和元年度の『森林・林業白書』に掲載され、注目を浴びました。他にも、ジェイテクト（38ページ参照）、ＳＯＭＰＯひまわり生命保険、東京海上日動火災保険などが健康経営に活用しています。

健康経営

従業員の健康保持・増進の取り組みが、将来的に収益性などを高める投資であるとの考えの下、健康管理を経営的視点から考え、戦略的に実践すること。

Q

メンタルヘルスでの実績やエビデンスがあるのですか?

A

山形県上山《かみのやま》市と札幌市立大学が連携して、クアオルト健康ウオーキングにおける当日および翌日に与える心理的効果の検証※が行われました。特筆すべきは、「はつらつ感」や「リラックス感」はウオーキング終了後に上昇し、翌日以降も心理的効果が持続していること。さらに、雨の日でも「不安感」が緩和されるという、気分解消効果も報告されています（２４１ページ参照）。この翌日まで持続する心理効果は、ブルーマンデー対策にぴったり。日曜日に、従業員を対象としたウオーキングイベントを開催するなど、数多くの企業が健康経営に活用しています。

また、東京都医業健康保険組合が２０２１年の春と秋に、健康増進を目的とする事業として同ウオーキングの開催を決定しました。医療関係者が加入する健康保険者に、コロナ禍での免疫力維持や心と体のリフレッシュ効果が期待できることを評価されたことは、自治体や企業の健康経営担当者から反響を呼びました。

クアオルト健康ウオーキングの効果は、現在も医科学的な検証が行われています。林野庁の「森林サービス産業」のモデルエリアに選ばれた上山市や、岐阜県岐阜市では、健康経営に貢献するエビデンス調査が行われています。

心理的効果の検証

心理評価については、村上雅彦・橋本公雄（2002）「運動中の感情状態を測定する尺度（MCL-S.2）」を7件法から4件法に変更して使用。この尺度は、快感情（はつらつ感）、リラックス感、不安感の3因子、12項目で構成される。

クアオルト健康ウオーキングで能率アップ！
健康経営を後押しする運動のメソッド

睡眠や心の悩みには「栄養」「運動」を加味して生活の土台を整える

　メンタルヘルス対策として、睡眠の質を上げることが大切だといわれています。これまでも健康の方程式「運動×栄養×休養（睡眠）」の大切さをお伝えしてきましたが、ここでは睡眠について触れたいと思います。２０２０年７月、睡眠の認知行動療法の権威で臨床心理学に軸足を置く、東京家政大学准教授の岡島義氏にメンタルヘルスについてお話を聞く機会がありました。岡島氏は睡眠の研究を続けるなかで、「睡眠の乱れはうつ病の発症、継続、再発につながります。患者さんには睡眠ダイアリーに日々の睡眠状態と日中の過ごし方を記入していただき、睡眠の質を良くするための生活習慣や睡眠習慣を促進するために、睡眠の正しい知識を学んでいただく認知行動療法を行っています。患者さんとのカウンセリングを通じて、睡眠のコンディションを整えるには寝る時間の確保だけではなく、食べる・動く・眠るという人間生活の土台を整えることが大事だということが分かりました。この土台が整えば心の悩みは以前より軽くなり、仕事へのやる気やパフォーマンスの向上につながります。時間の効率化が進み、趣味の時間も増えて充実した人生になるはずです。栄養、運動に休養（睡眠）を加えた健康トライアングルによって、元気はつらつな１００歳人生などが実現すると思います」と話してくれました。

　健康の概念で当社と同じ視点を持つ岡島氏と健康寿命延伸に向け協働できる日を楽しみにしています。

太陽の光を浴びてウオーキングをすれば「セロトニン」が増えて、ぐっすり眠れる

　夜、眠くなるのはメラトニンというホルモンが働くからです。メラトニンは夜になると徐々に分泌が増えます。メラトニンの分泌には、その材料である心の安定に不可欠なセロトニンというホルモンが、日中にしっかり分泌される必要があります。しかし、ストレスの多い生活や運動不足、夜型生活などを続けていると、セロトニンが分泌されにくくなるといいます。セロトニンの分泌が減少すると、

不安になったり、落ち込みやすくなる他、良く眠れない、寝覚めが悪い、集中力が低下するなど、メンタルヘルスを悪化させる要因になります。現代人のセロトニン不足に対して警鐘を鳴らすのが、日本クアオルト研究機構のメンバーで、セロトニン研究の第一人者である東邦大学名誉教授の有田秀穂氏です。

有田氏は、著書のなかでセロトニン神経を活性化させるためには、「太陽光」と一定のリズムで同じ動きを繰り返すウオーキングなどの「リズム運動」が有効だと言っています。さらに、無意識に行う生きるための呼吸ではなく、ヨガや太極拳のように意識して吐く呼吸法を行うとよいと記述しています（『医者が教える疲れない人の脳』有田秀穂著）。朝、意識して吐く呼吸法を行い、太陽の光を浴びながらクアオルト健康ウオーキングをすれば、セロトニンが増えて、夜の睡眠導入に役立つというわけです。

運動は体だけでなく、頭も鍛えている

運動をすることとは、うつへの投薬と心理的なセラピーを同時に実行するような効果があるといわれています。脳は心理的なストレスだけでなく、運動（筋肉を動かすこと）もストレスだと認識しています。どちらのストレスも、記憶などを

司るニューロンという海馬などで働く脳の神経細胞を傷つけます。心理的なストレスの場合、通常はストレスが軽減すれば回復しますが、慢性的なストレスや強いストレスがかかると、ニューロンの回復能力が失われたり、うつ病や依存症など不安障害につながると考えられています。一方、運動によるストレスの場合は、運動がＢＤＮＦ（脳由来神経栄養因子）という物質の生成を促して、ニューロンの数を増やし、認知能力を高める他、心身の適応力を養ってくれるといいます。

ブルーマンデー対策に期待
医科学的な効果もクアオルト健康ウオーキングの強み

運動強度と脳血流量の関係について、超音波法による知見では、脳血流は運動強度60％を最大として増加していくことが明らかになっていて（241ページ参照）、運動強度が60％を超えると、過呼吸により血流が低下するともいわれています（一般社団法人日本体力医学会学術委員会 スポーツ医学研修会委員会編「スポーツ医学研修会テキスト」）。運動リスクを減らすために、運動強度55～60％を目指して歩くクアオルト健康ウオーキングは、脳内の血流を増やして脳の神経細胞の働きを活発にすることで、記憶力や学習力を増強させるウオーキングの効果をより高めることが期待できます。運動強度55～60％とは主観的にややきついと感じるぐらいの運動で、つらく感じないので継続しやすいのがメリット。がんばらなくても効果が期待できることがお分かりいただけたでしょうか。

２３５ページでも触れましたが、２０１１年に札幌市立大学が実施した「２０１１年度 上山市クアオルト健康ウォーキング質問紙調査報告」（次ページ参照）という調査研究があります。たった1日のウオーキングでも、歩いた後に「はつらつ感」「リラックス感」が上昇し、翌日までその状態が維持されていることが分かりました。

クアオルト健康ウオーキング後のこれらの心理的な効果の継続が評判を呼び、同市では、ブルーマンデー対策として様々な企業と連携したコラボ・ウオーキングが開催されています。こうした流れは全国の専門コースに広がりつつあり、企業の健康経営の担当者や、健康寿命延伸に向けた取り組みを模索する自治体担当者が、全国のクアオルト健康ウオーキングの専門コースを訪れています。健康経営を目指すなら、まずは一度、体験してみてはいかがでしょうか。

運動強度と脳血流量の関係

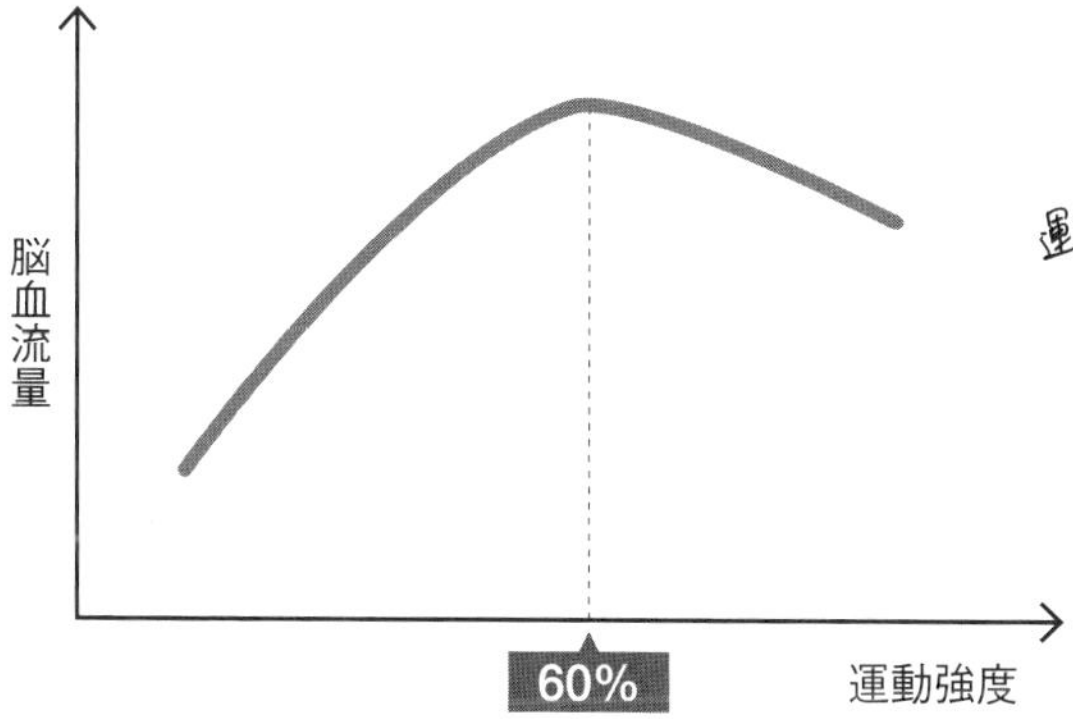

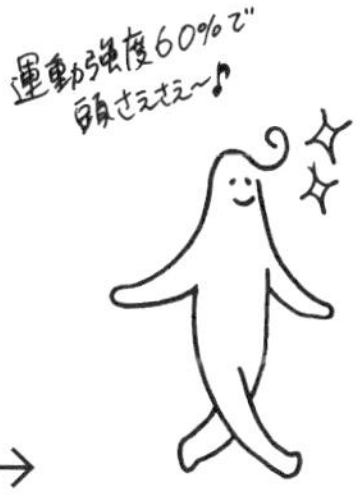

最近の超音波法による知見では、脳血流は最大、運動強度の60%までは増加するが、運動強度が60%以上になると、過呼吸により低下することが明らかになってきている。

引用：一般社団法人日本体力医学会学術委員会 スポーツ医学研修会委員会編「スポーツ医学研修会テキスト」

クアオルト健康ウオーキング前後の気分変化(n=96)

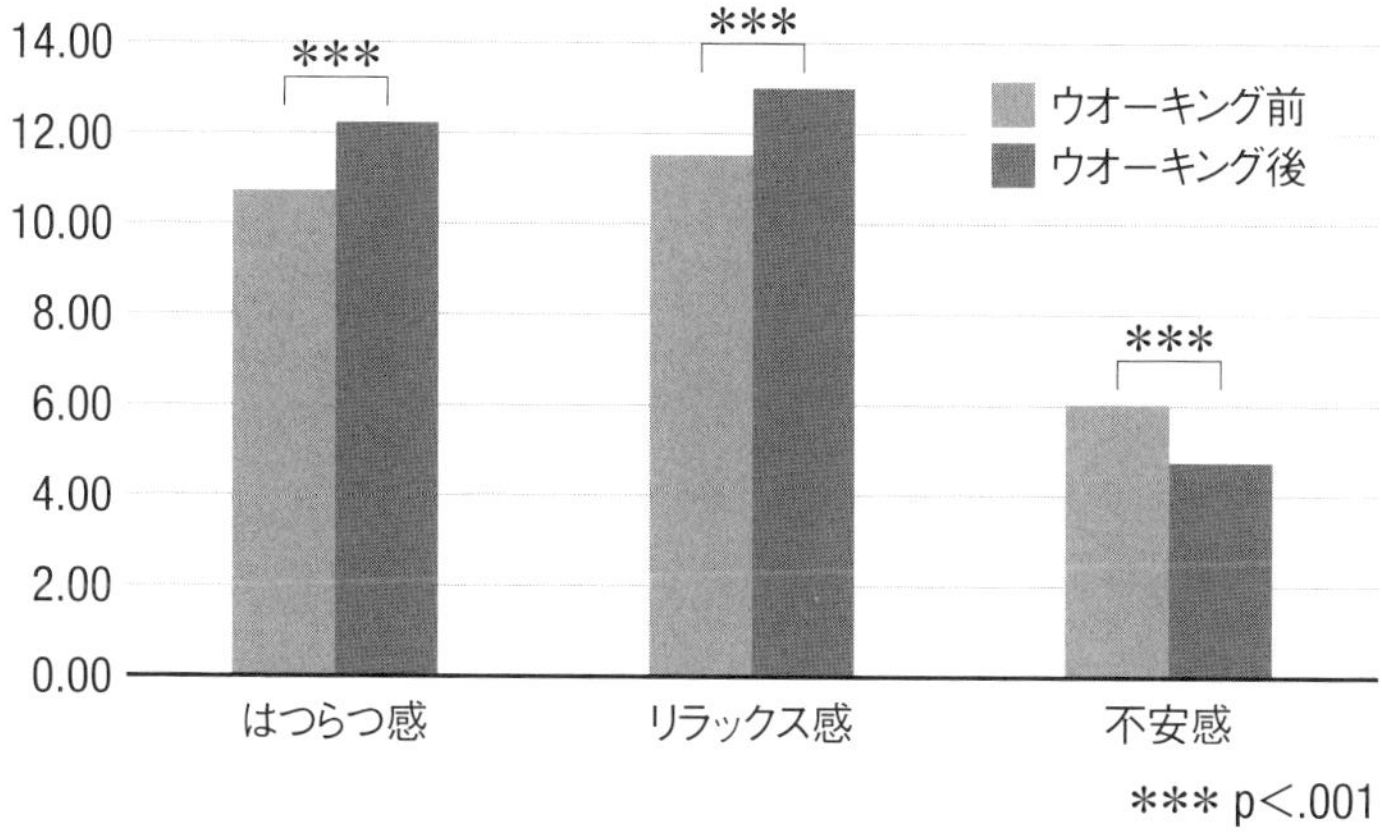

ウオーキング前とウオーキング後の「はつらつ感」「リラックス感」はいずれも有意に上昇し(p<.001)、「不安感」は有意に低下した。

引用：2011年度 上山市クアオルト健康ウォーキング 質問紙調査報告

Column

健康長寿法としてのヨガの「呼吸」

認定NPO法人日本ヨガ連盟 理事長　宇部実智子

　現代のヨガにおいて長生きは「長い息」とされ、長寿の秘訣は長く、ゆっくり、深く吐き出す呼吸が大事だといわれています。また、息という漢字は「自分の心」と書くように、呼吸は体のみならず心の健康状態にも関与するものと考えられています。

　ヨガでは生命力＝呼吸力であると考えます。人類の保存と進化にとって大切な適応力や、生命の存続危機を回避させる免疫力は呼吸が鍵であり、呼吸力は日々をリフレッシュする源で、回復を促す代謝力です。

　現代人の呼吸は浅く、脆弱で不完全です。最近では口で呼吸をしている人も多く見かけますが、超ストレス社会を生き抜くには体力を養い、精神を安定させ、「正しい呼吸の仕方」を身に付けることが大切です。

　呼吸器官は自律神経で維持されていて、運動や食事のように、つい忘れてしまうということはありません。私達が意識をしていないときも、呼吸機能は維持され、生命が保たれています。さらに呼吸筋の随意筋を意識的に動かすことで、心身をより健康な状態に近づけるよう自己コントロールができるのです。例えば緊張や集中が続いた仕事の合間にストレッチ・深呼吸をすることや、ウオーキング中に行うリフレッシュ呼吸法、寝る前の腹式呼吸など、呼吸を意識的に行うことは、そのときのアンバランスな状態の改善に役立ちます。

深い呼吸がリラックス状態を保ち睡眠の質を上げる

　ヨガには「くつろぎの時間」というものがあります。自律神経の交感神経（緊張）と副交感神経（弛緩）を交互に刺激した後、心身がどう安定していくのかに気づく内観の時間です。動くときはポーズの刺激に集中し、思考脳を休めます。そして、動きを止めて静観することとの繰り返しにより、リラックス感が深まります。ポーズによる体への刺激が導き出す解放感や充実感、心に及ぼす影響など、心と体の安定感が一体でこそ健康であることが体感できるのです。

くつろぎの時間には、脳内ホルモンの分泌状態が整い、呼吸のリズムが安定するなど、様々な変化が起こります。継続すればより多くのことに気づくことが可能で、このような気づきの訓練が心身の行動変容へのきっかけになります。

ストレス社会では心と体の緊張が激しく、頑固な凝りに悩む現代人は睡眠の質が良くないので、日ごろから深い呼吸を心掛けてリラックスを保ち、十分に休息ができるしなやかな心身を養うことが必要でしょう。

ヨガでの良い呼吸、正しい呼吸とは、ゆったりとした深い呼吸で、心と体が一体となって呼吸を行っている状態をいいますが、それを行うには背筋が伸びていることが基本となります。日ごろから良い姿勢を心掛けていると呼吸はおのずと深まり、リラックス効果の高い「腹式呼吸」がしやすいのです。

ヨガは単なる運動、体操ではなく、健康長寿法です。やりにくい姿勢や動作をして、その形を保ちながら「深呼吸と意識集中」を続けることで、滞っていた「氣」が動き、うっ血した血液が流れ、生命力が喚起されていきます。普通の運動では届かない細胞レベルの「氣」が動き出し、血液やリンパ液もよく流れるようになるのです。無理をせず、様々な姿勢や動作をゆっくりと繰り返し行うことで、癖や習慣により呼吸の邪魔をしていた筋肉の凝りや縮みが取れて、深い呼吸ができるようになります。

クアオルト健康ウオーキングの先進地・山形県上山市《かみのやまし》では、クアオルト健康ウオーキングを活用したスマート・ライフ・ステイプログラム（39ページ参照）に、リラクセーションヨガが組み込まれています。参加者の深い眠りやリラックス効果につながり、ストレスが軽減されることに期待を寄せています。

宇部実智子
うべ・みちこ●認定NPO法人日本ヨガ連盟理事長。GAIA NETWORK YOGA STUDIO主宰。渡米中、児童心理学に触れる。帰国後、気功・座禅・ヨガを学び、整体学などの技術を習得。

▶Interview

全国健康保険協会本部 理事長 安藤伸樹氏に聞く

メンタルヘルス不調者対策や行動変容を見据えた対策に期待

全国健康保険協会（協会けんぽ）は、約232万事業所、4044万人（2020年3月）が加入する日本最大の保険者。加入事業者は中小規模企業が多く、全体の約8割が従業員9人以下で構成されています。協会けんぽ全体の支出は約10・3兆円（19年度）。その約4割が高齢者の医療費の一部を負担する拠出金に充てられています。医療費の適正化を図りながら、国民一人ひとりのヘルス・リテラシーの向上を啓蒙《けいもう》する協会けんぽの理事長である安藤伸樹氏。健康経営やメンタルヘルス対策の視点で、現状や課題をお聞きしました。

――日本では少子高齢化が急速に進行し、医療費は増大の一途をたどっています。

安藤伸樹氏（以下、敬称略） 22年から団塊の世代が後期高齢者（75歳以上）の年齢に突入し、後期高齢者が爆発的に増えていきます。あと数年で、国民皆保険制度の維持が難しくなるという危機感を抱いており、医療費削減は喫緊の課題です。今は、国民に「どうしたら自分の健康を守れるか」という意識を持ってもらい、行動に移す重要な時期だと考えています。

――働き盛りの若い世代のメンタルヘルス対策も気になります。

安藤　健康保険には、病気で仕事を休んだとき、生活を保障するために傷病手当金がもらえる制度があります。標準報酬月額の3分の2の手当金が支給されますが、もらえる期間は最長で1年6カ月。協会けんぽが令和元年10月を対象に実施した調査では、傷病手当金の支給件数11万件のうち、「精神及び行動の障害」を理由とした受給は、全体件数の約31％を占めており、最も高い原因となっています。これは、平成20年の構成割合（約21％）と比較して、約10％増加しています。特に20～34歳では、傷病手当金の受給理由の50％以上が「精神及び行動の障害」となっています。

国民皆保険制度維持のための取り組み

――安藤理事長は林野庁の「森林サービス産業」検討委員会でエビデンス専門部会長も務め、森林を活用した健康増進に取り組まれています。

安藤　私は全国様々な場所にある森林セラピー基地を訪れています。森で過ごすと気持ちがいいと感じるものです。五感を解放させ、副交感神経の働きが活発になってリラックスできますし、血液検査をするとナチュラルキラー細胞の量が増えていて、免疫力が強化されていることも分かります。一方、医師からはまだエビデンスが不十分だといわれる場合もあるので、健康経営に生かしてもらうために、さらなるエビデンスの確立を目指す必要があります。森林サービス産業に限らず、医療費の適正化に向け、様々なデータを集めて、皆保険制度維持のための取り組みを進めていこうと思っています。

――企業ではストレスチェックが義務化され、その解決策が求められています。

安藤　全国健康保険協会では、「従業員の健康や働き方に配慮している」「福利厚生が充実している」など、社員の健康や働き方に配慮して健康経営を心掛けている会社を、「健康宣言事業所」として認定しています。健康経営は、これから就職する学生や転職希望者からも注目される視点です。うつ病などメンタルヘルス不調者が出た場合、近い将来、森林に行ってプログラムに参加することが健康増進に役立つというエビデンスが出ることを願っています。一人ひとりの健康を守るために、国民皆保険制度を維持していくために、森林セラピーやクアオルト健康ウオーキング、ヨガなど、様々なプログラムに積極的に参加していただくのが理想です。運動と栄養と休養という3つの要素をバランス良く取り入れることで、免疫力を強化して、行動変容を起こしてほしいと思います。

――森林サービス産業創出による地方の活性化、関係人口の拡大も期待されます。

安藤　都市で働く人は様々なストレスと向き合います。メンタルヘルス不調者に対する傷病手当金が増加していることが、それを物語っています。クアオルト健康ウオーキングを体験した人たちが、都市部に戻ったら、どうすればいいのでしょう。仮に地方に行ってウオーキングをする機会がない場合は、日ごろのストレスを発散するために、近くにある都市公園などを利用して、クアオルト健康ウオーキングを実践することで、解決につながっていくかもしれません。

　クアオルト健康ウオーキングの特徴は、自治体が主体となって運営を広げているところです。自治体が中心となり、地元の医師会をはじめ大学や金融機関、事業者などが連携して推進協議会を設立しています。そこに期待を寄せています。

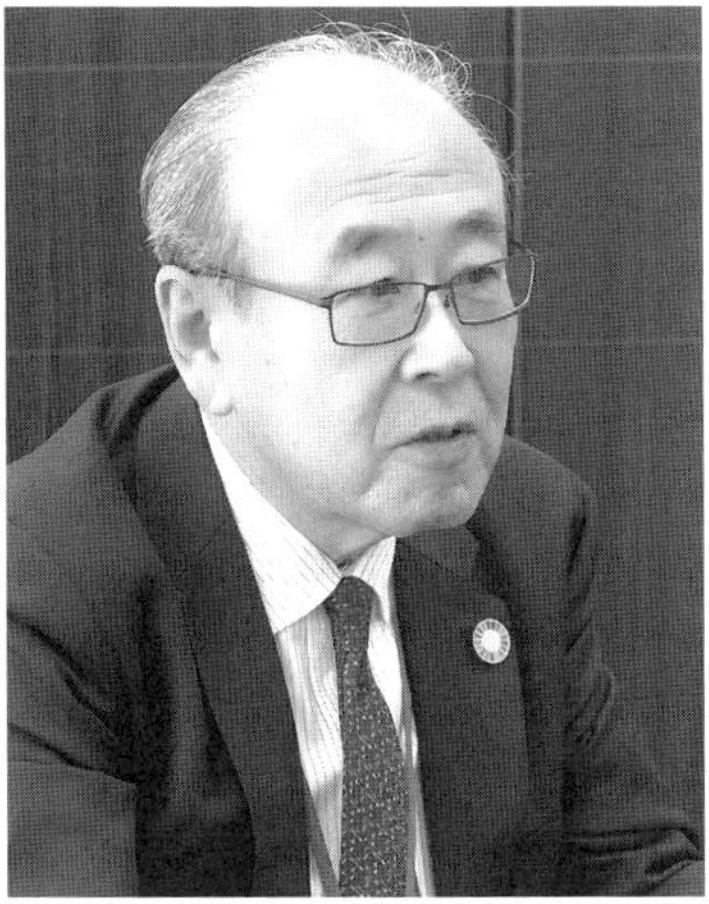

全国健康保険協会本部 理事長

安藤伸樹

あんどう・のぶき●日本通運に入社し、国際航空貨物輸送部門に配属。ボストン、サンフランシスコ、シアトルなどの海外拠点に勤務後、日本に帰国。本社で営業企画部長、営業部門担当役員を務め、新規事業開発や他社との連携などに携わる。退任後、2015年に日本通運健康保険組合理事長に就任。17年10月から現職。

認知症の予防にも、生活習慣として クアオルト健康ウオーキングを

太陽生命保険 代表取締役会長 田中勝英氏
×
日本クアオルト研究所 会長 伊藤直人

厚生労働省は、２０２５年には認知症を患う人が約７００万人、65歳以上のシニア層の約５人に１人が罹患すると警鐘を鳴らし、認知症への対応が社会的課題となっています。「人生１００歳時代」の到来に向けて、協賛という形で「クアオルト健康ウオーキングアワード」にご賛同いただいているのが太陽生命保険です。

同社は、16年に業界初となる認知症に備える保険「ひまわり認知症治療保険」を発売し、さらに18年に認知症になった場合の〝保障〟だけでなく、認知症にならないための〝予防〟の段階から加入者をサポートする「ひまわり認知症予防保険」を販売し大反響を呼びました。太陽生命保険は、いまや認知症保険のパイオニアとして紹介されるまでになりました。

特筆すべきは、常に業界に革新をもたらしていることです。01年よりＩＴを活用した業務改革に取り組み、12年には業界で初めて、営業職員による申し込み手続きのペーパーレス化、キャッシュレス化を図り、迅速な契約引受を実現しました。また19年にはご請求手続きについて、お客様専用インターネットサービスをご利用いただくことで「ご請求」から「お支払」までがインターネットで完結できるようになり、最短10分での給付金の受け取りを可能にしまし

た。さらに20年9月には、Ｗｉｔｈコロナの時代にいち早く、新型コロナウイルス感染症を手厚く保障する生命保険、「感染症プラス入院一時金保険」を発売して話題を呼びました。社会環境の変化に合わせたニーズや時代を常に先取りしてきた太陽生命保険の田中勝英会長に、クアオルト健康ウオーキングの導入の経緯と期待することを聞きました。

伊藤　太陽生命は、業界初の認知症予防保険で注目を集めました。高齢者向けの保険商品開発のきっかけを教えてください。

田中勝英氏（以下、敬称略）　弊社は家庭を回って契約をいただくことが多いので、顧客には女性や高齢者が多いんです。日本は４年後の２０２５年には、シニア（65歳以上）が総人口の約３割を占めると見込まれています。今後は顧客の高齢化も進むし、女性は最後に一人暮らしになることも多いでしょう。14年から、顧客の相続手続きや年金受給用の生存証明の提出など、煩雑な手続きや作業をお手伝いする、ＢＳＳ（ベストシニアサービス）を始めました。70歳以上の契約者の方には年に1回、ご家族同席の上で面談したり、代理人登録をお願いしたりしており、社員総出で訪問しています。そうしたなかで保険ニーズを捉え、認知症予防保険を開発しました。元気で長生きできる今は、病気に対する不安と同様に、「認知症になったらどうしよう」と不安を感じている方が多いからです。

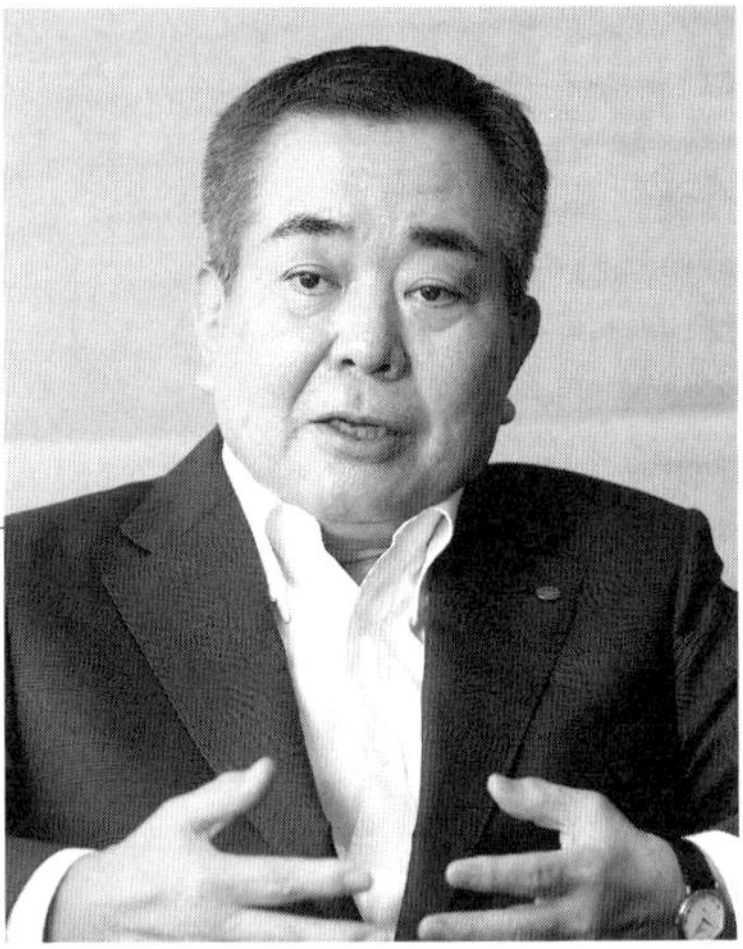

太陽生命保険 代表取締役会長

田中勝英

たなか・かつひで●慶應義塾大学経済学部卒業後、太陽生命保険入社。徳島支社長、営業部長、取締役 お客様サービス部長、取締役専務執行役員、代表取締役副社長などを経て、2011年4月より代表取締役社長に。19年4月1日より現職。

高齢社会のニーズに応える「太陽の元気プロジェクト」

伊藤　「人生１００歳時代」を迎えるといわれています。さらなる高齢社会に向けて、「太陽の元気プロジェクト」という活動に取り組んでいますね。

田中　高齢者の不安やニーズに応えるべく介護保険や認知症保険などをつくってきましたが、商品をつくるだけでは十分とはいえません。そのため、16年6月より、「人生１００歳時代」を見据え、「健康寿命の延伸」すなわち〝元気に長生きする〟という社会的課題に応えるため、「太陽の元気プロジェクト」を開始しました。

「従業員」が元気になり、「お客様」に元気になっていただき、そして「社会」の元気に貢献する。それにより元気のサイクルを創っていこうというものです。

伊藤　それがきっかけになり、弊社が主催するクアオルト健康ウオーキングアワードに、協賛という立場でご賛同いただきました。コロナ禍のなかにあっても、本アワードを支援していただくことに一貫性を感じます。

田中　従業員向けには社内完全禁煙の実施や最長70歳まで働ける雇用制度の導入、社会に向けては全国の認

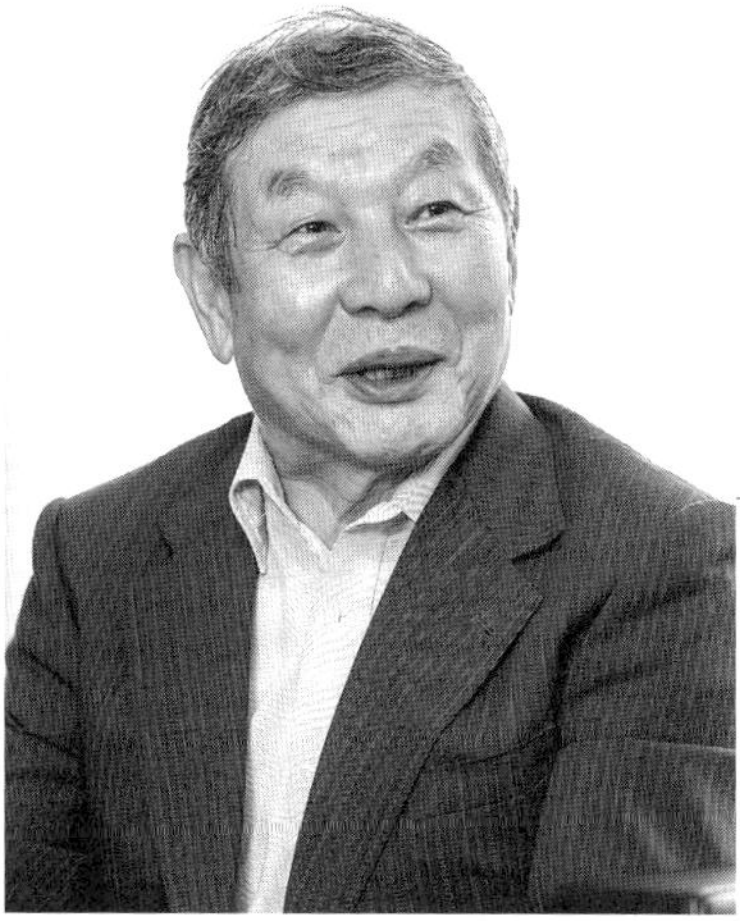

日本クアオルト研究所 会長

伊藤直人

いとう・なおひと●トヨタ自動車在職中、主に渉外広報部門を歴任。退社後、岐阜県白川村政策顧問、岡山大学地域総合研究センターアドバイザーなど、地域振興政策の指導的役割を担う。日本型リベラルアーツを考える「東京逍遥塾」塾長補佐。

知症セミナーの協賛、お客様向けにはシニアや障害を持つ方への対応力強化など、様々なことに取り組んでいます。クアオルト健康ウオーキングの話を聞いたとき、「我々の目指すものにピッタリだ」と感じたので、このプロジェクトにクアオルトを組み込むことを決めました。「ひまわり認知症予防保険」の加入者は、予防給付金を利用して、認知症や生活習慣病の予防につながる賢い歩き方が学べる、クアオルト健康ウオーキングの体験ツアーにも参加できます。この保険では、認知症予防アプリ（無料）、予防給付金を使った軽度認知障害※（ＭＣＩ）スクリーニング検査なども提供しています。

社会貢献の観点からも、クアオルト健康ウオーキングを支援

伊藤　太陽生命クアオルト健康ウオーキングアワードを活用して、20年までに11の自治体が、既存の総合政策と整合性を取りながら、健康寿命延伸と交流人口拡大に取り組まれています。実際にクアオルト健康ウオーキングを体験していただいていますが、どんな感想をお持ちですか。

田中　岐阜県飛騨市や山形県上山《かみのやま》市などで、クアオルト健康ウオーキングのコー

軽度認知障害（MCI）
認知症ではないが、認知機能の低下が起きていて、放置すると症状が進み、認知症へと移行する可能性が高い状況。アルツハイマー型認知症の場合、生活習慣・運動習慣の見直しを行うことが症状の改善につながり、発症を遅らせる可能性があるといわれている。

スを歩いてみました。飛騨市の専門コースを歩いたときはカモシカに合ったし、蔵王は眺望が見事で、空気がおいしくて、爽快で体にいいと実感しました。そして何より心に効く気がするので、ストレス性疾患にも効果がありそうだと感じました。当社自身でも、ストレスチェックの数値が高い従業員や生活習慣病のリスクの高い従業員には、クアオルト健康ウオーキングへの参加を促しています。実施した社員は全員、肥満度やストレスの値が改善しているので、大いに手応えを感じています。

伊藤 御社は上山市との地域包括協定、岐阜県岐阜市や岐阜県関市との健康づくりに関する連携協定を結び、健康経営の視点でこのウオーキングを活用されています。それが自治体の交流人口拡大につながり、地域が活性化していますね。

田中 認知症予防保険の給付金の使い道の一つとしてクアオルト健康ウオーキングを組み入れていますが、売り上げにつなげるといった商売目的というわけではなく、社会貢献活動の一環という位置付けです。もともと、生命保険は社会保障制度（年金、医療）の補完的事業ですが、医療保険制度の最大の課題は高齢者を中心とした病気の人を減らすことです。定年を70歳に延ばすなど高齢者の概念を変えて高齢者そのものを減らし、元気で長生きするために普段の生活のなかに運動を取り入れることが重要になってきます。クアオルト健康ウオーキングのコースを歩くことで、脳が活性化する歩き方を覚えて、活用できるようになるといいなと思っています。

賢く歩いて人生を変える
持続可能なウオーキングを生活習慣にすることが大事

伊藤　賢く歩いて人生を変える。クアオルト健康ウオーキングは、それぞれの体力に合わせて、リスクコントロールをすることが特長です。ややきついと感じる運動強度（１６０－年齢＝目標心拍数）で歩くことで、脳の活性化を促すことは、認知症予防にも効果があるといわれています。

田中　歩く速度が遅くなると認知症の危険性があると分かるし、そこから意識して速く歩くようにすれば、体や脳に適度な負荷がかかって認知症の進行を抑えることが期待できます。クアオルト健康ウオーキングでは、自然のなかで勾配のあるコースを専門ガイドと一緒に歩きますが、いつもコースに出られるわけではありません。何度かコースを歩いて、歩くコツを習得し自分のものにして、いわば生活習慣としてクアオルト健康ウオーキングが定着するのが理想ですね。

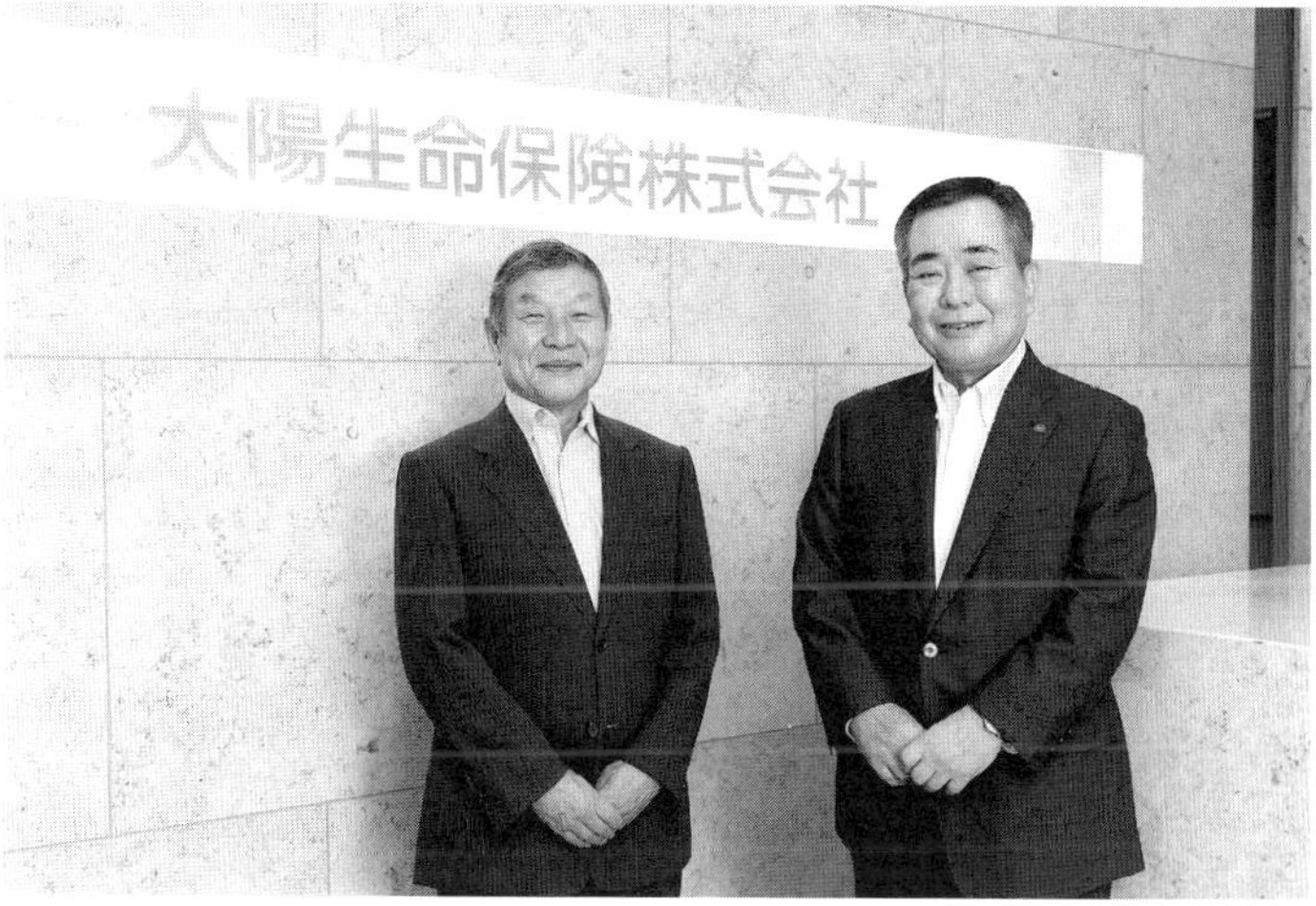

伊藤　御社の考え方はＳＤＧｓ（持続可能な開発目標）に似ています。

田中　以前はゴーイングコンサーン（企業の持続性）という言葉が使われていて、今はＳＤＧｓという言い方になりましたね。企業体は社会と共に永続的に成長していくものですから、社会のルールや決まりを守りながら、従業員と顧客を幸せにできなければ生き残れません。ＳＤＧｓは企業の経営そのものなので、その一環としても、クアオルト健康ウオーキングを日常に取り入れることで健康寿命をのばし、日本の社会全体の幸せにつなげていきたい、と思っています。

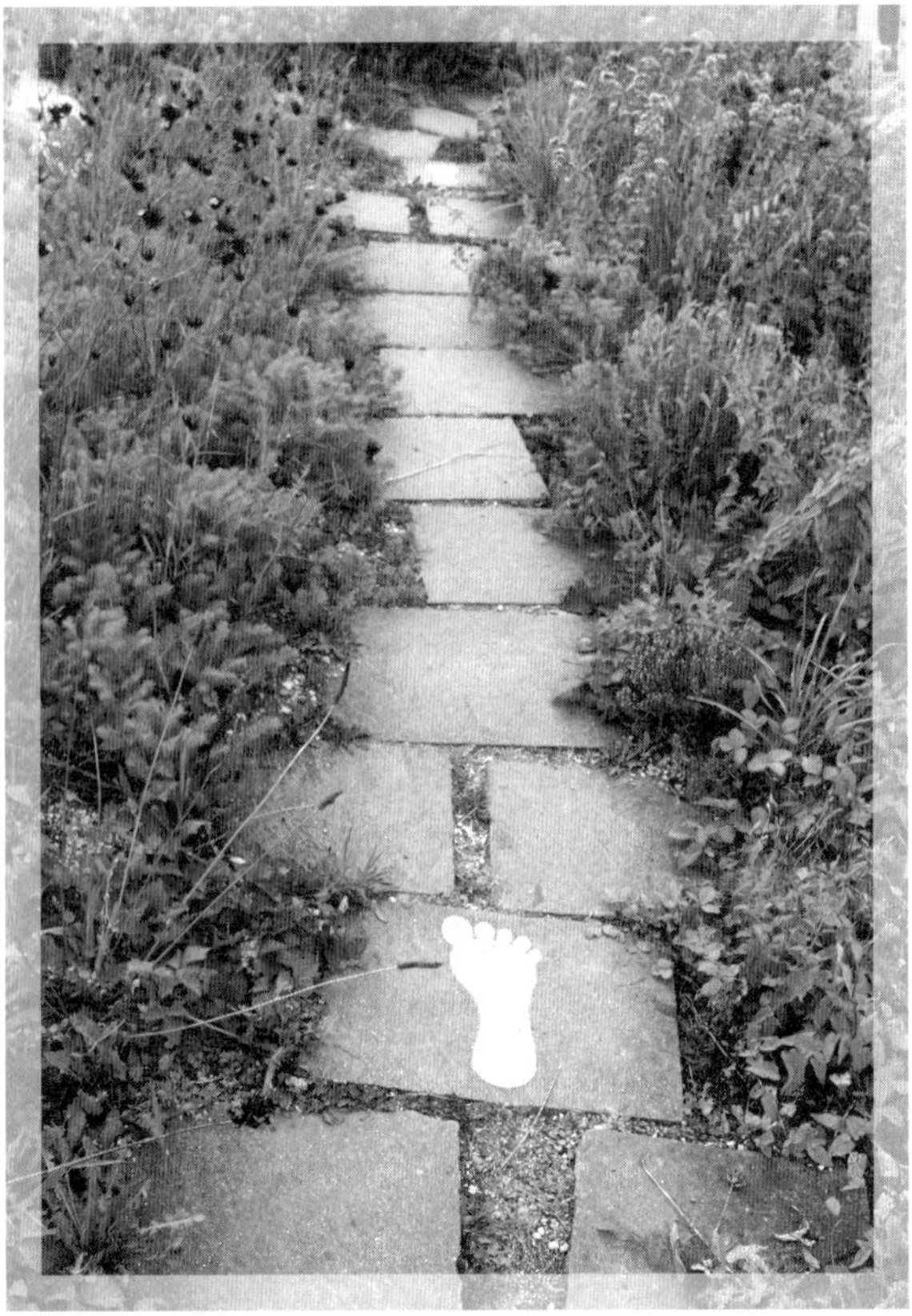

ドイツ、クアパークでの一コマ。
足裏のサインはいたるところで見られ、
「歩く」ことの大切さを私たちに伝えてきます。
その造作は、自然のなかでもセンス良く映えます。

第5章

クアオルト×企業

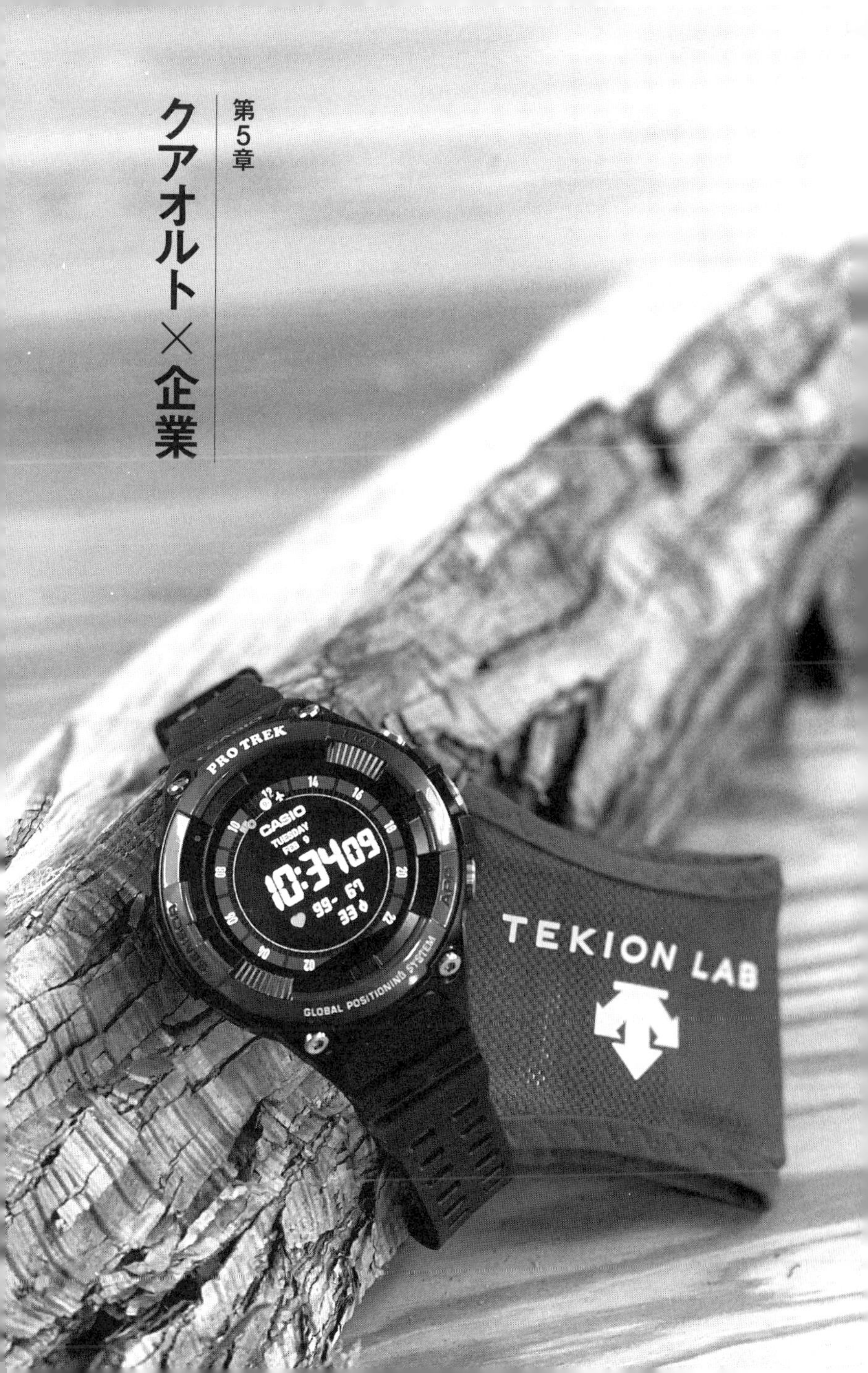
PRO TREK
CASIO
TUESDAY
10:34 09
GLOBAL POSITIONING SYSTEM
TEKION LAB

企業編③

Q

クアオルト健康ウオーキングに関連して、どんなビジネスチャンスが考えられますか？

A

日本クアオルト研究所では、クアオルト健康ウオーキングを基軸にしたビジネスを模索しています。その一つが、このウオーキングの運動効果をより高め、運動リスクを軽減するツールの開発。他分野とのコラボレーションにより創意工夫を重ねてきました。

着眼したのは「運動強度」。「運動強度55〜60％」を指標に歩くことで、運動リスクを最小に、脳のパフォーマンスを最大に高めるクアオルト健康ウオーキングは、どれだけ目標に沿って歩けているか把握することが必要不可欠です。その目安となる心拍数（脈拍数）を計測して記録するプロセスが重要であると同時に、運動効果を高めるために、運動中は体表面温度を2℃下げることがポイント。これらをアプローチするための商品開発は、社会的意義の高まる健康寿命の延伸に寄与する大きな可能性を秘めています。

例えば、ウエアラブル、バイタルデータを活用したオンラインサービス、健康経営を意識した旅行商品、機能性食品、あるいはケア付きの保険商品などなど。他にも、現在当社では運動強度を意識した木道の開発を、圧密技術※の特許を取得した会社と連携しながら進めています。さらに、膝に負担をかけない低反発の素材を模索。具体的な取り組みは次の章でご紹介します。

圧密技術

熱を加えながら木材をゆっくり圧縮することで、スギやヒノキなどの柔らかい針葉樹をブナやナラといった広葉樹並みの硬さにする特殊な技術製法。この技術を活用して、新たな森林サービス産業の創出を目指している。

Q

ヘルスケアビジネス創出に関して何か実例はありますか？

A

埼玉県のヘルスケアビジネス創出に向けた取り組みを、ケーススタディーとしてご紹介しましょう。少子高齢化に伴う医療費負担の増大は、官民を問わず克服すべき課題です。国も健康寿命の延伸の実現に向けて、ヘルスケア産業の育成を戦略分野として推進しています。埼玉県では、２０２５年には75歳以上の人口が約１２１万人に膨れ上がり、全国一の急激な高齢化が到来。それに伴って、医療費の増大が予測されています。そこで同県では、所沢市でクアオルト健康ウオーキングを導入。これを核にして、地域に根ざしたヘルスケアビジネスの創出を目指しています（詳細は次ページを参照）。異業種企業の交流・連携をベースに、ビジネスのアイデアを出し合い、健康効果が高い新サービスの実現を目指しています。

ヘルスケアビジネス創出に当たっては、クアオルト健康ウオーキングに関連または想起させるサービスが中心になっています。所沢市が運営するクアオルト健康ウオーキングのフィールドをプラットホームに、「運動」「栄養」「休養」の３つの視座に関わる企業や事業者が勉強会に参加し、意見交換を行っています。既に異業種企業の間で、新しいビジネスやサービスを発見するプロジェクトが進行しており、全国から注目が集まっています。

▶Case

埼玉県産業労働部商業・サービス産業支援課に聞く

クアオルトを核に県内事業者と連携 ヘルスケアビジネスの創出

全国トップクラスのペースで高齢化が進む埼玉県は、医療費の抑制という課題の解決に加え、健康志向、健康経営という時代の流れに沿って、２０１８年度、埼玉県・所沢市ヘルスツーリズム協議会を設置しました。そのなかで健康づくりのためにクアオルト健康ウオーキングに着目し、健康と地域資源（観光、食、運動）を組み合わせた新サービスの創出に取り組んでいます。所沢市には専門コース※も設置され、住民の健康増進、近隣自治体からの誘客、そして関連産業の創出などを目的にプロジェクトが進んでいます。

新ビジネス創出の会議の立ち上げ

埼玉県では健康意識の高まりと健康寿命の延伸を目指す流れのなか、16年度に「埼玉県健康関連サービス産業会議」を立ち上げました。この会議は、健康市場が拡大すると見込まれるなか、健康需要への対応と同時に、新たな健康関連サービスを創出して行こうというものです。その際、大手企業だけでなく地域の企業

所沢市クアオルト健康ウオーキング専門コース

「荒幡富士特別緑地保全地区コース」、「上山口堀口天満天神社周辺里山保全地域コース」の2コースを設置。都心近郊ながら、静かな狭山丘陵の美しい緑の中を歩くことができる。

や団体もプロジェクトに関われる展開を目指しています。

「ただ、国の補助金を利用してヘルスケアサービスを実施したいから、連携先を紹介してほしいと事業者から要望があっても、医師会など関係者とのネットワークが構築されておらず難航していました。そんなとき、山形県上山市《かみのやま》では市と事業者、医師会などが連携して日本型クアオルトを展開して成功している、と聞いたのがクアオルト健康ウオーキングとの出合いでした」と、当時商業・サービス産業支援課で同会議を担当していた佐藤雄平氏は振り返ります。

佐藤氏は、18年に上山市に視察に行き、実際にコースも歩いてみて、その気持ち良さを体感。「観光や産業とも絡めて実施していることが分かったので、埼玉県でもクアオルトを導入し、そこを軸足としてヘルスケアビジネスの創出を図っていこうと考えました」（佐藤氏）。

埼玉県のクアオルト健康ウオーキングの導入プロセス

埼玉県ではその後、18年度に１０００万円強の予算を組み、「ヘルスツーリズム産業創出支援事業※」という名称でヘルスケアビジネスのプロジェクトをスタートさせました。県内の自治体に公募をして、応募があったなかから所沢市を

ヘルスツーリズム産業創出支援事業

クアオルト健康ウオーキングを核とした、健康と地域資源（観光、食、運動）を組み合わせた新サービスの創出に取り組む。

選定して活動を開始しました。

ガイドは18年度４名、19年度７名を養成しました。現在、所沢市に２つの専門コースを整備しています。現地集合・現地解散の２時間コースの参加定員は15名。参加費は、埼玉県民や近隣の東京都東村山市などの住民は５００円、その他の地域の方は２０００円です。

同コースは、埼玉県内だけでなく近隣からも日帰りで来られるので、クアオルトに興味を持っている人のファーストステップにもぴったりです。

クアオルトをテーマにした地域の健康関連サービス事業を創出

上山市の事例からも分かるように、クアオルト健康ウオーキングは食や観光と結び付きやすい利点があります。しかし埼玉県では、さらに連携を広げ、ウオーキングとは一見関係ないような多様な事業者とのコラボレーションも期待して、「ヘルスケアビジネス創出部会」を立ち上げました。

16社が参画し、ワークショップ形式でアイデアを出し合い、ビジネスプランのブラッシュアップを図っています。フィットネスクラブ、化粧品メーカー、印刷会社、医療機器メーカー、ＪＡ、お茶やお米などの食品関連企業など、業種は多岐にわたりました。

補助金による助成の検討も

具体的なビジネス案としては、例えば「ロコモ対策」のサービスのアイデアが出ています。これは、ウオーキングの後におなか周りや体脂肪などを測り、ロコモ診断をして、健康管理に対する注意を喚起するというもの。また、フィットネスクラブは施設内での運動が基本ですが、時にはクアオルト健康ウオーキングを運営する所沢市と連携して自然のなかを歩く企画も進行中。他にも婚活、外出時のメーク、シェイプアップなど、いろいろなアイデアが出ています。

今後は、所沢市が主体となって、クアオルト健康ウオーキングを推進しながら、具体的な関連ビジネスの創出を進めていくことになります。県では、まず所沢市が成功を収め、周辺の自治体に波及し、様々なビジネス創出の動きが出てくることを期待しています。

Column

クアオルト健康ウオーキングから創出される新たな健康ビジネスへの取り組み

日本クアオルト研究所　執行役員　鷲見　暁

ヘルスツーリズム協議会が生む健康をコアにしたビジネス

　埼玉県はヘルスケアビジネスの創出を目指し、県事業として所沢市にクアオルト健康ウオーキングのコースを整備しています。同県はクアオルト健康ウオーキングを、地域住民の健康寿命の延伸という視点での活用を起点にしながらも、新たな健康関連ビジネスが生まれるためのインキュベーターとしての可能性に注目し、健康関連ビジネスの創出に具体的に取り組み始めています。そこから生まれた協業ビジネスに、「わらわら」（埼玉県ふじみ野市）と「アルケア」（東京都墨田区）で展開する取り組みがあります。

　わらわらは、ふじみ野市と所沢市の2カ所に施設を持つフィットネスクラブ運営会社で、「健康の領域で、人々を笑顔にし、日本を豊かにしていく」を企業理念として、地域密着型のビジネスを展開しています。これまでも様々な地域貢献や社会貢献活動に参加していますが、営利企業としては、ボランティアベースでの活動が多くなっていることが課題でした。

　協業するアルケアは、「ベストケア創造企業として健康で豊かな医療福祉社会を実現する」を社会的使命と位置付け、神奈川県や栃木県、静岡県、大阪府などを舞台とした産官学連携事業に参画し、企画立案や研究体制の構築、必要な物品の供給、運動や測定ノウハウの提供といった役割を担った実績を持つ企業です。今回は、行政のバックアップを得ながら参加者を募り、特に高齢者を中心とした地域住民を対象に、クアオルト健康ウオーキングやわらわらに隣接する航空公園を活用したウオーキングプログラムの継続的な提供を行う計画です。アルケアの協力を得ながら、定期的な体力測定、フィードバックといったサイクルをプログラム化したビジネスを展開し始めました。注目すべきは、単独企業では経営資源の制約があったり、新たな集客に時間や費用を要したりで、簡単には実施に踏み切れない新たなビジネスが、比較的短期間で創出されるチャンスが生まれていることです。

新規ビジネスを展開する上ではビジネスアイデアに加え、「ヒト」「モノ」「カネ」「情報」「ノウハウ」などの経営資源の整備が必要です。埼玉県と所沢市が展開するヘルスツーリズム協議会を活用することで、今後も有力なヘルスケアビジネスのスムーズな創出が期待されます。

所沢市のポテンシャルを活用した健康経営プログラムを促進

所沢市の魅力は、池袋や新宿から鉄道を使えば30〜40分で行くことができる場所に、ナショナル・トラスト運動で守られた「トトロの森」をはじめ、狭山丘陵の豊かな自然があることです。このロケーションは、企業が経営者や従業員の生産性向上を目指す上で欠かせない健康経営の舞台として、非常に魅力的です。

近年、健康経営にはメタボの解消など身体的な面だけでなく、メンタルヘルス面への対処が重要となっています。普段の仕事や通勤環境、居住環境を離れることで得られる「転地効果」がメンタルヘルスに良いといわれ、自然を感じる環境に身を置き、軽い運動や健康的な食事をすることが、多くの研究論文などからも有効とされていますが、一方で、運動する場所は職場や住居から気軽に行けて、継続的に実施できる所という、トレードオフを両立できることも求められます。そんな潜在力を秘めている埼玉県と所沢市での取り組みが、有望視されています。

今後も埼玉県と所沢市の取り組みを応援するとともに、全国のクアオルトで展開されるまちづくりや、新たなビジネス創出を支援していきたいと考えています。

鷲見　暁
わしみ・さとる●中小企業診断士、健康経営エキスパートアドバイザー、日本体力医学会健康科学アドバイザー、ドイツ気候療法士、日本クアオルト研究所 執行役員。

▶Case

カシオ計算機「ＷＩＬＤ ＭＩＮＤ ＧＯ！ ＧＯ！」「ＷＳＤ－Ｆ21ＨＲ」

自然体験プログラムとスマートウォッチでクアオルト健康ウオーキングと協業も

カシオ計算機ＵＸ企画推進プロジェクトでは、自然のなかで学ぶ「アウトドアエデュケーション」に着目し、自然体験紹介メディア「ＷＩＬＤ ＭＩＮＤ ＧＯ！ ＧＯ！※」に取り組んでいます。科学者やアーティストといった80名以上のスペシャリストによる独自の自然体験プログラムをサイトで紹介。土で作る蜜蝋クレヨンや石を積み重ねるロックバランシングなど、２００を超えるプログラムを掲載しています。「都市部では、人と自然との関わりが薄まり、元々は人が自然のなかで身につけてきた生きる力が育ちにくくなっています。このサイトで子どもや大人が自然のなかに入っていく機会を創出しています」と、同社担当の酒井健一氏。

このカシオの取り組みは、林野庁が進める森林サービス産業のフォーラムでも発表され、話題になりました。クアオルト健康ウオーキングにもメンタルヘルス対策などを視野に入れた体験プログラムをセットにして様々な展開が可能です。

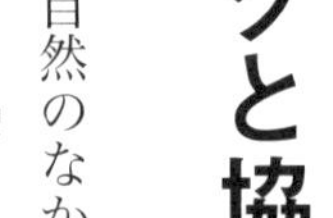

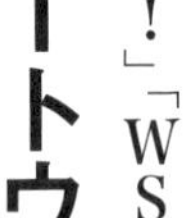

自然体験紹介メディア「WILD MIND GO! GO!」
スペシャリストが紹介する自然体験プログラムやイベントを掲載。プログラムを50に絞って書籍化した『生き物としての力を取り戻す50の自然体験』（オライリー・ジャパン）を出版。

もう一つ、カシオが同フォーラムで提案したのが、心拍センサー対応のスマートアウトドアウォッチ「ＷＳＤ－Ｆ21ＨＲ※」の活用です。「コロナ太りが問題になっていますが、森林空間でのウオーキングによるダイエット効果を訴求し、そのエビデンスが得られれば、ビジネスチャンスは広がります」と酒井氏。

ＷＳＤ－Ｆ21ＨＲには最大心拍数を１００％としたときの割合で、そのときの心拍数を段階的に表示することにより、運動を無理なく楽しめるモードを搭載。最大心拍数が70％を超えると表示や振動で知らせる機能もあります。「クアオルト健康ウオーキングでは『１６０－年齢』で心拍数を目安に歩くことを実践していますが、ＷＳＤ－Ｆ21ＨＲを使えば、スムーズに心拍数の計測ができます」と酒井氏。他にもカスタマイズすれば運動管理や行動分析もでき、クアオルト健康ウオーキングと連動して、参加者のサポートやエビデンスデータの集積にも活用できます。既に埼玉県所沢市などのコースで運動データを集めたり、自治体向けのセミナーで担当者に装着して歩いてもらったり、カシオとの協業が始まっています。さらにクアオルト健康ウオーキングが目指す「運動強度55〜60％」の参考データとなる「健康ウオークスコア」を開発中で、目標に合っているかが見える化されれば、参加者のモチベーションアップにつながると期待しています。

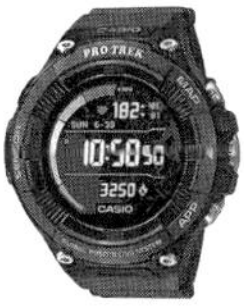

心拍センサー対応スマートウォッチ「WSD-F21HR」

心拍計測やGPS地図表示などの機能を持つ。オリジナルアプリを使えば、現在地表示、行動軌跡表示、特定地点記録、予定通知、達成通知、目標通知位置情報共有、メッセージ送受信なども可能。光学式（心拍計）、磁気（方位）、圧力（高度／気圧）などのセンサーを搭載。

▶Case

デサント「コアクーラー」

ギアやウエアなどウオーキングアイテムで若い世代を取り込む

クアオルト健康ウオーキングはシニア世代だけを対象にしたものではなく、若い世代にも薦めていきたい健康習慣です。体を動かし、健康に対する意識を高められるのはもちろん、森の中を歩くことでリラックスでき、脳の血流が良くなることで、仕事や学習にも良い効果を生むことが期待できます。

クアオルト健康ウオーキングにとっても若い人たちの参加を増やしていくことは大きな課題です。これにはウオーキングで身に着けるウエアやギアなども重要になってきます。森ガールや釣りガールのように若い女性にも参加してもらえるよう、ファッション性をウオーキングに取り入れたいところです。

そこで、シューズからウエアまでトータルでウオーキングをサポートできるデサント※とコラボレーションができないか、話し合いを進めています。同社はウエアの開発だけでなく、自治体と組んでスポーツイベントを開催したり、住民の

デサント

マーモットなどアウトドアブランドも展開する総合スポーツメーカー。ウオーキングにも使えるアイテムを数多くそろえる。健康経営の一環で社内向けに「健康のために歩きましょう」プロジェクトを推進するなど、ウオーキングに注目する。

運動指導をしたりするなど、スポーツ熱を盛り上げる活動を行ってきました。「当社は、身に着けることで楽しくなったり、運動したくなったりする、そんなものづくりをコンセプトに製品を作っています。クアオルト健康ウオーキングとコラボした商品で、デザインをどうするか、どんな機能性を持たせるか、連携できれば面白いですね」と、デサントスポーツマーケティング部の三輪飛寛氏。

例えば、２０２０年夏ヒットした同社「コアクーラー」※はウオーキング中に使うのにぴったりと、三輪氏は言います。この商品は小型の蓄冷材を内蔵したグローブ型のアイテム。手のひらのＡＶＡ血管を冷やし、深部体温を下げます。暑さや熱中症への対処や、体への負荷を減らしたりする使い方を提案しています。

クアオルト健康ウオーキングは、ドイツで得られたエビデンスを基に体表面温度をやや冷える程度、平均２℃下げることで運動効果が高められることを特徴にしています。コアクーラーで体表面温度も下げられるなら、これは強力なツールになります。日本クアオルト研究所ではコアクーラーを活用し、まずは都市公園などで実践する「クアオルト健康ウオーキング まちなかスタイル」で試用を始めています。最新のギアを身に着けて、新しいウオーキングを楽しむ。若い世代にも興味を持ってもらうきっかけになることも期待しています。

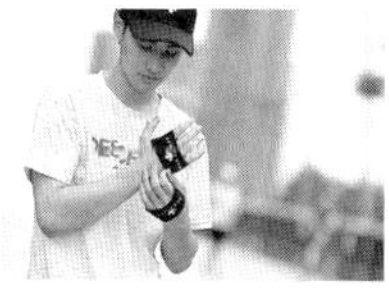

ウオーキングも快適「コアクーラー」

暑さ対策に効果を発揮するデサントのヒット商品。付属の蓄冷剤を冷蔵庫で冷やし、グローブに取り付ける。12℃の冷た過ぎない温度が保たれ、これで静脈と動脈が結合する手のひらのAVA血管を冷やして効果的に全身をクールダウンさせる。

▶Case

認知症予防保険の加入者向けにウオーキングや宿泊がセットのツアーを企画

京王観光「クアオルト健康ウオーキング体験ツアー宿泊プラン」

２０１８年10月に太陽生命保険が生保業界初の認知症予防保険「ひまわり認知症予防保険」を発売して大きな話題になりました。これは、認知症になった場合だけでなく認知症予防の段階から加入者をサポートする保険です。契約の1年後から2年ごとに受け取れる「予防給付金」は現金で受け取ることもできますが、簡単な血液検査でＭＣＩ（軽度認知障害）のリスクを判定する「ＭＣＩスクリーニング検査」、疾病予防や健康増進に効果のある「クアオルト健康ウオーキング」の体験ツアーなど、認知症予防サービスにも使える仕組みです。

京王観光ではこの予防給付金を使ったクアオルト健康ウオーキングの体験ツアーを企画し、ひまわり認知症予防保険加入者の方向けに販売しています。行き先は全国13地域26施設（21年3月現在）から選ぶことができ、1泊2食にクアオルト健康ウオーキングの体験1回を組み入れた行程です。

京王観光東京南支店支店長の大木満行氏は、「例えば青森市では浅虫温泉が楽しめる浅虫さくら観光ホテルに泊まり、浅虫温泉海山クア（健康）の道を約2時間半かけて歩きます。他にも岡山県新見市では鍾乳洞を歩く「満奇洞《まきどう》コース（約1時間半）」、大分県由布市では樹齢千年超の大杉を目指す「大杵社《おおごしゃ》コース（約1時間半）」など、様々な楽しみ方のできるコースやツアーを用意しています。低カロリー料理や薬草、山菜を使ったヘルシーな料理を提供する宿もあり、運動習慣だけでなく食習慣や生活習慣を意識するきっかけになります」と説明してくれました。

◆ツアー例
山形県上山《かみのやま》市「彩花亭時代屋」宿泊
コース ①「蔵王高原坊平《ざおうこうげんぼうだいら》コース」（宿から車で約33分）
②「葉山コース」（宿発）
③「西山コース」（宿から車で約8分） のいずれか1コースを選択
チェックイン：15時 チェックアウト10時
朝夕食：共にクアオルトバランス膳
旅行代金：大人2名1室で1人当たり2万4300円（平日・休日）
または2万7400円（休前日）

＊現地までの交通費及びコース集合場所までの交通費は各自負担

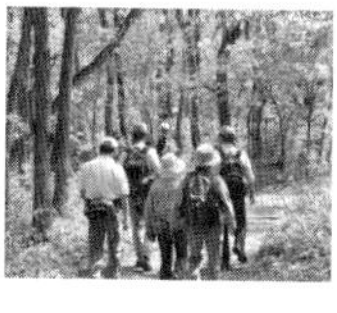

京王観光「クアオルト健康ウオーキング体験ツアー宿泊プラン」
京王観光では、クアオルト健康ウオーキングの専用コースがある全国13地域で宿泊プランを用意。ウオーキングと地域の食や観光がセットになっている。

クアオルト健康ウオーキングはチェックイン前（午後）またはチェックアウト後（午前）に行い、専門のガイドと一緒に歩きます。宿泊施設やコース内容によってツアー金額が異なるので、「予防給付金」との差額を支払って参加します。

セールスレディーが内容を知らないとツアー商品を紹介しにくいことから、太陽生命保険の全国支所に募集をかけて従業員向けの宿泊体験ツアーも実施しています。「認知症予防保険は18年に発売した商品なので、1回目の給付金が出たばかり。これから注目が高まると予測しています」と大木氏。

また、京王観光では、健康経営というテーマでもツアー商品を企画中で、経済産業省が認定する「健康経営優良法人」認定企業や中小企業の加入が多い商工会議所などにもツアーを売り込んでいます。

「最近は物見遊山的な社員旅行は減っていますが、代わりに『コト消費』といわれる課題解決や体験を重視した旅行商品も増やしていきたいと思っています。その代表格として、健康寿命延伸や病気予防を見据えた商品は、わが社にとっても重要なコンテンツになっていくと考えています」と大木氏はこのツアーに期待しています。

第6章

クアオルトの未来

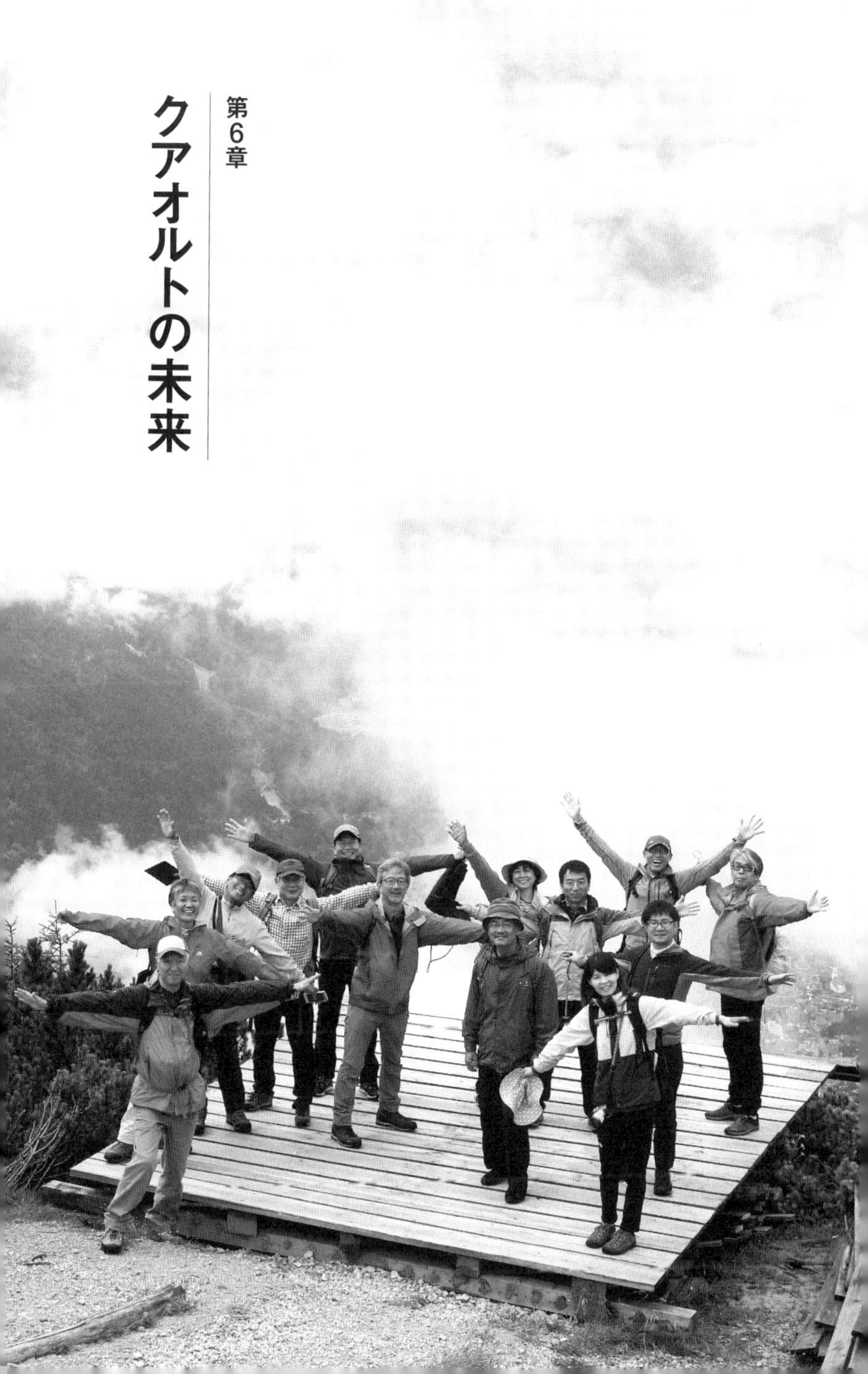

Column

Withコロナ時代の医療と日本型クアオルト

医学博士　浦川豊彦

2020年正月。世界で一体何人が、この年に「新型コロナウイルスCOVID-19・パンデミック」が起こることを予想できたでしょうか。スペイン風邪のパンデミックからほぼ100年を経た恐怖の再来。世界保健機関（WHO）は同年3月、公式に世界的大流行＝パンデミックを宣言しました。その結果、全世界の社会の在り方、人々の日常が一変することとなりました。

種の障壁を越えたコウモリ由来のCOVID-19は恐らく19年11月頃から始まった武漢（中国）の海産物市場の関係者内の小流行＝エンデミックから、いきなり地域的流行＝エピデミックを飛び越え、中国国民の大移動が起きる春節とも重なったため、瞬く間に全世界を席巻するパンデミックになりました。このコロナウイルス・パンデミックは、効果的な複数のワクチンと治療薬が登場するまで、少なくとも数年以上、あるいは10年間は共存せざるを得ない可能性があります。

新型コロナ禍は、日本の医療制度が抱える2つの課題を露呈しました。一つは、主に高齢者からなる1割から2割の重症者により、感染症対策を施した病棟と呼吸器管理ができる集中治療室の病床が満床となり、医療機関が逼迫《ひっぱく》したこと。いま一つは一般国民の「恐怖」からの受診控えによるもので、診療報酬制度を取る日本の医療制度では、患者の減少＝医療機関の収入減に直結し、多くの医療機関が経済的苦境に陥りました。新型コロナの感染拡大の長期化が懸念される今のようなときこそ、医療と介護の制度に大胆にメスを入れて、両制度が両立する制度もしくは統合制度へ移行するチャンスであると見ています。

免疫力を上げて自然治癒力を高める

　日本の医療では、自然治癒など存在しないのが前提で、慢性疾患を対症療法で治療し続けるのが基本となっているように見えます。しかし、本当にそれでよいのでしょうか。大概の慢性疾患の根本原因は、自律神経とそれに支配される免疫の働きによるものです。

　新型コロナウイルス感染でも高齢者全員が重症化するわけではなく、最後は「免疫力」の差が取りざたされています。免疫力とは決して捉え難い概念などではなく、量的な指標として血中の白血球数、具体的には顆粒球とリンパ球の数と割合であり、質的な指標として血液単核球のＩＬ－12（生理活性物質の一つ）などが挙げられます。このコロナ禍では個人防衛として免疫力を上げる生活習慣が特に注目されます。

　豊富な温泉資源を有する日本には、江戸時代から湯治として、近くの温泉地で療養する風習が根付いていました。ほとんど人的労働のみでなされた当時の農業では、田植えや収穫などの重労働からの疲労回復に、数週間の湯治が一般化していました。心身の休養による副交感神経刺激と温泉の温熱効果で血流が増し、組織の修復と免疫の亢進がなされることを経験的に知っていたのです。

　クアオルトは、ドイツで生まれた優れた療養地の認証制度で、数々の厳格な基準をクリアしなければ名乗れません。かつては治療と療養のサナトリウムのように、サービスを受けるには医師の処方箋が必要でしたが、近年はヘルスツーリズムとして、治療と療養が必要な人々から一般観光客まで広く門戸を開いています。

　コロナ禍の今こそ膨大な検査態勢の拡充と追跡・隔離・治療で封じ込めるだけではなく、日本型クアオルトの認定機関の制度を創設し、療養地を厳密に審査して認証することを制度化し、医療として温泉やウオーキング、食餌療法などを取り入れ、医療費の削減とコロナ禍で落ち込んだ療養地の観光振興を同時に図るべきだと思っています。

浦川豊彦
うらかわ・とよひこ●獣医師・医学博士。1954年生まれ。宮崎大学卒業後、久留米大、オックスフォード大などで微生物と免疫を研究。温熱療法研究で炭酸泉とクアオルトに出合い、啓発と普及を目指す。

Withコロナの時代にこそ、「どこでもクア」
運動×栄養×休養のバランスが免疫力維持に貢献

身体活動（66ページ参照）は、基礎的な体力や身体能力のみならず、健全な人間関係や良質なコミュニケーションにも強く影響するといわれています。

ところが、２０２０年来の長期にわたる新型コロナウイルスの感染症対策と向き合うなかで、国民全体の運動量が減少傾向にあります。特に中高年者は、体力の低下、生活習慣病などの発症や生活機能低下（フレイルやロコモティブシンドローム、認知症など）のリスクが懸念されています。前出の浦川豊彦氏の言うように、このような状況下で注目されたのが「免疫力」という言葉です。感染症や風邪から自分の体を守るためには、免疫力を維持することが必要不可欠です。

睡眠不足や不規則な生活、バランスの悪い食事、過度なストレス、運動不足は免疫力を低下させる要因です。免疫力が低下すると、病原菌が体に侵入しやすくなることが分かっています。私はガイドとしてクアオルト健康ウオーキングの専門コースを歩くとき、健康＝「運動 × 栄養 × 休養」の方程式の大切さを、参加者に啓発しています。「運動だけしていても健康にはなりません。食のことを考えるのは、とても大切です。そして、最終的には睡眠の質を高め、自分の免疫を維持することが重要です」と伝えています。これは、クアオルト・リテラシーの真髄に通じるものです。

都市公園を「健康」の視点で読み解く

私たちは「どこでもクア」をキャッチフレーズに、クアオルト健康ウオーキングの基本である気候性地形療法のエッセンスを活用して、身近に専門コースがなくても、ウオーキングを実践する生活習慣を広げていこうと取り組んでいます。東京などの大都市中心部で、私たちがコースの候補地と考えたのが公園でした。都市公園をクアオルト健康ウオーキングの専門コースとして活用するには、多くの条件をクリアしなければなりません。既存の都市公園を「健康」という視点でスクリーニングしたら、どんな新しい発見があるのか、路面がほぼ平坦な都市公園でのウオーキングで運動負荷が十分得られるのかなど、解決すべき課題も散見されました。そんなとき、林野庁が東京・日比谷公園を舞台に毎年開催する、「みどりとふれあうフェスティバル」で、クアオルト健康ウオーキングのデモンストレーションをする機会（17年）に恵まれ、都市公園を活用したクアオルト健康ウオーキングの記念すべき第一歩となりました。くしくも日比谷公園を設計したのは、林学の祖、本多静六氏。「由布院温泉発展策」を講演した本多氏が深く関わった公園でのイベントは、感慨もひとしおでした。

ただ都市部の公園は、同ウオーキング専門コースに欠かせない清浄な空気が少なく、地面もアスファルトやラバーで覆われたところが大半で、交通量の多さに比例して人工音も大きいのが難点。しかし、このような状況でも、実践に役立つ要素は見つかります。その実証実験を行っているのが、愛知県名古屋市の都市公園、白川公園を歩く日本クアオルト研究所主催の「クアオルト健康ウオーキングまちなかスタイル」の体験です。運動負荷の上げ方、路面の設定など、都市公園ならではの体系が出来上がりました。これまでに行政、民間企業を問わず多くの人々が、このウオーキングを体験しています。特に、健康経営に積極的に取り組む企業担当者からの問い合わせが絶えません。ホテルやレストランを全国展開するグリーンズの人事部が同ウオーキングを体験し、「心拍のコントロールで、リスクを下げながら歩くという仕組みに感銘した」と語ったように、体感することで、クアオルト健康ウオーキングの本質への理解が深まるようです。

試行錯誤で始まった「まちなかスタイル」

前述したように、日本クアオルト研究所では、愛知県名古屋市の都市公園、白川公園を利用して「クアオルト健康ウオーキング まちなかスタイル」の実証実験を行っています。白川公園でのウオーキングは、都市部の中心地で自然豊かな里山がなく、心拍数が上がるような負荷が少ないため、試行錯誤の連続でした。

そんなとき出合ったのが、東京大学名誉教授の小林寛道先生が提唱しているコアストレッチウオーキングです。当社の主席研究員で、文部科学省指定ナショナルトレーニングセンター・御嶽濁《にごり》河《ご》高地トレーニングセンター所長代理、健康運動指導士の竹村洋美氏に師事し、学びました。このウオーキングは、大腰筋に代表されるインナーマッスルを鍛えるもので、みぞおちから脚が出るという感覚で歩きますが、自然と大股になり、心拍が上がることが分かりました。他にもアンクルウエイト（足首に着ける重り）を巻くなど、様々な運動負荷を組み合わせ、柔軟な対応で心拍数を上げる工夫をしました。

また、コグニサイズにも取り組んでいます。コグニサイズとは、コグニション（認知）とエクササイズ（運動）を組み合わせた造語で、国立研究開発法人国立長寿医療研究センターにより開発されたもの。頭で考えるコグニション課題と体を動かすエクササイズ課題を同時に行い、認知症の発症を遅延させることを目的としています。当社ではメンバーが実践者研修を修了して、都市公園でのクアオルト健康ウオーキングに活用しています。

都市公園で上手に歩く3つのポイント

都市公園の活用でのポイントは3つあります。まず一つ目は、「体表面を冷やす」工夫です。うちわであおいで汗を蒸発させたり、水場を利用して、肘の内側や手首を冷やしました。一般に動脈が出ている部分を冷やすと、体全体が冷えるといわれています。このとき、水を掛けたら水分をタオルで拭き取らないことが重要。気化熱が体表面の熱を奪ってくれるのを待つことで、クアオルト健康ウオーキングの基本である気候性地形療法の気候の要素、「冷気と風」を人工的に確保しました。また、日陰を探して歩くことも大切です。木陰など日陰になる場所は気温が低く、夏季の熱中症予防や紫外線対策にも有効です。

次に心掛けたのが「舗装されていない場所を探す」ことです。都市公園は舗装された平らな地面が多いため、土や緩衝材が使われた地面を歩くことで足腰の負担を軽減したり、斜面や階段を選んで歩くなど運動負荷を加える工夫をします。また、夏季のアスファルトの地面は放射熱が大きな問題です。気温30℃のときは舗装面が65℃になる場合もあり、心身への負担や疲労が増して、運動リスクが跳ね上がります。一方、土の道は気温が30℃でも25℃程度と温度が上がらず、放射熱が少ないことから、体を冷やす効果も期待できます。そして、最後のポイントとなるのが「車道から離れて歩く」ことです。車道から離れれば人工音の騒音に悩まされることなく、ストレスを軽減し、粉塵からも離れることが可能です。

　このような試行錯誤を経て完成した白川公園コースは、里山を中心としたクアオルト健康ウオーキングの専門コースとの橋渡しのような存在。都市公園を活用した同ウオーキングは、中枢中核都市である岐阜県岐阜市、愛知県岡崎市に波及していきました。

「クアオルト健康ウオーキング　まちなかスタイル」は、健康経営に取り組む企業支援としても有効だと考えています。例えば、健康経営目線で身近にある公園を活用することや、社員のメンタルヘルス対策として、工場敷地内でのコース設計と人材の育成を提案しています。企業が保有する保養地や企業の森、リゾート地を活用するのも一法でしょう。仕事の生産性を向上させるために、クアオルト健康ウオーキングの導入を検討する企業からの問い合わせも増えています。

健康経営に呼応した健康プログラムを提供

ドイツのアウディ社は健康増進ウイークと称して、月曜日から金曜日の５日間、クアオルトに滞在し、医師の診断後、気候性地形療法の訓練を４回、さらにヨガなどのリラックストレーニング、健康講座などを含む高品質なプログラムを社員に提供し、日常での健康維持の手法と知識を社員が習得できる仕組みを構築、提供しています。日本クアオルト研究所では、今後、日本でも健康経営の一環で、アウディ社が提供しているような健康プログラムの需要が高まると予測。その一つの事例として、林野庁の補助事業で、当社がプログラム開発に関わった、トヨタ白川郷自然學校で開催された健康経営を目指す企業を対象としたツアーをご紹介します。

林野庁の補助事業として20年10月に「メンタルヘルスを支える『良い睡眠』体感モニターツアー」が、トヨタ白川郷自然學校で開催されました。当社もトヨタ白川郷自然學校と連携して「運動×栄養×休養」の視点で、健康プログラム開発をサポート。このモニターツアーには、トヨタ自動車、イーウェル、パソナ農援隊など、時代を牽引する企業が一堂に会し、クアオルト健康ウオーキング、健康フレンチ、ヨガ、温泉を存分に楽しんだのはもちろん、保健師のアドバイスに真剣に耳を傾けていました。

ウオーキングは、テイジンが提供したウエアラブル端末を装着して行われ、収集したデータから「睡眠の質および長さ」「体験前後の気分の変化」「自律神経の変化」「血圧の変化」を検証しました。このとき、クアオルト健康ウオーキングを通した健康づくりにご賛同いただいたカシオ計算機の協力を得たことで、参加者が同社のウエアラブルデバイスを装着した心拍数と運動強度などの運動データを収集することができました。検証結果を活用した新たな展開に期待が寄せられています。1泊2日のツアーでしたが、アウディ社の5日間の健康プログラムのように、長期滞在できる質の高いプログラムを構築していきたいと考えています。

一方、21年2月からは、観光庁の補助事業でクアオルト健康ウオーキングを実施する山形県上山《かみのやま》市、埼玉県所沢市、岐阜県岐阜市、三重県志摩市の4市を連携させることで、交流人口拡大に取り組む試みがスタート。各自治体のクアオルト健康ウオーキングの専門ガイド同士の交流を深めることで、提供するサービスの品質を上げることにも意欲的に取り組んでいます。

クアオルト健康ウオーキングがつなぐ「自治体×企業」

日本クアオルト研究所は、「クアオルト健康ウオーキング」を実践する人口を増やすことを目標に、健康寿命の延伸や交流人口の拡大はもちろん、ＳＤＧｓや健康経営プログラムなど様々な視点で連携する自治体を増やす活動を続けています。その鍵を握るのが、大手通信機器メーカーと連動したアプリの開発や、ウエアラブル端末を活用した運動データとレセプトデータの紐づけなどです。

自治体と企業の出合いの場、「クアオルト・キャンパス」を立ち上げました。21年2月には第一弾として、山形県上山《かみのやま》市、岐阜県岐阜市、埼玉県所沢市、三重県志摩市の広域連携を図り、カシオ計算機、アサヒ飲料、ルネサンスなど、多くの企業とのマッチングを実現すると共に、全国のクアオルト健康ウオーキングの専門ガイドを対象にスキルアップ講座を開催。新たなヘルスケアビジネスの創出に加え、ガイドの品質向上を掲げ、健康づくりに取り組む自治体との連携を広げています。クアオルト健康ウオーキングのプログラムに参加したら、「知らない間に健康になっていた」という理想に向け、最先端のセンシング技術を応用することも視野に、社会環境の質をどう上げていくか。新たなチャレンジは続きます。

▶Discussion

堀越英嗣ARCHITECT 5 代表 建築家、芝浦工業大学 教授　堀越英嗣氏
北海道大学准教授　上田裕文氏
後藤木材 代表取締役社長　後藤栄一郎氏
YHAD 主宰、堀越英嗣ARCHITECT 5 建築家　堀越優希氏
聞き手 日本クアオルト研究所 代表取締役　大城孝幸

歩いて楽しいまちづくり クアオルトが描く風景

日常に歩くことを取り入れ、楽しみながら健康増進を目指すクアオルト健康ウオーキングですが、歩くことを習慣にするためには、歩くための環境づくりやまちづくりも大切な要素です。まち全体が公園のようになっているドイツのクアオルトはもちろん、パリのシャンゼリゼ通りなど、世界には、ただ歩くだけで楽しくて、歩くために訪れたくなるようなまちや通りが多数あります。では、日本の良さを生かしながら、世界に誇れるような「歩いて楽しいまち」をつくるとしたら、どんな景色が見えてくるのでしょう？　クアオルトの考え方に賛同していただいている建築家やまちづくりの専門家にお集まりいただき、日本のクアオルトが目指すまちづくりに盛り込むべき要素、「クアオルトが描く風景」について話してもらいました。

――健康増進の環境整備として、健康をテーマにしたドイツのクアオルトのようなまちが注目されつつあります。本日お集まりいただいた皆さんは建築やまちづくりの専門家です。皆さんのお仕事とクアオルトとの関わりをお聞かせください。

堀越英嗣氏（以下、堀越英）　建築家として丹下健三・都市・建築設計研究所などで建築設計や都市計画の仕事に携わってきました。建物の周りにはまちがあり、自然があり、人が自由に歩いています。その全体を考えることが本当の意味の建築であり、クアオルト健康ウオーキングに通じるものがあると考えています。

２００２年に新潟駅の設計コンペで選んでいただいたのも、人々が都市や建物を楽しんで動くというコンセプトが評価されたからと自負しています。人々が楽しんで動くことは、クアオルトの考え方そのものです。北海道札幌市のモエレ沼では、米国の彫刻家イサム・ノグチさんの構想を継いで、子どもたちの未来の公園「モエレ沼公園」を完成させました。ノグチさんは、自由になる場所、たたずむだけでなく動き回ることができる公園をつくりたいと語っていたのが忘れられません。

上田裕文氏（以下、上田）　私はもともと林学（森林科学）の出身で、学生時代にまちづくりや地域の合意形成に興味を持ち、ドイツに留学しました。博士論文

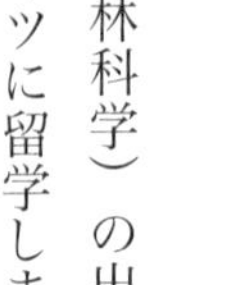

堀越英嗣（ほりこし・ひでつぐ）●1978年東京藝術大学大学院修士課程を修了、丹下健三・都市・建築設計研究所に勤務。86年アーキテクトファイブを設立、共同主宰・代表建築家に。2001年鳥取環境大学教授、2004年芝浦工業大学教授、2005年堀越英嗣ARCHITECT 5を設立。

は、森林空間の利用、地域活性化などをドイツと日本で比較研究することがテーマでした。その後、森林文化の実態を調査するなどのフィールドワークを続けています。

ドイツの人たちは、森を生活空間の一部として考え、まちと森を結び付けて魅力を生み出しています。日本に帰って学会で小関信行さん（日本クアオルト研究機構 事務局長）の講演を聞き、ドイツで見たのはクアオルトであることを知って、これだと思いました。その場で小関さんに話し掛け、意気投合して一緒にやりませんかと声を掛けていただいたのが始まりです。

後藤栄一郎氏（以下、後藤）　岐阜市で木材製品の製造販売業を営み、安全な木材や腐らない木材など、木材の新たな可能性を追求しています。床の上でつまずいたり、浴槽で亡くなったりするなど、住宅の中で事故が多いことから、いかに住宅の中で安全かつ健康に住むかを考えてきました。木材に圧密処理を施したり、住宅の気密性を高めるなどの研究開発をしてきましたが、それだけではないと思いました。40歳代半ばになり、健康維持促進をどうすべきかと考えていた時に、クアオルト健康ウオーキングを知り、自分が続けられるものとして受け入れることができました。

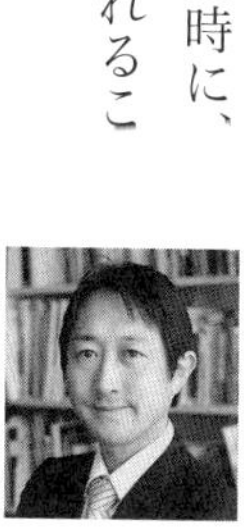

上田裕文（うえだ・ひろふみ）●東京大学大学院農学生命科学研究科森林科学専攻修了。ドイツ学術交流会（DAAD）奨学生として独カッセル大学建築・都市計画・景観計画学部、都市・地域社会学科で経済社会科学博士（Dr.rer.pol.）を取得。札幌市立大学講師を経て北海道大学准教授。専門は風景計画。先進地ドイツで学んだ樹木葬の日本らしい在り方を提言している。

堀越優希氏（以下、堀越優）　私は建築家として父（堀越英嗣）の仕事を手伝うようになり、岐阜でクアオルト健康ウオーキングに参加したのがクアオルトとの出合いでした。大学院の学生時代にスイスの隣にあるリヒテンシュタインに留学して、山が好きなので森林地帯を日常的に歩いていました。近隣のスイスやドイツも訪れ、都市と自然との関わりが日本と違うことを実感しました。クアオルトは歩きながら脈を測るなど、普段の意識とは違う目線で風景を見られるのが面白いと思っています。

まち全体が公園のようであるのが基本

――皆さんは、日本のクアオルトにどのような要素が必要だと考えていますか。

上田　ドイツのクアオルトを見ると、温泉のある療養施設、医療施設、滞在する宿泊施設があります。滞在が長期になると飽きてくるので、映画館、劇場、カジノなどの文化・娯楽施設を設けています。さらに、クアハウスと呼ばれるインフォメーションセンターでは温泉地としての情報を発信しています。あとはそれぞれの施設をつなぐ遊歩道が整備されています。

――上田さんは遊歩道の重要性を講演などで語っていますね。

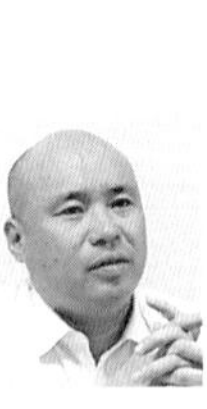

後藤栄一郎（ごとう・えいいちろう）●1998年一橋大学商学部卒業、蘭デルフト工科大学でSCMの研究を経て、米クレアモント経営大学院ドラッカースクールに入学、P.F.ドラッカー氏に直接師事してMBA取得。2004年後藤木材入社、14年代表取締役社長に就任。物件の木質化、木材圧密製品の製造、岐阜県産材の海外輸出など、新しい切り口で木材業界改革を狙う。

上田　10年ほど前、環境省の国民保養温泉地に指定された北海道の温泉地を分析して、クアオルトの可能性について考察しました。研究で注目したのが遊歩道です。にぎわいのある温泉地は、宿泊施設と温泉、まちと温泉が遊歩道でつながっていて、宿泊者はまちに歩いて行けるし、住民は温泉に行ける。さらに遊歩道はまちを見下ろせる展望台につながっていて、風景としての温泉地の全体像が目に入ってきます。

ドイツのクアオルトはまち全体が公園のようになっています。本多静六さんはドイツのクアオルトを視察して、その後、大分県の由布院に温泉地をつくる際、「公園のようなまちをつくれ」と言いました。まち全体が公園のようであるのが基本で、ハンディキャップのある人も高齢者も歩けるようになっています。

——歩行者と自動車が別の道を歩く「歩車分離」も提唱しています。

上田　歩車分離で人間が安全に歩ける道が巡らされ、自動車を心配しなくていいというのがクアオルトの基本と考えています。ヨーロッパで感心するのは、どこへ行っても歩いていける道があり、自動車を気にせず歩けることです。道を歩いていると知らないうちに森に入る。川や山など自然の要素とうまくつなげられていて、川沿いにも森にも入っていける。それがまさにヒューマンスケールのまち

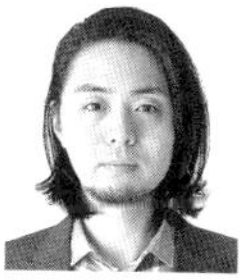

堀越優希（ほりこし・ゆうき）●2009年東京藝術大学美術学部建築科卒業。2010年リヒテンシュタイン国立大学留学。2012年東京藝術大学大学院修了。石上純也建築設計事務所、山本堀アーキテクツを経て、現在は堀越英嗣 ARCHITECT 5 建築家、YHAD主宰。

だと思います。

遊歩道に木材の利用を

――堀越優希さんは、遊歩道について新しい着想があるとお聞きしました。

堀越優　長野県小布施町には栗の木の木片を敷き詰めた「栗の小径」があります。このように小さな木片を活用するのは良いアイデアだと考えています。ヨーロッパで見られる石畳は、建築用語でピンコロ石と呼ばれる石材で構成されています。クアオルトの遊歩道で、ピンコロ石のような木片を使えば、新しい道をつくれると思います。

――確かに、木片を敷き詰めた道があると、そこを歩けば足の裏に刺激を受けて、感受性を高める効果が期待できそうです。

後藤　弊社では、ピンコロ石のような木片を納めさせていただいた例があります。後藤木材では博物館、図書館などの床や壁に、水に濡れても元に戻りにくい針葉樹の圧密材を納入しています。この板材は表面部分の密度を高める一方、内部は低密度の状態を保つ表層圧密テクノロジーにより、表層部を硬くし、中層部は針葉樹の柔らかい性質を残したもの。スマホを落としても割れにくい衝撃を吸収する低反発材になるので、これで木片を作れば足への負担も軽減されると思います。

堀越優　木の道は、石畳の強さと真逆の弱さを持っています。しかし、木片は小さいのでみんなが手に持って運ぶ人海戦術で手入れができるかもしれません。

――後藤さんは街路樹のメンテナンスについてご意見があるとお聞きしました。

後藤　落ち葉の清掃などメンテナンスの費用を削減するために、街路樹のトップも切ってしまい、枝も年々短くなる傾向にあります。そうすると、見苦しい木になってしまい、その下を歩いていただいても、魅力が半減します。街路樹にある程度手を掛けないと、いくら仕組みをつくってもまちに魅力は生まれません。

堀越英　確かに、都市にとって樹木は重要です。パリの建物は7～8階建てが多いですが、木はその高さまであります。中国の地方都市には巨大な木があり、その下で皆さんが朝ご飯を食べたり､屋台が出て夕ご飯を食べたりしている。コミュニティーはそういうところで生まれているのです。

堀越優　ヨーロッパでは「自然は自然」「まちはまち」と境目が比較的はっきりしていますが、日本の都市はそれが曖昧です。街路樹や保存樹は都市の中に埋没していますが、ふとしたときに意外に立派な樹木だと気がつくこともあります。クアオルト健康ウオーキングで、日常の風景を別の角度から見ることのできる機会が増えれば、目の前にある自然に対し、もっと意識を向けやすくなるかもしれません。

自然のなかに重要な要素がたくさんある

――日本ならではのクアオルトの特徴をどのように出していくべきでしょうか。

堀越英　自然豊かな地域には、今は忘れてしまっている大切な要素があると思います。かつて大学のセミナーハウスが福島県南会津町にあり、学生とセミナーに行っていました。南会津町はそば畑が美しく、川が流れ、水車が回り、温泉もある。この他、湯治場として知られる鳴子温泉に施設を増築する計画があり、見に行ったことがあります。川沿いのシンプルな建物に長期間滞在し、安いお金で食材が手に入り、自炊もできます。このような地域資源の組み合わせは、クアオルトや日本にとってプラスになると思っています。

――日本には候補となるロケーションがたくさんありそうですね。

堀越英　さらに、クアオルトは、自然と触れ合いながら孤独を楽しむ人が集まる場所という一面があるべきだと思います。例えばパリにはカフェの文化がありま す。孤独な人が集まっても寂しくない場所をつくる演出がなされているわけです。

カフェは建物と歩道の間に設けられた半屋外にあり、通りを歩く人と目線が合い、「見る」「見られる」の関係が生まれます。見られる場所というのは、都市だけでなく自然の中にいる時にも必要ではないかと思います。

――伝統的な日本家屋では、土間や縁側がカフェといえますね。

堀越英　日本の民家は数百年使われ続けてきただけに、よくできています。土間があることで、人がすっと入れます。土間には厨房があり、いろいろなものを料理できます。つまり民家の土間はオープンカフェと似ているんです。土間があって小上がりがあって、座って外の人と目線が合ってもおかしく感じない。日本の民家が持っている形式が、公共的な空間で利用できるのではないかと考えています。

都市の歴史や文化をクアオルトに

――堀越英嗣さんたちがつくったモエレ沼に行くと、駆け出したくなる衝動に駆られます。それに比べて都市には五感をくすぐる仕掛けが少ないですね。

堀越英　五感を研ぎ澄ますには、情報量が重要で、自然の持つ情報量はものすごく多いです。都市は自然には負けますが、人間がつくり出した文化的な蓄積があるので都市探訪型のクアオルトができると思います。その際、ＩＴのネットワークによって、歴史や文化の情報が瞬時に手に入る仕組みがあるとよいと思います。

後藤　例えば、東京と岐阜では、扱う木材も、木材に対する考え方も違います。岐阜では職人を大事にする文化があり、我々のような木材販売業が生き残っています。都会でもそんなことを掘り起こす楽しみがクアオルトにもあってよいと思います。

堀越英　日本の伝統的な家屋は、プロの大工さんが修理するのではなく地域の人たちが持ち回りで直しています。そういう共同体というシステムとのセットなのです。クアオルトには参加型の要素が入るとよいと思います。長期滞在してサービスを受けるだけではなく、一緒にやるから面白くなるというシステムが大事だと思います。

――建築とか改築など、みんなで集まって「創る」というのは増えています。クラウドファンディングも出資して、参加型の案件が出てきています。

堀越英　私の大学の学生たちは有志で空き家改修プロジェクトの活動をしています。静岡県の伊豆や四国などで、自治体の民家を直して小さな公民館のような居場所を造った人や、伊豆の稲取で地域おこし協力隊に入って働いていた人もいます。自ら行動して、社会参加する気持ちが今の若い世代にはあります。

上田　印象的だったのは山形県上山《かみのやま》市でのクアオルト健康ウオーキングでした。朝起きて皆で歩いて帰ってきた後に食べる朝食はこんなにおいしいのか。帰ってきて入る温泉は確かに気持ちよいと感じさせられたのです。クアオルトは空間のデザインだと思っていましたが、上山で出合ったのは時間のプロデュースでした。そのような時間の要素を組み合わせた体験のプログラムが面白いと思いました。

健康なまちづくりは、普段から外を歩きたくなるまち、歩いて楽しいまちをつくることです。そうすると、人々が元気で活動的になって、まちが生き生きしてくる。人気の観光地について「住んでよし、訪れてよし」といわれますが、「歩いて楽しいまち」というのがクアオルトではないでしょうか。

――健康の3要素「運動」「休養」「栄養」に加えて、第4の要素として何を掛け算するか。人とのつながりでも、歴史の探訪でもいい、人生を振り返って自分を内観するのもいい。人それぞれのクアオルトの楽しみ方があり、健康になって自分の人生の質を変えていく環境づくりがクアオルトの目標になっていくと思います。

ドイツのクアオルト、クアパーク(療養公園)にて

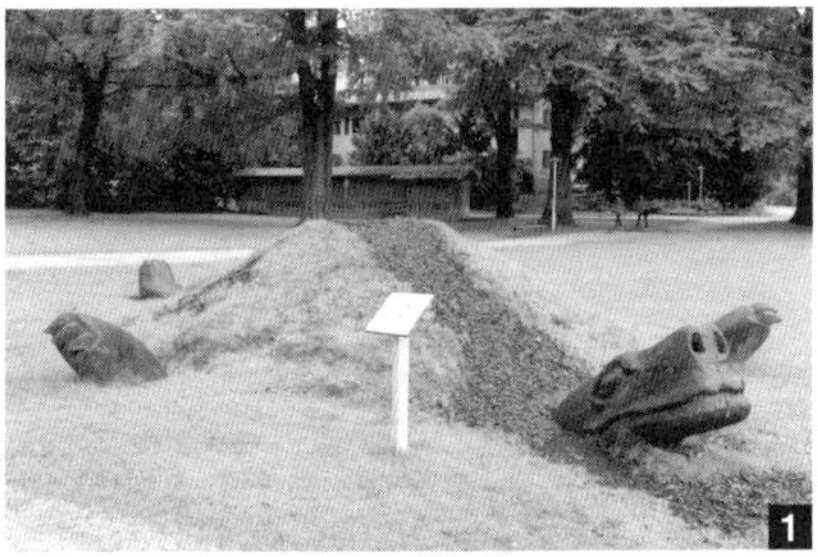

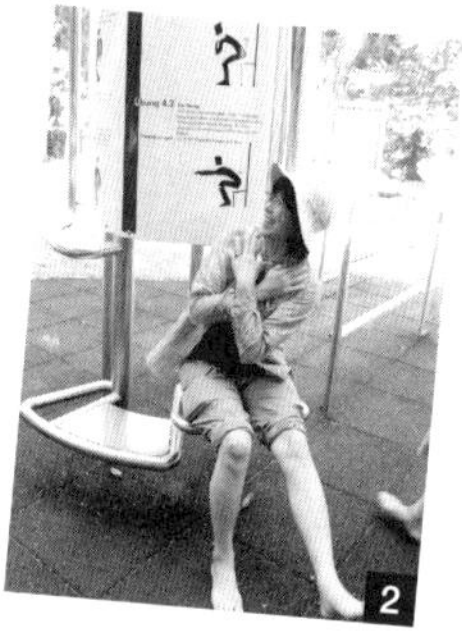

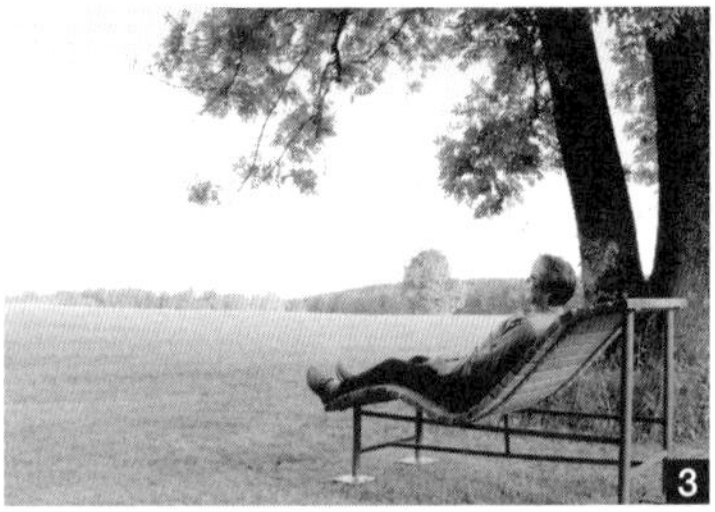

1 ドイツ、ガーミッシュ・パーテンキルヒェンの「ミヒャエル・エンデ・クアパーク」にある亀の大きなオブジェ。ミヒャエル・エンデ著『モモ』に登場する亀、カシオペイアがモチーフ。2 筋トレを行う器具。3 自然を眺めながら休息する木のベンチ。

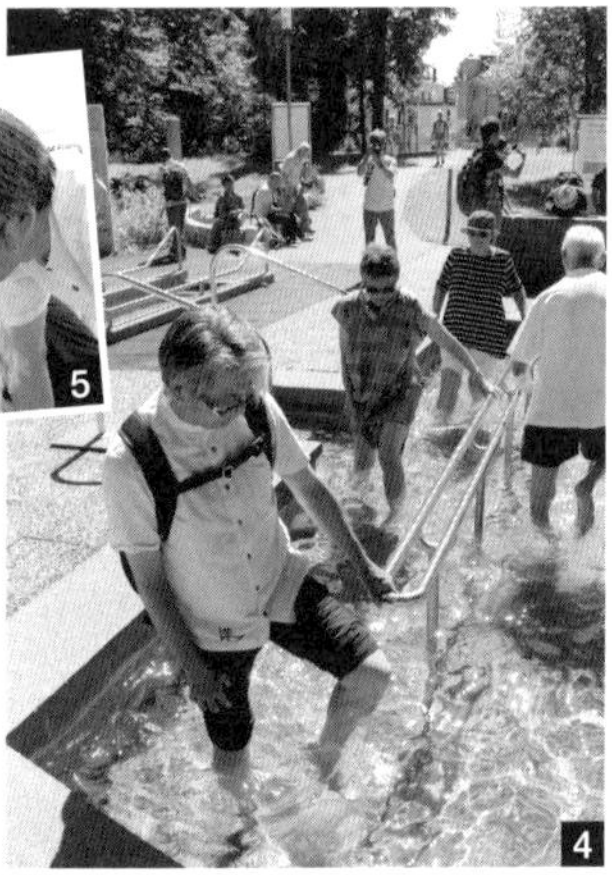

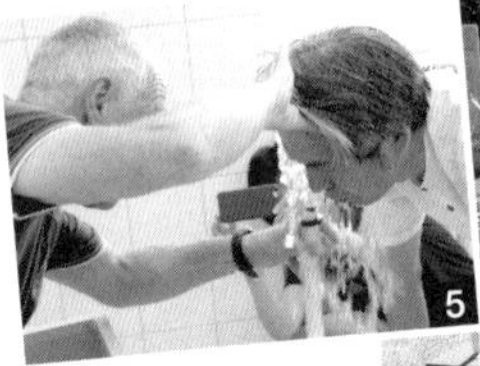

4 冷たい湧き水を活用した歩行用のプール(クナイプ式の聖地、バート・ヴェーリスホーフェンにて)。5 顔に冷たい水をかけ、細胞や血行を活性化。治療として行うため、施術者は有資格。

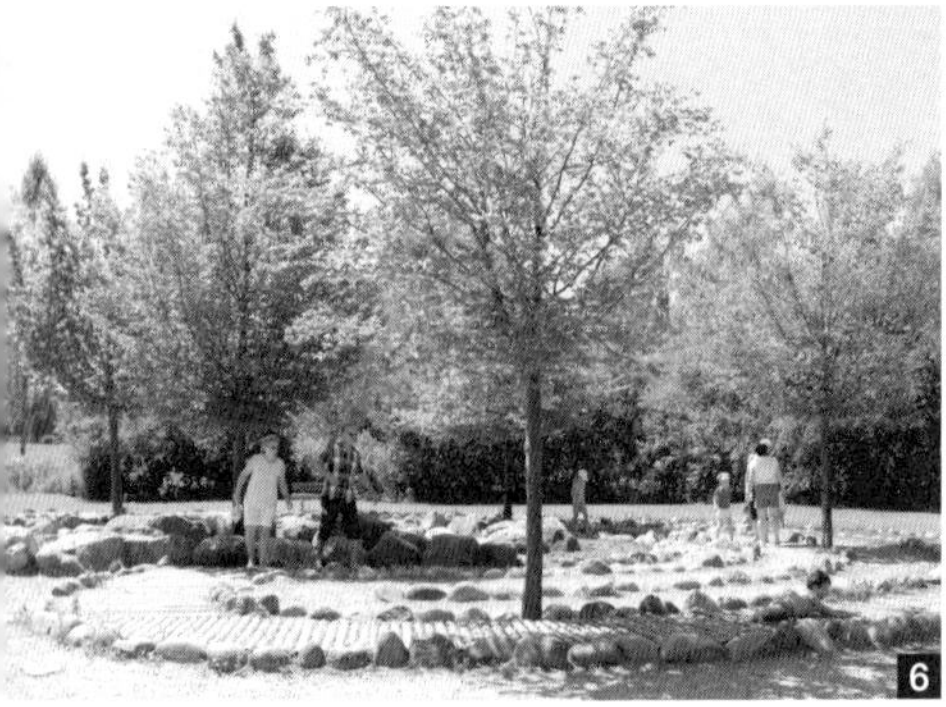

6 うずまきのような構造の砂場。砂の他、小石や木材などが順番に敷き詰められている。裸足で歩いて、バランス、運動強度、足裏への刺激などを意識した設計で、しかもアーティスティック。

あとがき

クアオルト健康ウオーキングが基本としている気候性地形療法は、ドイツの都市、ガーミッシュ・パーテンキルヒェンで誕生しました。児童文学の名作『モモ』の著者、ミヒャエル・エンデ生誕の地でもあるこのまちには、彼の名前を冠した「ミヒャエル・エンデ・クアパーク」があります。『モモ』は、少女モモとカメのカシオペイアが時間泥棒と戦う物語。働いても働いても幸せが遠のくように感じるのはなぜか？　時間との戦いは終わることがないのか？　と問いかけてくるこの佳作は、今の働き方改革に通じているようです。ミヒャエル・エンデ・クアパークの一角には、カシオペイアのオブジェが象徴的に置かれています。カシオペイアが物語の中で主人公のモモにこう暗示します。「オソイホド　ハヤイ」と。

ドイツは1年のうち、約１５０日も休暇がある休暇大国です。しかも有給休暇の取得率はほぼ１００％。ドイツ人の1年間の平均労働時間は１３８６時間。日本は１６４４時間で、約２６０時間の違いがあります。驚くべきことは、日本の1時間当たりの国内総生産（ＧＤＰ）が約46・7ドルに対して、ドイツは約66・

3ドルと高いことです（OECD2019年統計データ）。休みが多くても生産性は高い。その理由は健康にいいものを評価して取り入れる土壌にあるのではないでしょうか。ドイツ人にとって歩くことは呼吸と同じ。そしてドイツのクアオルトで、賢い歩き方をするウオーキングを楽しんでいます。歩くことが生活の一部となり、健康を意識することで生産性が上がり、人生は豊かになるのです。

クアオルト健康ウオーキングは、立ち止まり、脈を測りますが、それは「自分の時間」を意識する瞬間でもあります。まるで他人に支配された「時間」を時間泥棒から取り戻すモモのように。日本クアオルト研究所では「賢く歩いて　人生をデザインする」という言葉を提唱しています。自分の生産性を上げ、余った時間を自分に投資して、人生に彩りを添えるというもの。本書を通じてお伝えしてきた健康の方程式「運動×栄養×休養」。これに4つ目の要素「X」を掛け算すれば毎日が輝きだすというわけです。「X」にあなたは何を掛け合わせますか？

運動強度60％で脳のパフォーマンスが最大になるといわれています。亡くなったスティーブ・ジョブスが歩きながら会議したり、京都に哲学の道が今でも残っているように、歩くことで前向きな発想が浮かんだ経験を持つ方は多いのではないでしょうか。コロナ禍で注目された免疫力の維持という視点で、「適度な運動、バランスのいい食事、十分な睡眠」が再注目されるなか、太陽の光を浴びて、ウオーキングを日課にし、ストレスと上手に向き合ってみてはいかがですか。

最後になりますが、本書を出版するに当たり、日本型クアオルトの推進やクアオルト健康ウオーキングの普及にご尽力いただいている自治体のご担当者、その伝道師であるガイド、同ウオーキングを健康経営に活用する企業のご担当者の皆さん。この場を借りてお礼申し上げます。また、日本におけるクアオルト研究の第一人者である日本クアオルト研究機構 事務局長の小関信行氏、出版に踏み切るきっかけをいただいた日本クアオルト研究所 会長の伊藤直人氏、クリエイティブなご指導をいただいた顧問の萩原高氏には報恩謝徳の念に堪えません。そして、日経BP総合研究所の渡辺和博氏、編集者で的確な助言をいただいた江田憲治氏、大川夕起子氏、及川知人氏、渡部修一氏。企画のアイデアをいただいた日本経済新聞社の石井和也氏、ライターの加納美紀氏には多くの力を借り、心からお礼申し上げます。さらに、日本クアオルト研究所のスタッフ。とりわけ、制作を統括し、伴走してくれた岸本令子氏には本当に感謝しています。

日本クアオルト研究所 代表取締役 大城孝幸

参考文献

Angela Schuh, Gisela Immich, Waldtherapie - das Potential des Waldes für Ihre Gesundheit, Berlin:Springer-Verlag, 2019

Angela Schuh, Biowetter: Wie das Wetter unsere Gesundheit beeinflusst, München:C.H. Beck, 2007

Deutscher Heilbäderverband e.V., Deutscher Tourismusverband e.V., Begriffsbestimmungen/Qualitätsstandards für Heilbäder und Kurorte, Luftkurorte, Erholungsorte - einschließlich der Prädikatisierungsvoraussetzungen - sowie für Heilbrunnen und Heilquellen 13. Auflage, Berlin, 2018

Deutscher Heilbäderverband e.V., Jahresbericht 2019 Oktober 2018 bis Dezember 2019, Berlin, 2020

The Dominantly Inherited Alzheimer Network (DIAN), Clinical and biomarker changes in dominantly inherited Alzheimer's disease, The New England Journal of Medicine vol. 367 No.9 pp. 795-804, 2012

有田秀穂『医者が教える疲れない人の脳』三笠書房、東京、２０２０

猪飼道夫『日本人の体力　心とからだのトレーニング』日本経済新聞社、東京、１９６７

上田裕文『こんな樹木葬で眠りたい　自分も家族も幸せになれるお墓を求めて』旬報社、東京、２０１８

岡島義『1時間多く眠る！　睡眠負債解消法　日中の眠気は身体のＳＯＳ、能力を半減させている！』さくら舎、東京、２０２０

小関信行『療養・保養温泉地の環境計画に関する研究』書肆犀、山形、２００９

小関信行、アンゲラ・シュー著、堀込-ゲッテ由子訳、『クアオルト入門　気候療法・気候性地形療法入門　～ドイツから学ぶ温泉地再生のまちづくり～』書肆犀、山形、２０１２

小林寛道『東大式　世界一美しく正しい歩き方』日本文芸社、東京、２０１８

坂本静男『メタボリックシンドロームに効果的な運動・スポーツ』ナップ、東京、２０１１

坂本静男 編著、小沼富男、勝村俊仁、牧田茂 著『ケーススタディ運動療法　高血圧・高脂血症・糖尿病に有益な運動』杏林書院、東京、２０００

下光輝一、八田秀雄 編『運動と疲労の科学　疲労を理解する新たな視点』大修館書店、東京、２０１８

ジョン・Ｊ・レイティ、エリック・ヘイガーマン 著、野中香方子 訳『脳を鍛えるには運動しかない！ 最新科学でわかった脳細胞の増やし方』ＮＨＫ出版、東京、２００９

中谷健太郎『由布院に吹く風』岩波書店、東京、２００６

野口智弘『由布院ものがたり「玉の湯」溝口薫平に聞く』中央公論新社、東京、２０１３

樋口満『体力の正体は筋肉』集英社、東京、２０１８

堀越英嗣『家のいごこち』ジェイ・インターナショナル、東京、２００７

『岡山大学農学部学術報告』107巻、5〜10ページ、藤井祐介、森田英利「アルツハイマー病の背景と発症—ヒトマイクロバイオーム（細菌叢）との関連の視点から—」、２０１８

『九州スポーツ心理学研究』14巻、44〜45ページ、村上雅彦、橋本公雄「運動中の感情状態を測定する尺度（ＭＣＬ-Ｓ・２）の作成」、２００２

『スポーツ医学研修会テキスト　第5版』日本体力医学会学術委員会／日本体力医学会スポーツ医学研修会委員会、東京／山形、２０１８

『体力科学』66巻1号、54ページ、町田佳世子「上山市クアオルト健康ウオーキングの心理的効果に関する研究」、55ページ、藤原勝夫「砂浜および林間でのウオーキングの運動特性と健康増進効果」56ページ、小西真幸、坂本静男「皮膚温の2℃低下に着目した生理・生化学的な検討—実験室および現地調査の報告—」、日本体力医学会、東京、２０１７

『体力科学』66巻3号、２０３〜２０８ページ、小西真幸「皮膚温の低下に着目したクアオルト健康ウォーキングの生理・生化学的な効果」、日本体力医学会、東京、２０１７

厚生労働省『認知症予防マニュアル』国立長寿医療研究センター、鈴木隆雄（監修）、島田裕之（編集）、２０１１

厚生労働省『運動基準・運動指針の改定に関する検討会　報告書　平成25年3月』

町田佳世子、上田裕文、河村奈美子、小関信行『２０１１年度　上山市クアオルト健康ウォーキング 質問紙調査報告』

著者紹介

大城 孝幸

日本クアオルト研究所 代表取締役／ドイツ気候療法士／
クアオルト・テラポイト／日本体力医学会健康科学アドバイザー®

2度の心臓手術の後に、ドイツで公的な医療保険が適用され、心筋梗塞や狭心症のリハビリに使われている運動療法（気候性地形療法／日本ではクアオルト健康ウオーキングという運動指導）にめぐり合う。これまでに100を超える自治体を訪問して、クアオルト健康ウオーキングの啓発・普及に東奔西走。2016年からクアオルト健康ウオーキングアワードを主催・運営（特別協賛 太陽生命保険）。

※「クアオルト」「クア（Kur）」「気候性地形療法」「クアの道」「テラポイト」は登録商標です。
（注）本書の寄稿者および取材協力者の所属・肩書きは2021年2月下旬のものです。

賢く歩いて、人、企業、地域が変わる
クアオルト・リテラシー

2021年4月12日　第1版第1刷発行

著　者	大城孝幸
発行者	藤井省吾
発　行	日経BP
発　売	日経BPマーケティング
	〒105-8308　東京都港区虎ノ門4-3-12
装丁・デザイン	高多 愛
制　作	門内浩幸（ぼっけ門）
印刷・製本	図書印刷株式会社

ISBN978-4-296-10629-5

本書籍に関するお問い合わせ、ご連絡は下記にて承ります。
https://nkbp.jp/booksQA